U0302832

Gynecological Oncology
Basic Principles and Clinical Practice

妇科肿瘤临床精要

中文翻译版

主　编　〔英〕卡维塔·辛格（Kavita Singh）

　　　　〔印〕宾迪亚·古普塔（Bindiya Gupta）

主　译　张玉泉　刘　青

副主译　王俊利　彭　俊　李秀兰　唐华栋

　　　　张玉珍　丁桂凤

科 学 出 版 社

北 京

图字：01-2023-3886号

内 容 简 介

本书从临床具体病例分析入手，指导临床医师对妇科肿瘤疾病进行多学科分析、决策、循证与临床数据的收集论证，为临床医师提供沟通技巧，以及术中及术后并发症的预防、早期识别及处理方法，介绍了化疗、放疗、激素治疗、姑息治疗等方面先进的治疗理念。从基因组学、遗传学方面解析了妇科肿瘤基础到临床的理论知识及实践应用，同时也为妇科肿瘤患者的快速康复护理技术提出了全新的指导方向。因此，本书既是面向妇科肿瘤医师的专业指导用书，也是临床执业医师在妇科肿瘤领域快速成长的参考用书，值得仔细阅读。

图书在版编目（CIP）数据

妇科肿瘤临床精要 /（英）卡维塔·辛格（Kavita Singh），（印）宾迪亚·古普塔（Bindiya Gupta）主编；张玉泉，刘青主译. —北京：科学出版社，2023.11

书名原文：Gynecological Oncology：Basic Principles and Clinical Practice

ISBN 978-7-03-076601-4

Ⅰ.①妇… Ⅱ.①卡… ②宾… ③张… ④刘… Ⅲ.①妇科学－肿瘤学 Ⅳ.① R737.3

中国国家版本馆 CIP 数据核字（2023）第 191464 号

责任编辑：王灵芳 / 责任校对：张 娟
责任印制：师艳茹 / 封面设计：蓝正广告

First published in English under the title *Gynecological Oncology: Basic Principles and Clinical Practice* edited by Kavita Singh and Bindiya Gupta

Copyright © Kavita Singh and Bindiya Gupta, 2022

This edition has been translated and published under licence from Springer Nature Switzerland AG.

科 学 出 版 社出版

北京东黄城根北街 16 号
邮政编码：100717
http://www.sciencep.com

三河市春园印刷有限公司 印刷

科学出版社发行 各地新华书店经销

*

2023 年 11 月第 一 版 开本：787×1092 1/16
2023 年 11 月第一次印刷 印张：12
字数：323 000

定价：128.00 元

（如有印装质量问题，我社负责调换）

主译简介

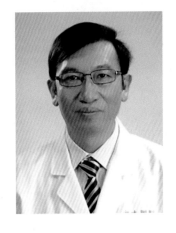

张玉泉　医学博士，主任医师，博士研究生导师，南通大学附属医院妇产科主任。南通市专业技术拔尖人才，南通市"226高层次人才培养工程"第一层次培养对象，荣获全国"2019健康卫士致敬人物奖"荣誉称号。现任中华医学会妇产科学分会委员、中华医学会计划生育分会委员、中国医师协会妇产科医师分会常委、世界华人医师协会妇产科专业组常委、江苏省医师协会妇产科医师分会会长、江苏省妇科专业质量控制中心主任、中国整形美容协会科技创新与器官整复分会盆底功能障碍性疾病物理康复专业委员会主任委员、江苏省妇幼保健协会妇产科质量控制分会主任委员、中国优生优育协会生育健康与出生缺陷防控专业委员会副主任委员、江苏省危急重症孕产妇救治中心主任、江苏省医学会妇科肿瘤分会副主任委员、江苏省医学会妇产科学分会肿瘤学组组长等，国家自然科学基金评审专家、博士后基金评审专家，《现代妇产科进展》《中国妇产科临床杂志》《妇产与遗传（电子版）》《中国组织工程研究》等杂志编委及审稿专家。

　　近年来从事妇产科静脉血栓栓塞症的防治及脐带间充质干细胞对自然流产治疗的基础及临床研究，主持科技部国际合作课题、国家自然科学基金课题、江苏省社会发展课题、南通市重点病种规范化诊治课题等各级科研课题，荣获全国妇幼健康自然科技奖、江苏医学科技奖等各级奖项。主编中国科学院教材建设专家委员会规划教材《妇产科学》《临床肿瘤妇科学》及专著《妇产科用药常规与禁忌》，《妇科肿瘤内分泌学》（副主编），参编全国留学生双语教材《妇产科学》。发表科研论文150余篇，共培养博士、硕士研究生及留学生150余名。

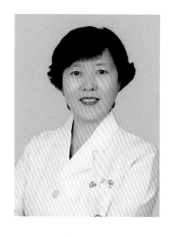

刘 青 副教授，主任医师，首都医科大学附属北京佑安医院妇科主任，妇科教研室主任，中国优生优育协会妇科肿瘤防治专业委员会常委，中国医师协会妇产科医师分会第四届委员会委员，中国民族卫生协会卫生健康技术推广专家委员会常委，中国优生优育协会妇产专业委员会委员，中华医学会感染病学分会产科感染和肝病专业学组委员，国家远程医疗与互联网医学中心微无创诊疗专家委员会委员，中国研究型医院学会医学动物实验专家委员会常委，北京医学会妇科内镜学分会第二届委员会常委，北京医学会妇科内镜学分会感染病学组组长，北京妇产学会首都妇幼分会第一届委员会副主任委员，北京医学会围产医学分会重症学组委员，北京妇产学会妇科肿瘤精准医学分会常委，北京围手术期医学研究会妇产科分会委员。首都卫生发展科研专项评审专家，首都医学创新与转化网络评审专家。

近年来重点从事肝病、感染病相关妇科肿瘤及宫颈病变发生发展基础与临床研究，授权国家发明专利2项，荣获"北京医药健康领域最具转化潜力科技成果奖"A类项目，并入选国家卫生健康技术推广应用信息平台。于国内外期刊发表学术论文20余篇，SCI收录10余篇，参编专著2部。

译者名单

主　　译　张玉泉　刘　青

副 主 译　王俊利　彭　俊　李秀兰　唐华栋　张玉珍　丁桂凤

译者名单（按姓氏笔画排序）

丁桂凤　王　楠　王宏佳　王俊利　户城铭　叶佳佳

边美娜　成　曦　刘　青　刘　馨　刘秋红　刘耀芃

李秀兰　李星明　李艳梅　杨晓清　张玉珍　张玉泉

阿仙姑·哈斯木　周宇翔　侯　颖　姚　楠　姚金含

徐　沁　徐福强　唐华栋　彭　俊　鲜　艳　薛淑媛

译者前言

21世纪妇科肿瘤学发展迅速。在世界范围内，妇科恶性肿瘤仍是危害女性健康的重要因素。近年来，在妇科肿瘤领域（包括宫颈、卵巢和子宫恶性肿瘤），疾病筛查、手术及药物治疗等多个方面进展显著，并不断涌现出重磅的研究。在这些研究中，有新药研发的临床数据，也有对传统治疗模式的革新与探索，为妇科肿瘤患者带来了生存的希望并提高了生活质量。

本书是在新型冠状病毒感染大流行期间由英国伯明翰卡维塔·辛格教授和印度新德里宾迪亚·古普塔教授构思、编写。在新型冠状病毒感染大流行期间，与患者的直接接触受到一定限制。因此，在疾病的诊疗过程中，对患者病情准确评估和管理至关重要。全书图文并茂，鲜明的图解、表格，便于领会、记忆，尤适用于医学生和青年医师教学，是从事妇科肿瘤学亚专业医师的入门书，也是供临床医师快速简单查阅的参考指南。本书旨在使妇科临床病例的日常管理工作变得更容易理解和实用，同时以简单的方式将科学证据纳入日常临床实践。本书聚焦妇科肿瘤的流行病学特征、遗传背景、原创研究成果及诊疗防控特色，兼顾医疗可及性，关注"防—筛—诊—治—康"全程管理，具有较高的参考价值和实用价值。本书的出版能更好地提高医疗服务能力和质量。作为本书的译者，很高兴与科学出版社合作，将本书引进，与我国医师、学者分享。

为了更好、更忠实地呈现原著的内容，我们反复研读探讨，认真翻译，以期为从事妇科肿瘤专业的学者及相关人员提供有用信息。谨希望我们的工作能为各位同道的临床工作和研究贡献一份绵薄之力。当然，在翻译和校对过程中，难免存在疏漏，望乞指教匡正，我们将不断改进，助力女性健康！

张玉泉　刘　青

2023年5月

原著前言

　　妇科肿瘤的临床决策对于获得各种治疗方式的最佳治疗效果至关重要。本书尝试对妇科临床病例的日常管理达到通俗理解，易于实践，同时以简单的方式将科学证据纳入日常临床实践。本书构思于新型冠状病毒感染大流行期间，当时医护人员直接接触到的患者数量是有所限定的，因此对患者病情更准确地理解、评估和管理至关重要。

　　本书的主要目的是力求完善，竭力为患者做到最好，这是我们都热爱的原则。本书是构想中的两卷本之一，第一卷聚焦于妇科肿瘤学的基本原则和实践，第二卷将讨论实时临床匿名病例场景的临床管理实践。

　　为了在临床病例中做出有效的决策，我们必须对妇科肿瘤学的基础知识有充分的了解，如病例评估和检查、放射学和病理学检查、不同治疗方式及其对治疗效果的影响、并发症的管理、围术期结果的优化和改善及姑息治疗。本书通过多个章节详细介绍了上述各方面，还另外设置了一些章节，以便获取循证护理、知情同意、有效沟通、多学科决策方法、遗传性癌症和整体治疗方法等实践信息。

　　本书源自我们围绕管理展开的多次讨论和科学阅读，各位杰出专家的加入使得全书得以最终付梓面世。非常感谢他们欣然为本书撰稿，分享各自丰富的临床经验和深厚的专业知识。

　　本书可作为有志于从事妇科肿瘤专科医师的入门书，也是一本可供临床医师快捷简便使用的实践参考指南。

　　谨以此书献给我们的患者，他们是提供灵感和学问的不竭源泉……

英国伯明翰　卡维塔·辛格

印度新德里　宾迪亚·古普塔

原著者名单

Beshar Allos
Cancer Centre, University Hospitals Birmingham NHS Foundation Trust, Birmingham, UK

Lohith Ambadipudi
Department of Radiology, University Hospital of North Durham, County Durham and Darlington NHS Foundation Trust, Durham, UK

Christine Ang
Northern Gynaecological Oncology Centre, Queen Elizabeth Hospital, Gateshead, UK

Milind Arolker
University of Birmingham, Birmingham, UK

Ayoma Attygalle
The Royal Marsden NHS Foundation Trust, London, UK

Janos Balega
Pan-Birmingham Gynaecological Cancer Centre, City Hospital, Birmingham, UK

Desmond Barton
The Royal Marsden Hospital, London, UK

William Boyle
Birmingham Women's and Children's NHS Trust, Birmingham, UK

Benjamin Burrows
Family Practice Western College, Bristol, UK Bristol, North Somerset and South Gloucester Clinical Commissioning Group, Western College, Cotham, Bristol, UK

Felicia Elena Buruiana
Pan Birmingham Gynaecological Cancer Centre, Birmingham, UK

Matthew Evans
Black Country Pathology Services, Wolverhampton, UK

Indrajit N. Fernando
University Hospitals Birmingham NHS Foundation Trust, Birmingham, UK

Rakesh Garg
Department of Onco-Anaesthesiology and Palliative Medicine, Dr BRAIRCH, All India Institute of Medical Sciences, New Delhi, India

Rajendra Gujar
Pan Birmingham Gynaecological Cancer Centre, Birmingham, UK

Bindiya Gupta
Department of Obstetrics & Gynecology, University College of Medical Sciences & Guru Teg Bahadur Hospital, Delhi, India

Howard Joy
Sandwell and West Birmingham Hospitals NHS Trust, Birmingham, UK

Ashwin Kalra
Wolfson Institute of Population Health, Queen Mary, University of London, London, UK

Audrey Fong Lien Kwong
Pan Birmingham Gynaecological Cancer Centre, City Hospital, Birmingham, UK

Aarti Lakhiani
Pan Birmingham Gynae Cancer Centre, Birmingham, UK

Elaine Leung
Pan-Birmingham Gynaecological Cancer Centre, Birmingham City Hospital, Birmingham, UK

Ranjit Manchanda
Wolfson Institute of Population Health, Queen Mary, University of London, London, UK

Anca Oniscu
Royal Infirmary of Edinburgh, Edinburgh, UK

Jennifer Pascoe
Oncology Department, Queen Elizabeth Hospital, University Hospital Birmingham NHS Foundation Trust, Birmingham, UK

Andrew Phillips
Derby Gynaecological Cancer Centre, University Hospitals of Derby and Burton, Royal Derby Hospital, Derby, UK

Dan Reisel
Department of Women's Cancer, Institute for Women's Health, University College London, London, UK

Shweta Sharma
University College of Medical Sciences and Guru Teg Bahadur Hospital, Delhi, India

Kavita Singh
Pan Birmingham Gynaecology Cancer Centre, City Hospital, Birmingham, UK

Seema Singhal
Department of Obstetrics and Gynaecology, All India Institute of Medical Sciences, New Delhi, India

Monika Sobocan
Wolfson Institute of Population Health, Queen Mary, University of London, London, UK

Catherine Spencer
Pan Birmingham Gynaecological Cancer Centre, City Hospital, Birmingham, UK

Sudha Sundar
Pan Birmingham Gynaecological Cancer Centre, City Hospital, Birmingham, UK
University Hospitals Birmingham NHS Foundation Trust, Birmingham, UK

Michael Tilby
Oncology Department, Queen Elizabeth Hospital, University Hospital Birmingham NHS Foundation Trust, Birmingham, UK

Anastasios Tranoulis
The Pan-Birmingham Gynaecological Cancer Centre, City Hospital, Birmingham, UK

Josefa Vella
Birmingham Women's and Children's NHS Trust, Birmingham, UK

Nawaz Walji
Arden Cancer Centre, University Hospitals Coventry and Warwickshire NHS Trust, Coventry, UK

Anthony Williams
Birmingham Women's and Children's NHS Foundation Trust, Birmingham, UK

Sarah Williams
Oncology Department, Queen Elizabeth Hospital, University Hospital Birmingham NHS Foundation Trust, Birmingham, UK

目 录

第1章　妇科肿瘤学探讨 1

1.1　引言 1
1.2　诊断途径 1
1.3　病史和体征评估 2
1.4　营养评估 3
1.5　遗传和遗传因素评估 3
1.6　心理与社会评估 4
1.7　检查 4
1.8　结论 6

第2章　妇科肿瘤学中的多学科决策：
　　　　指导、行为和合法性 8

2.1　引言 8
2.2　优秀多学科小组的特征 9
2.3　人员和流程 9
2.4　环境 10
2.5　管理与职责 10
2.6　多学科小组建议的法律地位 11
2.7　多学科小组的局限性 12
2.8　结论 13

第3章　妇科肿瘤管理中的知情同意
　　　　及沟通技巧 14

3.1　引言 14
3.2　沟通中的缺陷 14
3.3　沟通的最佳做法 14
3.4　CLASS协议（CLASS：有效沟通的
　　　协议） 15
3.5　与弱势群体患者的沟通 16
3.6　与其他专业领域的沟通 16

3.7　坏消息的告知 17
3.8　知情同意 17
3.9　蒙哥马利案的裁决 18
3.10　评审决定 18
3.11　结论 19

第4章　妇科肿瘤患者管理的整体
　　　　方案 20

4.1　引言 20
4.2　癌症确诊后的整体需求 21
4.3　结论 24

第5章　妇科肿瘤临床证据的来源
　　　　与应用 25

5.1　引言 25
5.2　结构化问题（询问） 25
5.3　搜索证据（获取） 25
5.4　临床绩效评估 32
5.5　在妇科肿瘤学中实施基于证据的
　　　实践应用 33
5.6　临床表现的评估（审核） 34
5.7　结论 34

第6章　妇科肿瘤学的外科原则和实践：
　　　　实现最佳结果 35

6.1　引言 35
6.2　术前 35
6.3　术中 36
6.4　术后 39
6.5　结论 40

第7章　促进术后康复的护理技术　41

7.1　引言　41

7.2　ERAS方案的组成部分　41

7.3　ERAS计划的好处：文献中的证据　46

7.4　结论　48

第8章　妇科肿瘤手术并发症　49

8.1　引言　49

8.2　严谨职业责任　49

8.3　手术并发症、手术不良反应和手术后遗症　49

8.4　影响手术并发症发生率的因素　49

8.5　妇科肿瘤的手术并发症　50

8.6　手术并发症　51

8.7　术后晚期并发症　57

8.8　预防并发症　58

8.9　结论　58

第9章　妇科肿瘤学的小手术　59

9.1　引言　59

9.2　阴道镜检查　59

9.3　消融技术　60

9.4　切除术　63

9.5　子宫内膜活检和刮宫术　66

9.6　宫腔镜检查　66

9.7　宫腔积脓引流　66

9.8　外阴活检　67

9.9　Tru Cut活检　67

9.10　浅表腹股沟淋巴结的细针吸取细胞学检查　68

9.11　腹腔穿刺　68

9.12　伤口开裂的处理　70

9.13　膀胱镜检查　71

9.14　胸管引流　71

9.15　结论　73

第10章　并发症的处理　74

10.1　引言　74

10.2　化疗相关并发症　74

10.3　急性肠梗阻　77

10.4　有症状的腹水和胸腔积液　79

10.5　深静脉血栓形成和肺栓塞　80

10.6　剧烈疼痛　82

10.7　乳糜性腹水　83

10.8　结论　84

第11章　妇科癌症的化疗和新进展　85

11.1　引言　85

11.2　结论　95

第12章　妇科恶性肿瘤的激素治疗　96

12.1　引言　96

12.2　子宫内膜癌　96

12.3　子宫肉瘤　98

12.4　卵巢癌　99

12.5　总结　100

第13章　与妇科肿瘤学相关的放射治疗方案和并发症的管理　101

13.1　放射治疗的介绍　101

13.2　放疗毒性　103

13.3　放疗治疗计划和实施　104

13.4　近距离放疗　107

13.5　子宫内膜癌的放疗　108

13.6　宫颈癌的放疗　109

13.7　外阴癌的放疗　110

13.8　阴道癌的放疗　110

13.9　放疗的姑息治疗　111

13.10　总结　111

第14章　妇科肿瘤学中的姑息治疗　112

14.1　引言　112

14.2　姑息治疗服务的现状　112

14.3　提供姑息治疗服务　112

14.4　妇科癌症患者接受姑息治疗的时机　113

14.5　症状管理　114

14.6 临终关怀 119

14.7 结论 119

第15章 妇科肿瘤免疫组织化学的临床解读 120

15.1 引言 120

15.2 免疫组化的目的 120

15.3 卵巢 121

15.4 输卵管 124

15.5 子宫体 124

15.6 子宫间充质肿瘤 126

15.7 外阴 128

15.8 子宫颈 129

15.9 未分化恶性肿瘤 131

15.10 浆液细胞学 132

15.11 总结 133

第16章 妇科癌症中的基因组学：临床医师需要知道些什么 134

16.1 引言 134

16.2 卵巢肿瘤 134

16.3 子宫肿瘤 137

16.4 宫颈肿瘤 143

16.5 外阴和阴道肿瘤 143

16.6 总结 143

第17章 遗传学在妇科肿瘤中的应用 145

17.1 引言 145

17.2 癌症综合征 145

17.3 变异的分级 147

17.4 基因检测的优势 147

17.5 基因检测的缺点 148

17.6 基于传统家族史的基因检测方法 148

17.7 传统家族史方法的局限性 149

17.8 卵巢癌诊断中的非选择性基因检测 149

17.9 子宫内膜癌诊断中的非选择性基因检测 150

17.10 人群检测 151

17.11 总结 152

第18章 妇科肿瘤学的放射学检查和介入治疗 153

18.1 引言 153

18.2 超声 153

18.3 CT 155

18.4 MRI 157

18.5 FDG PET/CT 160

18.6 淋巴结评估 160

18.7 影像指导下的介入治疗 160

18.8 建议的影像学方法 161

18.9 其他恶性肿瘤 161

18.10 影像学进展 162

18.11 结论 162

第19章 妇科肿瘤术后护理 163

19.1 引言 163

19.2 识别有风险的患者 163

19.3 心血管系统并发症 163

19.4 呼吸并发症 165

19.5 肾衰竭的预防和处理 167

19.6 脓毒症和多器官功能衰竭 168

19.7 手术伤口处理 170

19.8 围术期肠内和肠外营养 172

19.9 术后镇痛 175

19.10 总结与结论 175

附录 妇科癌症的分期 176

参考文献（请扫描本书封底二维码查看）

第1章

妇科肿瘤学探讨

Bindiya Gupta，Kavita Singh

1.1 引言

全球癌症的发病率和病死率总体都在上升。根据世界卫生组织2020年全球癌症统计报告（GLOBOCAN 2020）结果显示，在全球范围内，2020年估计有1930万新发癌症病例和近1000万癌症死亡病例。妇科癌症是全球十大癌症之一。在所有妇科癌症中，宫颈癌是最常见的，发病率为13.3/10万，其次是子宫内膜癌和卵巢癌，发病率分别为8.7/10万和6.6/10万。

为了确保全国统一的癌症治疗效果，考虑到不断上升的癌症发病率，1995年Calman-Hine的研究为英国的癌症治疗提供了依据。在英国，癌症患者的诊疗模式类似一个轮辐模型（图1.1）。

初级保健 主要的保健。

癌症单元（辐条） 为地区综合医院的临床团队，他们有足够的专业知识和设施来管理常见的癌症。

癌症中心（枢纽） 这些中心为所有癌症患者和癌症部门提供专业的管理知识，并提供专业的诊断服务和治疗，包括放射治疗（放疗）。

NHS癌症计划提出了癌症管理方面的问题，如资金分配、专家招募、癌症预防策略、诊断和治疗的时效性、提供影像学结果和治疗设备、引入和提供更新的癌症药物、癌症研究、与慈善机构合作并进行姑息治疗和沟通技能培训。

1.2 诊断途径

患者接受初级保健时，一旦发现可疑癌症的相关症状（表1.1），需要紧急转诊到专科肿瘤中心治疗。目前，国家制订的疑似癌症转诊时间是两周。接受过肿瘤学亚专科培训的从业人员，在确保癌症治疗成功方面起着至关重要的作用。肿瘤科医师应该非常熟悉如何评估前来就诊的患者，无论是专科医院还是癌症中心，都应该根据指南的建议，为患者制订出个性化或量身定制的治疗方案。他们必须了解患者全部病史，包括症状和体征，建议适当的检查，制订初步的诊疗计

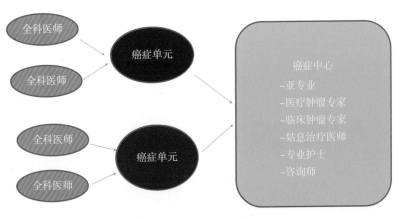

图1.1 英国肿瘤服务

表1.1 妇科恶性肿瘤的症状和体征

宫颈癌

非正常的阴道出血：经期前、绝经后、性交后

阴道分泌物：常伴有恶臭，血性分泌物

晚期症状：骨盆疼痛，肠道和膀胱压迫症状，经阴道排尿或排便

检查：宫颈肿大，晚期有瘘的发生，宫腔积脓

子宫内膜癌[a]

阴道大出血

晚期症状：腹部肿物、腹部疼痛、腹水

卵巢癌

早期症状：胃肠道、腹部和泌尿系统的症状不明显[b]

晚期症状：腹部肿块、腹部疼痛、腹水

激素依赖性肿瘤：男性化表现、绝经后出血

外阴癌

外阴出现疣状赘生物，增生性肉质溃疡、血性分泌物、排尿困难

外阴长时间持续瘙痒

外阴皮肤变色或白斑

阴道癌

阴道血性分泌物

非正常阴道出血：经期、绝经后、性交后

偶尔有宫颈侵入性或未侵入性疾病的治疗史或盆腔病史放疗史

输卵管癌

通常是非特异性的症状，如类似卵巢癌症状

三联征：阴道排液、腹痛、盆腔包块

全身体征和症状（所有癌症患者都有）

体重下降、食欲缺乏

癌转移的表现：淋巴结肿大（锁骨上淋巴结、腋窝淋巴结、腹股沟淋巴结）、肝大、大网膜结节、呼吸困难、骨痛、头痛、截瘫、失明和癫痫

注：a.1/3的女性肥胖患者有代谢综合征的病史。

b. Goff症状指数：盆腔痛/腹痛、尿急/尿频、腹围增大/腹胀、进食困难/饱腹感，出现8种症状中的任何一种，每月超过12次，并持续时间大于1年，均可视为卵巢癌阳性

小组（MDT）会议上进行讨论，由妇科肿瘤学家、临床肿瘤学家、病理学家、放射科医师、护理和其他医疗保健专业人员共同讨论需要会诊的患者，并根据现有的科学证据提出治疗建议。多学科小组有助于更好和更快地做出临床决策，改善临床结局，提高卫生专业人员的满意度。多学科小组在会议上提出治疗建议，然后再与患者进行讨论，这样可以直接制订患者和临床医师之间的最终决策。

除了考虑传统准则来指导治疗，如肿瘤特征、扩散范围和是否存在转移，制订一个整体治疗方案也是必不可少的。整体治疗方案包括社会经济因素、心理治疗、社会支持系统、积极强化和预测性治疗，如治疗对生育的影响及家庭的癌症风险。一旦患者被确诊患有癌症，癌症专科护士或癌症护理专家就会被分派到患者身边。这些护士可以为整个治疗过程提供帮助，帮助患者了解治疗方案，提供情感和心理支持，安排患者随诊。他们可以满足患者的复杂需求，并协助专家做出诊疗方案。

本章将概述妇科癌症患者的评估和诊断方法。

1.3 病史和体征评估

这是对患者做出初步诊断的第一步。当前病史主要是描述目前的体征和症状，包括发病部位、持续时间、体征加重和缓解情况，以及症状和体征出现的时间顺序。对于转诊到专科中心的患者，应详细分析以往的病史和诊疗记录。

记录完整的产科史，包括胎次、对未来生育的渴望、避孕方法的使用和不孕史。详细记录是否有高血压、糖尿病等慢性病史及既往手术史、输血史等。

身体评估包括全面的全身检查，如乳房检查、呼吸系统检查、心血管系统检查和腹部检查。需要评估的重要体征包括恶病质、皮肤苍白严重程度、淋巴结肿大（锁骨上、腋窝和腹股沟）、踝部水肿、甲状腺肿胀、乳房肿块或乳头溢液、腹部肿块及是否伴有腹水。

划，并尽可能地让患者了解疾病的演变进程。一旦患者在妇科肿瘤专家处就诊，治疗应在4周内开始。

所有疑似或确诊癌症的患者都要在多学科

详细的盆腔和直肠检查有助于确定盆腔肿物的性质和癌的原发部位。妇科恶性肿瘤的临床特点包括生长部位（宫颈、外阴、阴道）、子宫增大及活动受限、卵巢囊肿（单侧或双侧，大于10cm，活动受限或固定）、直肠子宫陷凹结节和腹膜增厚。晚期宫颈癌可伴有膀胱阴道瘘和直肠阴道瘘。

恶性肿瘤的常见症状和体征如表1.1所示。

患者的体能状况也应根据她们的自理能力、日常活动和身体能力（行走、工作等）进行评估。一种常用的测量方法是由美国东部肿瘤协作组（ECOG）于1982年研发的，可供公众使用（表1.2）。

表1.2 ECOG体能状态

等级	ECOG体能状态
0	活跃，能够不受限制地生活
1	剧烈活动受限，但可走动，并能从事轻量或久坐性质的工作，如轻量家务劳动、办公室工作
2	可以走动，能够自理，但不能进行任何工作活动，有超过50%的清醒时间
3	只能有限地自我照顾，在醒着的时间里，有50%以上的时间在床上或椅子上
4	不能自理，完全瘫痪在床上或椅子上
5	死亡

在任何时候，与患者交谈时，都应该表现出尊重、共情和真诚，这是治疗的核心要求。这有助于与患者及其亲属建立联系，并可给予积极的配合，对治疗成功非常重要。患者应在第一次就诊时就做好心理准备，治疗可能是多模式的，可能需要经常住院和随访。

1.4 营养评估

营养不良在肿瘤患者中很常见，尤其是在老年患者和某些癌症患者中，如卵巢癌，营养状况对患者术后恢复有重大影响。当出现恶心、呕吐、腹痛、腹泻等症状时应及时了解，因为这些症状会影响患者的食物摄入量。必须详细了解患者的病史、手术史、合并症、生活方式和饮食习惯，以评估营养状况。大多数癌症患者有食欲缺乏症状，因此，必须记录每日热量和蛋白质的摄入量，并且必须计算出差额。上个月体重减轻的百分比很重要，超过5%被认为是有意义的。

体重指数（BMI）是指导营养状况的重要工具。根据世界卫生组织的标准，营养不良、正常、超重和肥胖的BMI分别为 $\leq 18.5kg/m^2$、$18.5 \sim 24.9kg/m^2$、$25 \sim 29.9kg/m^2$ 和 $\geq 30kg/m^2$。其他指导营养评估的检查结果包括腹水、肌肉萎缩、恶病质、皮下脂肪减少和足踝或骶骨水肿。

血红蛋白和血清白蛋白是重要的营养指标。世界卫生组织将正常、轻度、中度和重度贫血的血红蛋白值分别定义为 $\geq 120g/L$、$110 \sim 119g/L$、$81 \sim 109g/L$ 和 $\leq 80g/L$；正常、轻度、中度和重度低白蛋白血症的血清白蛋白值分别为 $> 35g/L$、$30 \sim 35g/L$、$21 \sim 29g/L$ 和 $\leq 20g/L$。

各种有效的筛选工具，如患者参与的主观全面评定（patient-generated subjective global assessment，PG-SGA）、营养不良通用筛查工具（malnutrition universal screening tool，MUST）、微型营养评定（mini-nutritional assessment，MNA）及血清铁蛋白、转铁蛋白等营养指标，都被作为评估指标用于研究中。

一旦完成了营养评估，就应该请营养师会诊，纠正热量不足、补充蛋白质和铁等措施来改善术后结局。这也是加强身体锻炼的好时机，如进行深呼吸、伸展运动、散步，保持精神放松。

1.5 遗传和遗传因素评估

所有妇科肿瘤学专家在评估妇科癌症病例时，都应降低启动遗传评估风险的标准。应详细记录可能提示遗传性癌症的个人和家族史（母系或父系），表1.3总结了一些可能提示遗传性癌症的历史特征。如果存在，这些患者可以转诊到遗传咨询机构进行详细分析、风险评估和基因检测。

表1.3 遗传性癌症的特征

- 早期（如绝经前患有乳腺癌）
- 单一个体的多种原发癌症（如结直肠癌和子宫内膜癌）
- 双侧器官癌或多灶性疾病（如双侧乳腺癌或多灶性肾癌）
- 近亲中有同一类型癌症的聚集（如患有乳腺癌的母亲、女儿和姐妹）
- 癌症在一个家族的多代人中发生
- 罕见肿瘤（如肾上腺皮质癌、卵巢颗粒细胞瘤）的发生
- 上皮性卵巢癌、输卵管癌或原发性腹膜癌病史
- 少见的癌症（如男性乳腺癌）
- 罕见的肿瘤组织学（如甲状腺髓样癌）
- 已知遗传性癌症高风险的地域或种族人群

1.6 心理与社会评估

癌症的确诊可导致心理问题和潜在精神障碍的显现。高达50%的患者在诊断后会出现适应障碍、焦虑和抑郁。心理疾病与生活质量下降、社会关系受损、自杀风险增加、康复时间延长、依从性差和生存时间缩短有关。

重要的是，接诊医师可以通过询问，如日常生活、慢性压力、社会和家庭态度、健康态度、个人爱好等体现个人心理脆弱性的具体问题，来筛查这种情况。在处理这类问题时，应考虑语言、民族、种族、宗教。在亲属在场的情况下咨询和询问患者，更容易了解患者的心理问题。主治医师在宣布坏消息时应该有同理心，并确保患者有家属或朋友陪同。主治医师应了解患者和家属对疾病的认知、应对机制及对癌症诊断的心理反应。

如果患者有潜在的精神障碍，应将她转诊接受相应的咨询和治疗。应评估患者的社会支持系统，并将患者转诊到社区护理服务中心进行持续的支持性护理。在特殊情况下，可以获得特殊的服务，如造口护理护士、咨询师、癌症支持小组的帮助。

1.7 检查

检查的目的是明确诊断、确定疾病的阶段、治疗计划、监测和检测，以及指导随访期间复发的治疗。检查包括血液学检查、肿瘤标志物、尿检（常规、镜检和培养）、影像学检查和阴道镜、内镜等专业诊断检查。

1.7.1 血液学检查

常规术前检查包括血常规、凝血指标、血糖（空腹/餐后）、肝肾功能检查等，其中血清白蛋白是衡量患者营养状况的重要指标。

1.7.2 肿瘤标志物

肿瘤标志物用于筛查、诊断、评估治疗和预后、预测复发。它们在治疗后的监测中也很有用。治疗后肿瘤标志物再次升高可能提示复发，持续升高提示疾病持续存在。

肿瘤标志物在卵巢癌的治疗中起着重要作用。糖类抗原125（CA125）是卵巢上皮性癌（EOC）最常用的标志物，在卵巢上皮性癌的诊断中可以作为血液学重要的辅助手段。它是恶性肿瘤风险指数（RMI）算法（表1.4）的一部分，RMI是评估附件肿块的分类工具。RMI临界值为200时，预测恶性肿瘤的敏感度为70%，特异度为90%。

表1.4 恶性肿瘤风险指数（RMI）

$RMI = U \times M \times CA125$
通过以下特征每一项1分来计算超声评分：多房性囊肿、实性肿物、有转移的证据、腹水、双侧病变。
若上述特征均未发现则U＝0；超声评分为1分则U＝1；超声评分≥2分则U＝3
CA125数值为血清CA125浓度（kU/L）
绝经状态（绝经前M＝1，绝经后M＝3）

所有RMI超过200的病例都应在多学科肿瘤委员会会议上提出，并由妇科肿瘤医师进行手术。用于评估卵巢上皮性癌的其他标志物是癌胚抗原（CEA）和CA19-9。CEA水平升高可能提

示胃肠道恶性肿瘤，而CA19-9水平升高多见于卵巢原发黏液性癌或胰腺、胃肠道和阑尾的继发肿瘤。CA15-3在原发性乳腺癌中水平升高。

人绒毛膜促性腺激素（hCG）、甲胎蛋白、乳酸脱氢酶（LDH）已被证明是卵巢生殖细胞肿瘤的敏感标志物。内胚窦瘤患者多有甲胎蛋白水平升高，而非妊娠期绒毛膜癌中多出现hCG水平升高。在一些无性细胞肿瘤、胚胎癌、多胚胎瘤和混合细胞瘤的病例中，β-hCG水平也会增加。无性细胞瘤中多有LDH和胎盘碱性磷酸酶水平升高。

子宫内膜癌的肿瘤标志物不多，但CA125水平升高可反映疾病晚期、盆腔外扩散、预后不良。如果治疗前CA125水平升高，监测CA125的变化可反映治疗效果。β-hCG在妊娠滋养细胞疾病中也有升高。

绝经后妇女抑制素水平升高提示有颗粒细胞瘤可能。宫颈癌中不常规检测鳞状细胞癌抗原，主要用于研究。

1.7.3　影像学

影像学可以识别原发肿瘤，评估局部扩散、远处转移，以及评估淋巴结，从而可以指导放疗、监测治疗效果及监测治疗后复发。主要的影像学检查包括超声（灰度和多普勒）、对比增强计算机断层扫描（CECT）、磁共振成像（MRI）和PET/CT扫描（正电子增强计算机断层扫描）。

超声是评估附件肿物的首选工具。国际卵巢肿瘤分析组织（IOTA）已经开发了简单的诊断算法来描述附件肿块。定义了10个简单的超声诊断规则（5个良性和5个恶性征象）（表1.5），对恶性和良性肿块的诊断敏感度为91.66%，特异度为84.84%。

经阴道超声也是评估绝经后出血的首选工具，子宫内膜厚度以4mm为临界值。

子宫和宫颈恶性肿瘤的临床分期主要通过MRI来完成，而卵巢恶性肿瘤通常通过胸、腹和骨盆的CT扫描来进行分期。新的影像学检查，如DWI和动态增强成像可以更好地判断病变的特征和分期，但尚未广泛应用。妇科恶性肿瘤的相关影像学检查及其适应证见表1.6。

表1.5　IOTA预测卵巢良性或恶性肿瘤的简单规则

预测恶性肿瘤的规则（M规则）	预测良性肿瘤的规则（B规则）
M1：不规则实性肿物 M2：腹水 M3：最少4个乳头状结构 M4：不规则多房性囊肿（最大径≥100mm） M5：血流信号丰富（评分4分）	B1：单房囊肿 B2：实性部分（最大径<7mm） B3：伴声影 B4：光滑多房性囊肿（最大径<100mm） B5：无血流信号

表1.6　根据癌变部位进行的影像学检查

宫颈癌
MRI：
—初步分期检查：评估肿瘤大小、有无浸润、疑似膀胱或直肠受累
—保留生育能力手术（根治性宫颈切除术）[a]、宫颈切除术后监测
—放化疗后评估对治疗的反应
—复发性疾病（盆腔肿瘤的复发：盆腔廓清术、姑息手术）
PET/CT扫描（首选）/CECT，胸部+腹部+盆部：
—治疗计划：辅助放疗、患者初次放化疗时、Ⅱ期及以上
—怀疑远处转移

子宫内膜癌
MRI：
—一线检查评估肿瘤原发部位、大小、肌层浸润深度、有无侵犯宫颈及周围盆腔组织
—保留生育能力的治疗（规划和监测）
—复发性疾病（盆腔肿瘤复发）
—脑MRI：胸部CT显示无脑转移或肺转移
经阴道超声：
—用于对绝经后子宫出血的初步检查，也可用于评估肿瘤的来源、大小，并在MRI不可用或有禁忌的情况下诊断肌层或宫颈有无侵犯
胸部+腹部+盆部CECT：
—高分化子宫内膜癌、非子宫内膜样组织学排除转移和淋巴结扩散
—有腹部或肺部症状的复发性疾病
胸部CT：胸部X线片显示可疑时
PET/CT扫描：
—辅助放疗计划
—有腹部或肺部症状的复发性疾病

续表

卵巢癌

胸部+腹部+盆部CECT：

——线检查以评估疾病的严重程度

—治疗决策：初级肿瘤细胞减灭术还是新辅助化疗[b]

—化疗效果的评估

—治疗后监测（基于临床症状、检查结果、CA125水平升高）

—复发性卵巢癌（转移性肿瘤、计划二次肿瘤细胞减灭术）

—超声引导活检

脑MRI：如胸部CT提示肺转移时

—经阴道+经腹部超声检查

—卵巢肿物的影像学评估[c]

—腹水穿刺/超声引导活检

外阴癌

胸部+腹部+盆部CECT：

—大肿瘤（＞4cm）

—侵犯阴道、尿道、肛管的肿瘤

—盆腔/腹部/肺部症状

—胸部X线有可疑症状：胸部CT扫描

子宫肉瘤

胸部+腹部+盆部CECT：

—评估肿瘤大小、局部及腹部扩散情况

—治疗后监测

—子宫肌瘤手术后的病理诊断，特别是有术中标本破碎史

PET/CT扫描

—疑似远处转移

注：a.确定肿瘤大小，肿瘤与子宫内膜的距离。

b.新辅助化疗指征：弥散性大体积病变（累及小肠，肝门区巨块型病变，累及腹腔干，肠系膜浸润/挛缩，膈肌脚后间隙淋巴结或肾上腺淋巴结），伴有肺、纵隔、脑转移的Ⅳ期病变。

c.可疑附件肿物行MRI检查。PET通常用于CT或MRI不确定的、不能进行初次手术或复发的病变

1.7.4　组织病理学和细胞学

组织病理学评估是癌症类型和分级的最终确诊手段。子宫内膜活检和宫颈活检分别用于确诊子宫内膜癌和宫颈癌。外阴点状或楔形活检用于确诊外阴癌。卵巢癌可以用腹水的细胞学评估。当结果不明确或没有腹水时，可通过CT或超声引导下行大网膜肿块、结节或腹膜结节的活检来确诊。一般情况下，避免对卵巢肿物进行活

检，特别是在早期阶段。当CT或超声引导下活检不明确时，可以进行诊断性腹腔镜检查来明确诊断。

根据病理学标准对手术标本进行详细的组织学评估，在所有癌症诊断中是至关重要的，因为它是确诊癌症的最后阶段，并有助于指导辅助治疗。

1.7.5　其他检查

若出现双侧卵巢肿瘤、可疑黏液性肿瘤或CEA和CA19-9水平异常升高时，建议行胃肠镜检查，以排除胃肠道原发肿瘤。乳房X线检查可以排除乳房原发性病变。若宫颈癌筛检呈阳性，则应进行阴道镜检查，以排除微浸润性宫颈癌。

1.8　结论

1.8.1　癌症治疗：整体治疗方法

总之，治疗癌症不仅仅是诊断和治疗疾病，而是由专业人员组成的专家团队，在心理和社会支持下，根据患者的情况，制订基于证据的治疗方法，确保患者的身心健康。在疾病的诊断阶段，不应忘记详细的病史和体格检查。治疗方法应根据最新的科学证据进行个体化制订。

■ 要点

1.为了应对不断上升的妇科癌症发病率，并确保癌症护理的统一性，英国癌症患者的诊疗模式是由初级保健、癌症单元（辐条）和癌症中心组成的枢纽和辐条模式。

2.在英国，疑似癌症的国家转诊时限是两周。一旦患者就诊于妇科肿瘤专家处，治疗应在4周内开始。

3.患者评估包括详细病史、详细检查、营养评估、遗传和遗传因素及心理和社会评估。

4.检查的目的是明确诊断、确定疾病的阶段、治疗计划、监测和检测，以及指导随访期间复发的治疗。

5.肿瘤标志物用于筛查、诊断、预后、评估治疗效果和检测复发。CA125是妇科肿瘤学中最重要的肿瘤标志物。

6.经阴道超声检查是评估绝经后出血和附件肿块（IOTA B征和M征）的首选工具。子宫和宫颈恶性肿瘤的临床分期主要通过MRI来完成，而卵巢恶性肿瘤通常通过胸部、腹部和盆部的CT扫描来进行分期。

7.根据病理学标准对手术标本进行详细的组织学评估，这在所有癌症诊断中是至关重要的，因为它是确诊癌症的最后阶段，并有助于指导辅助治疗。

8.在癌症护理中需要一个整体的方法，以确保患者的身体和精神健康。治疗方法应根据最新的科学证据进行个体化制订。

（译者：边美娜）

第 2 章
妇科肿瘤学中的多学科决策：指导、行为和合法性

Andrew Phillips，Benjamin Burrows

2.1 引言

在 1995 年 Calman-Hine 报告之前，英格兰和威尔士对癌症患者的护理是极其脱节的。具有不同专业水平、经验和病例量的个人临床医师根据自己的信念和流程指导患者完成从诊断到治疗的整个过程，通常与其他专业医疗保健专业人员脱离。虽然在某些癌症类型中出现了专家合作决策，但这并不是所有癌症的典型情况。如此情况，在一名临床医师的治疗中，常缺乏治疗途径，错过了治疗的机会，最终导致患者的治疗结果较差。由一名临床医师完全决定治疗的问题在于，是否利用广泛的专业人员（如医学或临床肿瘤学）的任何意见，是由他们自行决定的，这些专业人员的早期参与可能改变了患者治疗路径的性质。缺乏其他人的参与，以及错过了讨论替代策略的机会，意味着个人的意见和信念不受制约，导致缺乏质量保证。在没有正式会议记录结果的情况下，在地方或国家层面生成与癌症护理相关的有意义的结果数据的能力有限。因此，医院无法评估如何管理疾病，也无法量化治疗结果。最后，与患者的沟通由临床医师自行决定，这可能会导致以患者为中心的治疗较少，而患者群体的信息较少，能力较弱。

Calman-Hine 报告的发表为癌症患者管理的革命奠定了基础。这些建议的核心是组织多学科小组会议，这是一个由特定专家成员组成的小组定期举行的活动，他们将评估证据，并针对特定患者的特定情况推荐他们共同讨论决定的针对该特定癌症的适宜管理方法。这种拟议的治疗方法只是一种建议，最终治疗由患者和主治医师决定。然而，随着多学科小组的成立，决策变得更加透明、循证、一致，并允许考虑更多的治疗选择。

这些多学科小组迅速成为英国癌症服务的治疗标准。2000 年，英国国家医疗服务体系（NHS）癌症计划进一步确认和完善了多学科小组的核心作用，以便"所有患者都能受益于高质量护理所需的一系列专家建议"，随后多学科小组会议中讨论的患者比例从 1994 年的不足 20% 增至 2004 年的超过 80%。多学科小组不仅在组织和治理方面取得了成功，而且正如预期的那样，通过减少治疗差异和维持标准，客观上提高了治疗结果。

因此，在过去的 20 年里，多学科小组一直是英国癌症治疗的一个关键方面，但关于多学科小组的未来及其带来的价值仍然存在问题。那些不赞成的人可能会争辩说，由于治疗差异仍然存在，多学科小组要么缺乏维持标准的权力，要么减少差异的能力有限。此外，一些学者认为，多学科小组创建后患者结局的感知改善受到同一时期社会和治疗变化的强烈混淆。

这些问题仍然有待回答，也许很难真正解释这样一个主流但昂贵的资源对个人护理的好处。尽管很难确定多学科小组本身的价值，但我们知道，多学科小组改变和完善了决策，并确保了所给予治疗的质量。事实上，多学科小组被公认为是癌症管理的"金标准"。随着患者数量和患者复杂性的增加，以及从管理初始疾病到复发性疾病，以及性能评价和教育角色的转变，这一金标准的活动稳步扩大。因此，多方捐助者信托基金面临越来越大的压力，需要在时间压力越来越大的情况下做出高质量的决定。尽管存在这些问题，但在过去 25 年中，多学科小组在当地和国际上蓬勃发展，并扩展到癌症治疗之外，越来

越多地用于慢性良性疾病（如糖尿病或缺血性心脏病）。虽然描述这样一个专家团队的术语在多学科小组、多学科会议、多学科癌症会议或肿瘤委员会之间可能有所不同，但负责、完整、专家领导、循证决策的原则仍然是其标志。

本章是根据在英国工作的多学科小组的国家指南编写的。因此，我们讨论了如何根据英国法律的制度适用多学科小组所产生的决定。虽然多学科小组的决策原则、行为和关于多学科小组建议的法律的立场在全球范围内具有相似的主题，但国际读者需要意识到，具体法律要求和多学科小组的职权范围可能会有所不同，这取决于多学科小组在哪个国家开展工作。

2.2　优秀多学科小组的特征

虽然协作团队的理念是改善癌症护理的早期目标，但直至发表了《有效多学科团队的特征》，才明确了参与者、设施、资源和行为。由于多学科小组致力鼓励来自成员范围内的高价值意见，使患者能够被视为个体，因此需要建立某些流程和行为。这些可以粗略地概括为提供给多学科小组的信息、多学科小组产生的输出，以及多学科小组作为一个整体的个人、行为和结构方面。

患者的治疗需要根据正确的信息进行讨论，因此，建议临床医师向多学科小组介绍病例。如果没有，则应提交一份准确的现状记录，多学科小组越来越多地使用预编表来确保提供关键信息数据集。然而，所提供的详细信息不仅应从临床角度来构建，而且还应采取更全面的方法来解决患者的心理社会问题，并考虑任何姑息或其他支持措施。越来越多的人开始让患者自己参与多学科小组会议，这支持了"没有我，就没有关于我的决定"的格言。需要提供患者的病历和既往的多学科小组结局，以及当前和既往放射学影像和任何相关组织病理学样本。在提供的信息不完整的情况下，应推迟对该病例的讨论，直至获得进一步的临床信息，或者如果需要在缺席情况下提出多学科小组建议，则应在多学科小组结局中明

确记录临床信息的局限性。

多学科小组的决策单位应由一个折中的医学专家小组组成，该小组应了解正在治疗的特定癌症类型的治疗选择的广度。形成专家意见的原因各不相同，但就本章而言，我们认为专家意见是通过对该专业人员提供的服务进行某种形式的认证而授予的。因此，在妇科癌症多学科小组中，核心成员将包括妇科肿瘤学家、临床肿瘤学家和内科肿瘤学家，但如果认为其他专家的意见有价值，也可以包括在内，如来自其他学科的姑息治疗医师或外科医师。此外，多学科小组需要向他们提供正确的信息，因此妇科放射科专家和病理学家也是必不可少的。为了确保准确提出临床问题，治疗患者的临床医师理想情况下应该出席，作为该患者关键工作人员的临床护理专家也应该出席。最后一名团队成员是多学科小组协调员，负责筹备会议、记录讨论和公布结果。

讨论之后，应前瞻性地真实地生成多学科小组结果，所有团队成员都可以检查结论，建议通过投影使所有人在屏幕上都能看到，这样就形成了多学科小组的建议。关于治疗的最终决定取决于治疗临床医师和患者，但应考虑多学科小组建议。因此，需要将多学科小组建议反馈给所有参与患者护理的人员，反过来，如果给定的管理明显偏离建议，则应向多学科小组披露其原因，以改善其决策过程。结局部分应记录任何适用于该患者的相关高质量临床试验、与其病情相关的适当信息来源及关键的整体结局的日期。

2.3　人员和流程

由于多学科小组需要根据准确的临床细节形成专业意见，因此所有成员都必须在工作时间内参加需要他们的病例讨论。即使他们对所讨论的案例产生了强烈的感情或情绪，他们的言语也应该是尊重他人和富有意义的。因此，所有多学科小组成员都应该相互尊重并享有平等的发言权。这种相互尊重行为的例子如在会议期间把移动电话静音，如果必须打电话，则将移动电话带

出多学科小组的环境。任何攻击性的语言和贬低他人的行为是不适当的，多学科小组应该积极解决所产生的冲突并提出具有建设性意义的讨论。各方应本着友好的精神进行讨论，分享最佳做法并做出有效的决策。除了多学科小组成员的临床专业知识外，还需要成员担任某些关键职位，以确保多学科小组的顺利运行。这些角色是多学科小组的主持人、负责人和协调员。虽然主持人和负责人的职责可由同一人履行，但应建立代表制度，以应对小组主持人无法出席的情况。

主持人负责多学科小组会议的顺利进行。小组主持人不需要固定，可以根据不同的多学科小组会议更换，虽然根据笔者的经验，他们通常是妇科肿瘤学家，但这绝非必要，多学科小组会议通常由临床护理专家或多学科小组的其他成员主持。会议主持人确定多学科专家组的节奏，根据与协调员商定的议程讨论案件。他们确保会议达到法定人数（如果没有，就采取行动），并记录出席人数。他们确保以重点突出、相互尊重和相关的方式讨论所有病例，并确保所建议的治疗以证据为基础和以患者为中心。最后，他们正确记录了治疗建议，并在转移到下一例患者之前记录了所有必要的人口统计学和（或）临床数据。某些人的个性更适合担任会议主持人一职，但一般而言，受欢迎的特质包括擅长人员管理、善于倾听和沟通，并有能力管理突发状况。此外，小组主持人应了解多学科小组成员的局限性，并准备在需要特殊专业知识时能随时引入任何新成员或临时成员。会议主持人应能够及时做出一致同意的临床决策，并在发生任何冲突时采取措施。我们建议，在几乎所有情况下都应避免不通过表决来确定建议。如果无法做出合作决策，应向主治临床医师提供多个选项，以便与患者讨论。

负责人（可能兼任或不兼任主持人）负责多学科小组的组织和管理，并在更广泛的医院组织中代表多学科小组。他们应确保多学科小组得到适当的资金，并向组织提出可能影响多学科小组职能运作的任何问题。此外，他们应参与更新

业务政策，其中应包含以下信息：谁是多学科专家组成员、成员如何演变、标准管理政策是什么（包括这些政策如何符合国家政策及何时予以更新），以及在多学科专家组会议之后如何交流信息。运营政策及牵头人的行为应构成多学科小组的治理结构。

最后，多学科小组协调员负责多学科小组的行政准备。他们应确保具备放射学、病理学和临床资源，并向主持人提交最后议程供审议。他们为了确保多学科小组决策和关键人口统计数据得到准确和实时的记录，需要在会议期间看到和听到所有成员的所有发言。他们应确保在商定的截止日期之前分发按逻辑顺序列出的多学科小组议程，以便成员为会议做准备，并在整个治疗过程中跟踪患者。此外，他们还应在商定的时间范围内将商定的结果反馈给相关临床团队。

2.4　环境

专家小组要有效地发挥作用，就需要有适当的设施。传统上，这些会议室包括一个专用的隔音房间，足够大，所有成员都能够坐下来，听到并参与对话，但在越来越多情况下，特别是在新冠大流行期间，视频会议已被利用，允许社交距离和有效参与。无论会议的组织病理学切片、放射学影像和前瞻性记录的多学科小组结局的媒介如何，都需要清晰投影。预测多学科小组结局的目的是允许与会者在讨论时纠正任何不准确之处。虽然一直鼓励多学科小组使用最新的技术，以有效利用临床时间并确保数据安全，但视频会议的增多还意味着医院需要确保其数据连接速度和视频会议平台足以满足多学科小组的需求。最后，向更大规模视频会议的转变是向完整电子记录的又一次推动，使所有成员都能访问完整的临床图片。

2.5　管理与职责

在过去的25年里，英国多学科小组的职权

范围有了显著的发展。它已从专业人士的有组织会议发展成为扩大患者路径的协调会议，其任务是记录结果、评价服务并指导专业团队和患者。然而，这种范围广泛的简介可能不适合国际上的所有多学科小组。因此，需要考虑应讨论哪些患者，以及哪些临床问题适合多学科小组解决。这方面的例子包括是否只讨论新诊断的患者或包括复发患者在内的所有患者。

多方捐助者信托基金的作用非常广泛，使其成为一种至关重要而又昂贵的资源。因此，需要为公认的癌症治疗金标准提供组织支持。这需要在人员、时间和设备上进行投资。为了保证服务质量，多学科小组的结果需要使用内部和外部的结果和生存审计来评估。这些稽查的目的是培育和改善多学科小组的功能，同时允许在多个多学科小组之间共享良好实践，作为改善妇科多学科小组以外患者癌症护理的辅助手段。患者满意度调查再次询问与多学科小组相关的问题，以反映服务的改善情况。多学科小组越来越多地参与识别坏结局和关键事件。

2.6 多学科小组建议的法律地位

有许多学术文章涉及医患关系背后的不同伦理理论。从历史上看，这种关系通常是一种家长式的互动，博学的医师把自己的意见传授给被动的患者。随着医疗保健术语从"患者"过渡到目前流行的"客户"，我们对互动的看法也经历了角色逆转，变成了现在更被动的医师，默许博学患者的要求。然而，指导我们互动的英国医学总会（General Medical Council，GMC）指南和法律的框架在很大程度上保持了一致，这是一个需要摆脱家长式作风的长期过程。无论这种互动是在一位医师和一例患者之间，还是一组临床医师和一例患者之间，规则都是一样的。

由于多学科小组没有任何特殊的监管或法律的立场，我们的大部分监管指南可在GMC的药物管理规范中找到。这里的基本信息可以归结为合作和尊重。临床医师现在的任务是了解患者的叙述，她们的生命对她们意味着什么，以及她

们的医疗保健之旅是如何被她们目前的健康需求所框定的。然后，临床医师必须将其整合到多学科小组过程中，确保维持临床意见的完整性，同时还确保所提供的一个或多个选项是可接受的，或至少是与患者存在争议的。

如果确实发生争论，根据经验，大多数问题可以通过临床医师和患者都同意的微小变动来解决。在观点或立场仍然根深蒂固的情况下，通常值得记住以下关键要素。

根据我们的经验，患者偶尔会担心首诊临床医师和多学科小组之间共享患者敏感数据。在经过讨论后，如果患者仍不能确信这是临床诊疗的一个必要方面，并且只有最少量的基本数据将会被共享，那么可能有必要通过司法程序才能继续进行。2018年《通用数据保护条例》（GDPR）第21条确实规定患者有权反对对其数据的处理，但该权利并非绝对权利。如果患者在反对共享其健康数据的情况下继续寻求临床护理，英国国家医疗服务体系可能需要寻求依赖2012年《健康和社会护理法》（HSCA）。HSCA要求公共机构提供安全护理，并建议为此共享基本数据。因此，HSCA应提供共享该数据的理由，即使面临异议，仍应向患者提供全面彻底的解释，并建议在这种不寻常的情况下寻求法律咨询。

GMC还提供了关于临床医师之间信息共享要求的指南。如果患者确实反对共享任何必要的信息，则指南指出，始终建议首先与患者讨论这一点，以找出他们的担忧原因并在可能的情况下减轻这些担忧，直到同意共享数据。但是，如果患者继续拒绝分享其信息，并且您认为这是提供安全护理的基本要求，则GMC建议您需向患者解释这将无法继续帮助她。然而，我们自己从未经历过这种情况，经常发现在数据共享方面存在问题，通常通过对话或解释无法共享的结果来解决。

最后要考虑的，或许是我们大多数人在某种程度上可能熟悉的一个方面，即患者、她们的代表或家属的要求在临床上不适当，或更糟的情况下可能对患者或其他人构成危险。关键是，任

何医师都不能被迫提供他们认为不符合患者利益或已知、相信可能有害的护理措施。如果出现这种问题，并且这方面确实有经验，临床医师应向患者提供适当的治疗计划或对计划进行讨论。然后，患者的角色是从提供的选项中选择她们最能接受的计划。需要强调的是，所有适当的计划都必须讨论，临床医师不能简单地只提供他们认为正确的计划。

如果患者仍希望采用多学科小组未提供或推荐的方案，则她们通常可以自由选择。这包括拒绝所有治疗，或寻求替代医疗从业人员，我们必须记住，那些我们可能认为糟糕的选择通常是有效的选择。这里的主要警告是，上述情况一般只适用于有能力做出这种决定的成年人，而大多数人，如儿童或缺乏做出有关决定能力的人，可能需要向保护法庭申请做出决定。如果有医疗保健的预先指示，必须记住，其范围在某种程度上更具有限制性，对所有可能性的讨论超出了本讨论的范围。

2.7 多学科小组的局限性

我们从医院参与的角度描述了多学科小组的成功，以及多学科小组现在在癌症患者管理中发挥的核心作用和相关的结局改善。然而，多学科小组已成为其自身成功的受害者。随着诊断和治疗的改进，多学科小组越来越多地需要管理更多的老年患者、复杂患者及更多的复发性疾病患者，他们使用比以往任何时候都更个性化的治疗方案来实现这一目标。

正因为如此，英国癌症研究中心对624例患者的讨论结果进行了分析，以了解多学科小组在讨论过程中是否有哪些方面不够完善。在他们的审查过程中，每例患者的平均讨论持续时间为3.2分钟，超过50%的多学科小组讨论少于2分钟。尽管如此，多学科小组会议仍然可以持续长达5小时左右。在对这些患者的讨论中，虽然有7～14名成员参加，但大多数的口头交流仅发生在2～3人之间，而临床专科护士仅参与75%的病例。案件移交如此迅速，参与度如此有限，也许并不令人惊讶：虽然妇科肿瘤学家可能一周只参加一次多学科小组会议，但是临床和医学肿瘤学家、放射科医师和病理学家可能必须参加许多不同的会议，这对他们的可用临床时间具有显著影响。然而，由于人员更替如此之快，集体参与度有限，仍然存在着多学科小组建议的质量可能低于多学科小组工作量的风险。英国癌症研究中心指出，越来越多的多学科小组习惯于未经仔细考虑就做出决定，该决定可能在与患者见面，甚至安排活检之前做出。他们的结论是，多学科小组正在失去专家思考和辩论的广度，很可能是对他们工作量过大的反映。根据这项研究，提出了若干建议：

（1）提交给多学科小组的病例使用标准化形式，以确保提供所有临床细节。

（2）为具有完整临床信息的患者举行多学科小组讨论前分诊会议，会议需要为患者提供标准的治疗途径。

（3）设立一个重点专家组（例如，只有2名而不是3名妇科肿瘤学家），以便进行质量评估和做出关键决策，但同时允许其他临床活动继续进行。

这些建议可使多学科小组讨论的质量提升。标准化形式使所有临床细节信息可以被利用，并在一定程度上降低了在多学科讨论之外管理问题对多学科讨论的影响。通过多学科小组讨论前分诊会议（确定可以通过协议进行管理的患者）应去除只需对癌症进行简单管理的患者，从而为更复杂的患者提供更多时间。最后，通过集中专家组，多学科小组讨论成为一种更经济的资源，保持专家决策，而不必将额外的临床医师从他们的其他临床职责中抽出来。

我们认为，多学科小组的未来可能会进一步改变，对更复杂的患者进行更广泛的讨论，更大程度地推动质量结局和治疗结局的质量保证，并为明确符合标准流程的患者制订以协议为导向、以患者为中心的标准化管理计划。

2.8　结论

我们描述了过去25年中多学科小组在英国的发展历程。在国际上，类似的概念也在同一时期演变，专家决策的集中化现在已被认为是癌症管理的黄金标准。这样的专家话语需要考虑患者行为，但当可以实现时，这样的决策似乎可以改善患者结局。然而，因为要讨论的患者数量越来越多和越来越复杂，多学科小组讨论能否成功仍然是其弱点之一。因此，多学科小组可能会在未来10年内发展，会对某些类型的患者进行更具体的重点多学科小组讨论，并对常规的病例提供更精简、明确的方案。无论多学科小组的新时代带来了什么样的道路，可以肯定的是，它们将仍然是妇科和其他癌症决策的中心。

■ 要点

1. 多学科小组会议在改善癌症患者护理方面的影响力越来越大。

2. 为了使会议具有价值，多学科小组的组成成员需要具有其特定领域的专业知识，并且应该有代表诊断和治疗专业范围的专家出席。

3. 富有成效的多学科小组需要成员担任关键的管理角色，并尊重某些流程和行为。

4. 多学科小组可提供决策指导但不能确定临床医师和患者之间最终商定的治疗计划。

5. 多学科小组需要能够应对日益复杂的患者和治疗因素，同时仍能提供专家主导的综合治疗建议。

（译者：户城铭）

第 3 章
妇科肿瘤管理中的知情同意及沟通技巧

Aarti Lakhiani，Sudha Sundar

3.1 引言

有效的沟通是良好医患关系和安全护理患者的关键。沟通是医患双方交流信息、思想和情感的过程。这是一个双向的关系过程，受文化、语言和手势的影响。这是临床医师影响患者及其家属接受医疗护理质量的重要方式之一。传统意义上的沟通是口头的，但越来越多的女性希望与临床医师进行书面沟通，总结她们的咨询意见和相关结果。

妇科恶性肿瘤对女性的生活质量有巨大的影响。为了帮助女性清楚地了解她们的疾病、检查、治疗方案和预后，我们必须以适当的方式和环境提供高质量的信息。虽然患有妇科恶性肿瘤患者的生存率中位数多年来一直在上升，但患者在患病期间反复缓解和复发的情况并不少见。

每一次复发对患者来说都可能是一次危机，在这种情况下患者再次收到坏消息，必须忍受着进一步治疗的严酷考验，以及承受着对结果的不确定性。在这种情况下，在与患者建立长期关系的前提下，运用有效的沟通技巧，可以减轻患者的焦虑情绪，帮助患者从容应对，并为患者带来生活的希望。

3.2 沟通中的缺陷

患者对医师的大多数投诉是沟通的问题，而不是临床能力。调查显示，患者希望与医师有更好的沟通。患者希望更全面地了解其疾病和预后，治疗的副作用，如何缓解精神及肉体的痛苦，以及她们自己可以缓解的方式。例如，Rodriguez 等的一项研究表明，对那些解释清晰、

提供足够信息给患者的医师，被认为是有爱心和善意的，他们可以了解病史并愿花足够的时间给患者，被投诉者明显减少。

患者的不满意也会导致对疾病信息的理解和记忆不足，依从性差，恢复期长，以及增加并发症的发生。由于高度的焦虑，癌症患者的信息记忆力差，特别是在疾病诊断的早期阶段。因此，她们通常会觉得自己缺乏信息，这可能会导致患者不确定性、焦虑和抑郁。回顾文献显示，以患者为中心的方法通常与以下方面有关，即更高的满意度、依从性、被理解的感觉，以及解决患者担心的问题。

通过 National Voices 网站报道进行的调研显示，患者期望在良好的沟通和团队合作的基础上得到"以人为本的协调护理"。这包括帮助她们了解自己的护理，并在不同的医疗和社会护理服务中找到自己的位置。患者希望得到支持，帮助她们了解治疗选择，并参与有关她们护理的决定。医师将不得不越来越多地扮演更积极主动的角色，帮助患者了解治疗方案，并教她们如何管理自己的健康。

3.3 沟通的最佳做法

GMC 强调，医师和患者之间的有效关系，应该是一种建立在开放、信任和良好沟通基础上的伙伴关系。良好的沟通技巧，特别是知道如何传递坏消息被认为是成为一名好医师的核心。同样，良好的跨专业沟通是有效和协调护理的关键。当患者和医师在癌症治疗期间进行良好的沟通时，患者对他们的治疗和护理满意度更高，且依从性更高，更能坚持完成治疗疗程。

根据 GMC 的规定，有效的沟通包括下述几

个方面。

- 倾听患者的声音，考虑她们的意见，并诚实地回答她们的问题。
- 向患者以她们能够理解的方式提供她们想要或需要的信息，应尽可能满足患者的语言和沟通需求。
- 在与跟患者关系亲近或敏感的家属沟通时，也要给予他们更多的信息和支持。
- 随时愿意为寻求信息、建议或支持的患者和同事提供服务。

英国皇家妇产科学院（RCOG）制订的妇产科沟通标准包括强调团队成员之间的有效沟通和各学科之间的有效沟通，以及与患者及其家人的有效沟通。并对所有医护人员进行培训，使其了解如何以有效的方式进行沟通。其他一些标准如下所述。

- 向每例患者以她们能接受的方式提供信息。
- 为母语不是英语的女性提供翻译服务，避免通过家人或肢体语言沟通。
- 女性应该收到有关其就诊诊所的书面信息。信息应包括她们将见到的保健专业人员的类型、预期的预约时间及她们需要携带的物品。

有许多方法可以总结和简化临床咨询。CLASS协议确定了临床咨询的5个基本组成部分，即背景（物理背景或环境）、倾听技巧、与患者共情、临床管理策略及总结（表3.1）。它易于记忆和在临床实践中使用。此外，它提供了一个相对直接的、以技术为导向的处理情绪的方法。这一点很重要，因为一项研究表明，大多数肿瘤学家（超过85%）认为情绪处理是所有临床沟通中最困难的部分。

表3.1　CLASS协议

C-物理背景或环境
L-倾听技巧
A-与患者共情
S-临床管理策略
S-总结

3.4　CLASS协议（CLASS: 有效沟通的协议）

CLASS协议的各个组成部分简要描述如下：

3.4.1　C: 背景（物理背景或环境）

物理背景

- 选择一个你们可以单独谈话的地方。
  - 你的眼睛应与患者和（或）其家属处于同一水平线（如果需要，你可以坐下来）。
  - 你们之间不应存在任何物理障碍。
  - 如果你在桌子后面，让患者和（或）其家属坐在桌子对面。
  - 准备一盒纸巾。

家庭成员/朋友

- 患者应坐在离你最近的地方。

身体语言

- 表现出一种轻松的姿态。
  - 保持目光接触，除非是在患者变得不高兴时。

触摸

- 只触摸不具有威胁性的区域（手前臂）。
  - 要注意文化问题，有的患者可能不允许触摸。

3.4.2　L: 倾听技巧

做一位有效的听众。

多提开放式问题

- "你能告诉我更多关于你担心的问题吗？"
  - "你最近感觉如何？"

共情

- 允许患者说话而不打断她们。
  - 点头，让患者知道你在关注她们。

—在你的第一句话中重复患者最后一句话中的一个关键词语。

理解

- "所以，如果我没有理解错的话，你是说……"
- "关于这一点可以更详细地告诉我吗？"

时间和中断

- 如果沟通有时间限制，让患者提前知道。
  —如果你知道你沟通时会被打断，尽量让患者做好准备。
  —不要接电话，但如果你必须接听，在接听前要向患者道歉。

3.4.3　A：与患者共情

探索、识别和回应情绪

- 识别情绪。
  —找出产生情绪的原因。
  —表示你已经知道了产生这种情绪的原因。
  — "那感觉一定很糟糕，当……"
  — "大多数人都会对此感到不安"。
  —你不需要和患者有同样的感受。
  —你不一定要同意患者的感受。

3.4.4　S：临床管理策略

提出一个患者能够理解的治疗计划

- 在你的大脑中评估或向患者解释她们对治疗和结果的期待。
  —为患者制订最适合她们的治疗方案。
  —就如何进行治疗提出建议。
  —评估患者的反应。
  —合作并就治疗计划达成一致。

3.4.5　S：总结

结束沟通

- 以简洁明了的方式对沟通进行总结。

—确认患者是否理解。

—询问患者是否有其他问题。

—如果你没有时间回答更多的问题，建议在下一次预约时再解决这些问题。

3.5　与弱势群体患者的沟通

弱势群体患者是指因任何原因患者无法照顾自己，或无法保护自己免受重大伤害或虐待。当与可能被认为是弱势群体的患者沟通时，如有视力障碍的老年患者，重要的是要付出时间和真正倾听。这将有助于你的患者更好地理解和被理解。在弱势群体中需要考虑的事情如下所述。

- 为沟通留出更多时间。
- 坐在患者和她们的看护者附近。
- 直接与患者交谈并进行眼神交流。
- 在有语言沟通障碍的情况下，请医疗翻译人员而不是让家人参与。
- 在你们第一次见面时，了解患者对疾病的理解程度。
- 以患者能理解的方式与她们沟通。
- 告诉患者和她们的看护者沟通过程中会发生什么。
- 要经常确认患者是否理解。

仅仅是语言上的差异就可以成为医师分享信息的一个重要障碍，导致不理想的沟通和患者的挫败感。文化差异会使有经验的医师也难以适当地理解患者言语背后的含义。真正的文化能力是从文化好奇心开始的，它依赖于提出问题。积极倾听，并确认何时需要额外的资源（如口译员）是必要的。这种文化上的好奇心应该是从医患关系一开始就体现出来，成为所有沟通的基础。

3.6　与其他专业领域的沟通

照顾癌症患者需要与许多不同学科的专家和卫生保健专业人员如肿瘤学家、病理学家、放射学家、癌症护理专家等协同合作。由于涉及的专业众多、范围广泛，有可能会出现沟通不畅和护理不到位的情况。

多学科小组会议是为肿瘤患者提供高质量护理的关键推动因素。多学科小组改善了医疗专业人士之间的沟通、协调和决策。由多学科小组管理的患者更有可能得到适当的分期、循证管理和及时治疗。多学科小组的其他好处包括提供相对一致的患者管理标准，增加临床试验的招募，提高团队成员的工作满意度和初级医师的教学内容。

3.7　坏消息的告知

坏消息可以被定义为"任何严重影响患者对其未来看法的消息"。临床医师向患者透露坏消息的方式会直接影响患者的接纳程度及幸福感。在妇科肿瘤学中，可能交流的坏消息的形式：①初次诊断；②疾病进展；③疾病复发；④出现新的并发症；⑤从治疗性护理转变为姑息治疗。它还可能涉及解释复杂的治疗方案的必要性和副作用，以及适宜治疗方法的最终不确定性和不好的预后。有必要建立一个能在所有这些情况下发挥作用的沟通模式。

一些良好的沟通模式已经被研究出来，可帮助医师传递坏消息和应对患者的悲痛。其中一个模式叫凯氏模式，是一个以任务为中心的十步模式，由姑息治疗顾问 Peter Kaye 开发（表3.2）。

表3.2　凯氏模式
1. 准备工作 在谈话前了解所有的情况，与患者沟通希望谁来参与谈话，并确保谈话私密性和确定谈话人的就座位置，并向患者介绍自己
2. 患者知道什么 要求患者对事件进行叙述，如"这一切是如何开始的？"，尽量提开放式问题
3. 是否想要更多的信息 试探一下，但要注意，告知更多的信息可能会非常可怕（如"你想让我再解释一下吗？"）
4. 给出警告 例如，"恐怕这个事情相当严重"，然后停顿一下，让患者做出反应

续表

5. 允许否认 否认是一种防御，也是一种应对的方式。允许患者可以控制她们所收到的信息量
6. 解释（如果要求） 缩小信息差距，一步一步来。细节可能患者记不住，但你的解释方式会被记住
7. 倾听关切 问："您目前有什么担忧？"然后允许患者有表达感情的空间
8. 鼓励交流感情并认可她们 这是患者对访谈满意度的关键阶段，因为它传达了医师对患者的同情
9. 总结和计划 总结关切，安排治疗计划，并建立希望
10. 提供进一步的信息或可用性 大多数患者需要进一步的解释（细节将需要进一步的解释）和支持（适应需要几周或几个月的时间），并从家庭会议中获益良多

3.8　知情同意

知情同意是卫生专业人员的一项道德和法律义务，患者有权参与有关其治疗和护理的相关决定。为了使知情同意有效，患者必须得到关于治疗的性质和目的的准确、有意义和相关的信息，以及风险、益处和替代方案，包括放弃治疗的风险。患者应该是自愿的，而且应该有医学决策能力，即理解和交流的能力，推理和思考的能力。

3.8.1　知情同意的类型

暗示同意：通常被用于小的或常规的检查，如果医护人员确信患者明白他打算做什么及这么做的原因，如静脉穿刺时，那么可采用此种方案。

明示同意：可以是口头的，也可以是书面的。任何具有重大风险的医疗操作都应获得明确的同意，并且必须在手术开始前获得患者的同意。口头同意是有效的，但对于重大手术通常需获得书面同意。如果只能获得口头同意，那么需要在病历中书写已经告知患者建议及风险，已取得患者口头同意，同时应记录下沟通人和记录人的姓名。

3.8.2 获得同意的模式

在通常情况下，知情同意书应该由提供治疗的医护人员与患者签署。然而，根据GMC的指导意见，也可以委托给训练有素、合格、充分熟悉该程序并具有适当沟通能力的医护人员与患者进行签署。重要的是应与患者讨论所有可能的选择。这应该包括不干预、随访、观察性等待和提供治疗。在病历中，应将患者对治疗和同意的讨论和理解，以及填写同意书的情况分别记录下来。获得同意的模式见图3.1。

3.9 蒙哥马利案的裁决

2015年最高法院对蒙哥马利诉NHS拉纳克郡一案的裁决，对医患沟通、信息共享和知情同意有重大影响。蒙哥马利案裁决的意义在于，医护人员必须做到如下几点。

（1）向患者清晰地介绍推荐的治疗方案和流程，包括替代治疗方案的风险和影响。

（2）讨论所有的替代治疗方案。

（3）讨论拒绝治疗的后果。

（4）确保患者能够获得全面的信息，以帮助她们做出决定。

（5）在做出决定之前，给患者足够的时间来思考。

（6）确定患者是否充分了解她们的选择和对疾病的影响。

（7）将上述过程记录在病历中。

3.10 评审决定

在提供治疗或护理之前，重要的是确认患者是否还想继续进行治疗。任何新的问题或关切必须得到回应，尤其是如果从最初的决定到治疗已经过了很长时间。在这其中，患者的病情发生了变化，患者所选择的治疗或护理发生了变化或有潜在利弊的新信息，这些都可能让患者做出不同的选择。

如果治疗正在进行，就必须定期对治疗方案进行审查，允许患者在治疗的各个阶段提出问题并做出决定，不改变治疗方案也应该定期进行审查。

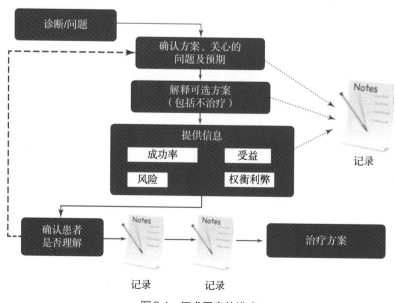

图3.1 征求同意的模式

3.11　结论

当患者和医师在癌症治疗期间进行良好的沟通时，患者会对治疗和护理更满意，感觉更有信心，更能坚持完成治疗。以患者为中心的方法与更高的满意度、依从性、被理解的感觉和解决患者关心的问题有关。患者的不满意会导致对信息的理解和记忆不足、依从性差、恢复期延长及并发症增加。理想的情况是，知情同意书通常应该由医疗保健专业人员建议，并由进行该手术的人对患者进行宣教。知情同意是卫生专业人员的一项道德和法律义务。重要的是，要确保患者已经充分了解她们的选择和所带来的影响。

■ **要点**

1.沟通是传授知识的行为，包括信息、思想和感情的交流，是为患者提供安全护理的关键。

2.CLASS协议确定了5个基本组成部分，即背景（物理背景或环境）、倾听技巧、与患者共情，临床管理策略和总结。

3.沟通技巧必须考虑到个人的脆弱性、语言和文化障碍。

4.癌症护理是需要多学科配合，而多学科小组会议是为癌症患者提供高质量护理的关键因素。

5.已经开发了一些基于任务的沟通模式，并结合研究结果，帮助医师传递坏消息和应对患者悲痛，如凯氏模式。

6.同意可以是暗示的或明示的，后者应在具有重大风险操作的时候提供。

7.在提供治疗或护理之前，重要的是要检查患者是否仍然坚持这一决定，并再次与患者沟通确认。

（译者：刘　青　侯　颖）

第 4 章
妇科肿瘤患者管理的整体方案

Audrey Fong Lien Kwong，Catherine Spencer，Sudha Sundar

4.1　引言

在英国，每年约有 21 000 名女性被确诊妇科恶性肿瘤。在过去的 20 年里，癌症患者的总体生存率一直在稳步升高，由于早期诊断和新的治疗方法的出现，未来癌症患者的总体生存率将继续升高。我们的重点是集中精力改善癌症患者的生活质量、提高护理满意度、指导自我管理、减少癌症患者的痛苦。护理应优先确定癌症患者的整体需求，并且提供便利的癌症康复相关服务，提高患者的独立性，使她们更容易适应确诊癌症后的生活变化。因疾病和治疗而丧失了女性特征和性功能的妇科恶性肿瘤患者有着独特的生理和性心理需求。解决这些复杂的需求对医护人员来说是一个挑战。在英国，由于患者的大部分护理都是在医院中进行，所以妇科肿瘤专科护士（CNS）担任了重要角色，在患者、全科医师（GP）、医院和社区之间发挥了桥梁作用。专科护士负责录入患者的信息、解决患者的需求、提供情感帮助，并且帮助患者转诊给相关的专家、支持团体和当地服务。

4.1.1　整体需求

癌症的诊断对女性的生理、心理、社会、经济和精神健康都会产生影响。患者需求的程度和性质不仅因人而异，而且在同一例患者癌症历程的不同阶段也有所不同。这些整体需求包括下述几方面。

- 信息方面——获取准确的信息和指导治疗决策。
- 生理方面——患者的舒适度、良好的症状管理和完成日常活动的能力。

- 心理方面——情绪健康、自尊维持和应对压力的能力。
- 社会经济方面——与维护社会关系、解决法律和财务困难有关。
- 精神方面——患者面对癌症调整生存方式的能力。

4.1.2　康复计划

英国国家癌症幸存者倡议（NCSI）提出了一些关键措施来改善癌症患者的生活状况，这些措施被纳入康复计划。康复计划包含 4 个关键部分，包括整体需求评估（HNA）、治疗总结、癌症治疗审查、教育和保障。

- 整体需求评估——是一份半结构化的调查问卷。其可在与患者最初接触或在患者或医护人员认为必要时完成。鼓励患者在专科护士的帮助下完成一份整体需求评估调查问卷。根据患者的需要，评估过程可能还需要医疗人员的协助，如物理治疗师、营养师或职业治疗师等。通过与专业医疗人员交谈，共同商定出个体化的护理计划，使患者获得适当的支持服务。然后将护理计划抄送给全科医师，着重强调患者的担忧和需求。

- 治疗总结——在治疗完成后，应与患者及全科医师共享治疗方案、治疗过程中的风险、关键工作人员的联系方式及疾病复发的征象，以便能够从医院治疗顺利过渡到社区护理。

- 癌症治疗审查——应将癌症诊断通知全科医师，并在 6 周内安排一次审查，以启动患者对社区医疗的支持。

- 教育和保障——应鼓励患者及陪护人员参加健康活动，推广健康和积极的生活方式，并从中获得适宜的服务。

4.2　癌症确诊后的整体需求

患有妇科恶性肿瘤女性的需求在很大程度上取决于患者和疾病的情况。我们要关注癌症患者的整体需求是随着癌症进程而发生变化的。

4.2.1　癌症进程

4.2.1.1　在诊断方面的支持

大多数女性在被告知患有恶性肿瘤后都会感到震惊、不知所措和无助。一部分女性在被确诊时可能已经有许多症状，如晚期卵巢癌患者，另一部分患者可能只有轻微症状或没有症状。医护人员可以通过提供准确的信息并且让患者参与每一步的决策过程，以减轻患者的焦虑，同时确保患者有充分的心理准备来应对新发疾病。研究表明，患者和医疗服务提供者之间的信任和密切合作与患者满意度、治疗依从性呈正相关，并且能提高患者的生活质量。Browall等学者认为，新确诊为卵巢癌的患者关注的主要信息包括治愈率、疾病进展及可获得的治疗方案。相对来说，年轻女性对性生活方面的担忧更为普遍。因此给患者提供的信息应根据患者的年龄、教育水平、社会文化背景进行调整，并且应该支持患者获取正确的信息，以满足她们的期望，便于今后的决策。

4.2.1.2　在治疗期间的支持

一部分女性患者可能已经因为疾病而感到不适，而另一部分患者则可能在癌症开始治疗后出现新的疾病。Ferrell等学者的研究认为，与疾病本身相关的副作用相比，多模式治疗的副作用可能更具有潜在的危害性。术后疼痛和疲劳，或者与辅助治疗有关的恶心和呕吐是癌症患者最常见的症状。找出并消除导致疲劳的因素（如贫血、睡眠不足、镇痛效果欠佳）可以显著提高患者的生活质量。同样，确定恶心和呕吐的根本原因并选择适当的止吐药有助于改善症状，可选择单独使用止吐药物或采用联合方案。

癌症治疗的影响可能在最初诊断之后持续多年。因此，尽早认识到多模式疗法的远期副作用，对于完善患者护理和优化癌症患者的生存状况至关重要。绝经前的女性在切除卵巢后或由于放化疗的副作用，可能会导致绝经。这些女性将表现出一系列症状，如情绪低落、性功能障碍、血管舒缩功能障碍、肌肉流失、骨质疏松及心血管保护功能丧失等。尽管健康生活方式的改变是有益的，包括减肥、运动、减少饮酒和戒烟，但一些女性仍然需要药物治疗。目前认为对患有非激素依赖性恶性肿瘤（宫颈癌、外阴癌）的女性进行激素替代治疗是合理的，但对于那些已经接受过治疗的卵巢癌或晚期子宫内膜癌患者来说，需要进一步地讨论。一项关于激素替代治疗（hormone replacement therapy，HRT）对子宫内膜癌患者的有效性和安全性的Cochrane综述提出，虽然HRT似乎与早期子宫内膜癌的复发无关，但可能与晚期子宫内膜癌的复发相关。同样，缺乏高质量的证据来支持HRT在上皮性卵巢癌女性中应用的安全性。这个难题促使我们需要进一步探索并寻找HRT的替代方案，包括药物和非药物措施，如认知行为疗法（cognitive behavioral therapy，CBT）可能有助于解决更年期的症状。英国更年期学会（BMS）在其网站上介绍了一份缓解更年期症状的用药方案，包括加巴喷丁、普瑞巴林和可乐定，但需警惕药物副作用。因此，应与患者商议制订个体化的方案。

放疗的后遗症可能是自限性的。辐射对软组织造成缺血、溃疡或炎症性损害，可能在放疗后持续多年。晚期放射性膀胱炎的临床诊断包括尿频、尿急、排尿时疼痛或出血、尿失禁及膀胱瘘。放射性膀胱炎的发生取决于放射技术（照射体积、剂量分割、照射方式，如腔内放疗或外照射疗法）和患者因素（同时服用药物及合并症），需要进一步的研究来证明非手术疗法在缓解或逆转晚期放射性膀胱炎中的疗效。同样，辐射引起的慢性胃肠道（GI）副作用，会对女性的生活质量造成毁灭性的打击，如稀便、便失禁和直肠出血。高达90%的女性患者的肠道习惯会发生永久性改变，每10名女性中就有4名女性描述了对其生活质量的持续性影响。尽管通过精准放疗，如放射剂量控制或腔内放疗来使胃肠道的毒性最小化，但目前仍缺乏有力的药物干预措施。营养和饮食调整可能在中和辐射引起的胃肠道毒性方面发挥作用，由肿瘤科医师、消化内科医师和营养师组成的多学科团队的指导对患者是有利的。

无论女性年龄多大或患有何种癌症，大多数女性都会因切除生殖器官而在生理和心理上受到影响。癌症治疗后的心理影响可能是巨大的。每10名女性中就有9名可能会在某个阶段经历一定程度的性功能障碍并且缺乏对亲密关系的渴望。在生活中，女性的性需求在很大程度上没有得到关注。癌症及治疗带来的器质性或心理性的后遗症让许多人无法实现积极的性生活。例如，根治性子宫切除术后或放化疗后，阴道缩短和激素水平的下降使女性的解剖结构发生改变，并可能导致阴蒂等性器官的感觉丧失。随后可能会由于一些外形变化，对亲密关系产生抵触，其中包括脱发、淋巴水肿、大小便失禁及造瘘。

尽管一部分性功能障碍可以在激素替代治疗、扩张器和润滑剂的帮助下得到改善，但应该告知患者，将性功能恢复到治疗前的水平可能永远无法实现。充分的术前咨询、心理学家的早期介入和转诊的CBT可能会使患者更顺利地适应这些可预见的改变。PLISSIT模式（Annon，1974）提供了一个很好的模式，以促进非专业人员对敏感话题的讨论，包括性行为。这种干预和互动的模式（允许、有限信息、具体建议和强化治疗）提供了一种获取性功能障碍信息的简明方法，使各级别的临床医师都能了解患者的关注点，提供有效的建议，或将患者介绍给咨询师以获得更全面的支持。

对于育龄期女性来说，癌症治疗所导致生育能力的丧失可能比疾病本身更具有破坏性。事实上，对做母亲的渴望被视为提高治疗依从性的激励因素。因此，应支持符合生育力保留条件的女性知情并做出选择，并就癌症治疗的影响、生育力保存疗法的风险、成功受孕的概率及后续的产科风险进行咨询。公认的减轻生殖毒性影响的方法包括放疗前进行卵巢移位或保留生育能力的手术，如保留卵巢的宫颈切除术。对要接受生殖毒性化疗的患者应告知治疗对生育力的影响，并提前与生殖专家讨论她们的生育力保存方式（如取卵、体外受精、胚胎储存和未来再植入），可考虑收养等选择。

医师们通常把精力放在减轻癌症的生理负担上，而忽略了疾病的心理和精神方面的损害。由于缺乏识别癌症患者的社会心理需求的相关专业知识，以及担心加重患者情绪低落，医师可能会不愿意处理疾病及治疗带来的心理负担。患有妇科癌症的女性常见心理问题包括病态的焦虑和抑郁、性自卑和对基因检测结果的担忧。虽然大多数女性会向她们的朋友、家人和伙伴寻求支持，但其中一些人需要咨询师、心理学家或心理健康团队的专业意见。因此，全面的风险评估对于识别那些有较高心理问题风险的女性是非常重要的，如有精神病史的女性。

大多数在刚确诊为癌症并且被建议进行基因检测的女性会有情绪不稳定的阶段，因为检测的结果可能对患者和家属产生重大的预后差异［如使用多腺苷二磷酸核糖聚合酶（PARP）抑制剂等药物的疗效］和心理影响。基因检测的阳性结果预示着未来患者患有其他癌症的风险增加。有乳腺癌相关基因（*BRCA*）突变或林奇综合征的女性后续将面临两难境地，需要在降低风险的手术和终身监测之间做出选择。研究还表明，患者可能会对将有缺陷的遗传基因传给子女而感到内疚和遗憾，尤其是对她们的女儿。因此，基因检测前进行充分的咨询是至关重要的。

癌症诊断将对患者的社会经济状况产生相当大的影响。许多被诊断出患有癌症的女性可能需要长时间离开工作岗位，用来治疗和休养。虽然癌症患者受法律保护，应该得到继续工作的支持（英国2010年《平等法》），但这是无法实现的。然而，对许多人来说，重返工作岗位是重建她们生活的重要一步。无法重返工作岗位将进一步影响患者的身体、情感和社会福利。因此，应及时协助患者获得适当的服务，如福利、社会护理或就业咨询，以尽量减少对患者生活质量的影响。

4.2.1.3　恢复

在完成治疗后，许多女性通常生活得很好，并且开始庆祝她们战胜了癌症。在恢复期，她们有时间和机会来整理自己的患病经历，思考癌症带来的变化，以及在患癌症之后，生活将会是什么样子。一旦积极治疗停止，这些女性就会逐渐接受在诊断过程中人生所发生的一系列变化，并适应这种新的正常的生活模式；但不太乐观的女性则可能会有被抛弃的感觉，因为已经不需要定期检测，对此而感到担心和焦虑。Hodgkinson等发现1/5罹患妇科癌症的女性，将经历创伤后应激障碍，表现为干扰思维、超唤醒和回避行为。有报道指出，15%～25%的女性有抑郁症状，如失去兴趣爱好、缺乏精力和持久的绝望感。对癌症复发的恐惧是癌症幸存者中普遍存在的担忧，它在卵巢癌患者中尤其普遍，加重了患者的心理负担。多学科小组可以为她们提供持续的心理社会评估，并迅速给予适当的服务，包括对缓解期女性提供心理支持。

4.2.1.4　复发

当女性被诊断为癌症复发时，她们可能需要接受手术、放化疗、参与临床试验或接受最佳支持性治疗。有些患者被告知疾病复发时易于接受，尤其是如果她们已经经受了诸如疼痛、出血、体重损失、腹水或新发症状时；而对那些只有轻微症状和已经慢慢开始步入正常生活的女性来说，当被告知癌症复发时，则会出现较大的情绪变化，如愤怒、自我怀疑、绝望和自暴自弃等。伴随这种疾病状态突然变化而来的是她们对自己及家庭未来的焦虑，尤其是那些经历过多模式治疗的患者。使人筋疲力尽的治疗过程、副作用和漫长的恢复之路，对她们的生活轨迹的显著破坏，更重要的是，那种重新燃烧的死亡意识。她们内心的混乱情绪在低落的士气、悲伤和精神痛苦之间来回摇摆，从而质疑她们的信心和她们生存的勇气。因此，医疗保健专业人士应该注意，那些复发的女性会经历比她们最初诊断为癌症时更大的精神痛苦，因为这时她们与最初的被

治愈的乐观期待变得更加遥远了。

4.2.1.5　姑息治疗和生命终结

当癌症变得无法治愈时，女性会感到悲伤，可能会被迫接受自己的死亡，因为她们意识到自己最终会死于癌症。在这种情况下，临床医师一个人不可能解决患者及其家人在身体、情感和精神方面的需求。姑息治疗需高度依赖于临床医师、护理专家和社会工作者之间的高效团队合作。随着疾病的发展，患者越来越多地受到一系列身体变化的折磨。疼痛是所有晚期癌症患者面对的主要问题之一。理解疼痛的类型及其对患者生活质量的影响，可以帮助临床医师选择出最适宜的镇痛药。类固醇类药物偶尔会被用于刺激食欲，可能会改善患者的生活质量。对患者的卫生应予特别的护理，特别是她们有大小便失禁的情况时，要去维护她们的尊严，并降低如瘘管和伤口感染等并发症的风险。随着病情的发展，淋巴水肿和腹水变得更加明显。在与患者及其家人沟通后，可以考虑对部分患者进行支持性治疗，如弹力袜或腹水引流。晚期疾病的并发症，如卵巢癌的肠梗阻或晚期宫颈癌的阴道出血，会越来越难以处理。在替代药物治疗有限的情况下，多学科小组的参与，对于平衡手术及并发症的风险和快速改善症状至关重要。癌症终末期的女性可能会经历和表现出令人沮丧的症状，如焦虑不安、呼吸急促、神志失常和因分泌物增多而导致的呼吸困难。赛克利嗪、吗啡、咪达唑仑、左美丙嗪、东莨菪碱氢溴酸盐等预期有效的药物，应在姑息治疗小组的帮助下加以应用，以缓解患者的症状。

对于女性来说，被诊断为患有无法治愈的癌症，这在情感上是个挑战，其中一些人可能会发现向家庭以外的人倾诉是有用的，如她们的全科医师、护理人员、顾问或牧师。应当使女性认识到，随着疾病的发展，她们的判断力和清晰思考的能力将受到损害，因此应当帮助她们提前计划和做出重要决定。例如，协助她们表达她们希望在生命结束时得到照顾的时间和方式，以及法律和财务咨询，如将法律代理权委托给其他人，

对她们的健康和财富做出重要决定。还应鼓励女性及其家人提前讨论和计划葬礼服务，以便葬礼服务的费用能够满足到她们的最后愿望，并做出必要的安排。在这个时候，情感支持对家人来说也是重要的，尤其是当他们目睹亲人的智力和身体能力逐渐衰退时。

4.2.2 应对机制

许多癌症患者倾向于放弃，因为在面对未来不确定性时，她们必须不断地克服身体、社会和情感上的障碍。他们不相信治疗会有一个良好的结局。基于这个原因，关键是要让他们认同治疗结局。临床医师可以通过沟通去了解她的真实想法，了解她的愿望和目的，用来支持这一过程。例如，新确诊的女性必须抱有治愈的希望。对于那些无法治愈的患者来说，她们的症状有望得到控制，癌症的进展也有望得到遏制。已经走到癌症旅程终点的女性仍然可以抱有希望，她们将有尊严地、没有痛苦地离开人世。

许多女性将精神寄托作为一种应对机制，通过祈祷、冥想或加入宗教团体来扩大她们的支持力量。人们普遍认识到，医疗保健专业人员通常不能很好地解决患者的精神需求。这些患者应该被转诊给具有适当专业知识的支持小组。同样地，癌症患者常对传统疗法的副作用和对治愈的不良反应感到沮丧，并可能决定接受补充疗法，如反射疗法、针灸或芳香疗法，因为它们的毒性更低。虽然目前缺乏证据支持补充疗法在改善患者症状方面的作用，但临床医师应该承认，患者有权获得公平的信息，如果她们希望这样做，就应该支持她们获得这些服务。一个著名的例子是大麻二酚（CBD）油，在英国，CBD油可以作为一种食品补充剂被合法购买，而它作为抗癌药物和缓解癌症症状的潜力引起了广泛的关注。这些领域的临床试验仍在进行中，患者应该有机会参加临床试验，在监测的情况下食用CBD油。

4.2.3 对家庭和护理人员的支持

"家庭生存"是癌症护理的一个整体。对于癌症患者的亲人，尤其是对于那些突然发现自己进入这个新角色的家庭成员，我们应重视他们的情绪。由于家庭结构的重组、情感压力和需要考虑资源的先后顺序，可能会出现冲突。主要工作人员、癌症患者和照顾患者的人之间有必要定期联系，以便对她们的整体需求进行持续评估。为患有癌症的亲人提供日常护理不仅是一项劳动密集型工作，而且对护理人员来说也很有压力，她们最终可能会发现自己处于身体和情感崩溃的边缘。临时护理为护理人员提供了暂时休息的机会，可以去照顾自己的健康和幸福。根据家庭护理人员的需求，可以提供不同的选择方案，包括不同级别（如对癌症患者的夜间护理）或不同间歇时间的临时护理（如看护服务、日间中心、临终关怀或家庭）。

4.3 结论

用多学科方法解决妇科癌症患者的情感需求，而不是专家定义的需求，将会产生更好的结果。只有医疗保健专业人员、患者及其护理人员齐心协力，携手合作，才能实现这一目标。加强对保健专业人员的教育，可以更好地确定和治疗癌症女性的非身体需求，支持她们尽可能地正常生活，这是至关重要的。

■ 要点

1. 很多女性癌症患者在生理、情感、社交及性心理需求方面没有得到充分满足。

2. 多学科团队的支持对患者适应其患癌症后生活的变化，增加其自信心至关重要。

3. 需要进一步培训使临床医师具备处理疾病的专业知识，满足癌症患者的相关需求。

4. 卫生专业人员、全科医师和社会服务机构之间的有效沟通是改善癌症患者生活质量和综合护理水平的重要环节。

（译者：王　楠　李秀兰）

第5章
妇科肿瘤临床证据的来源与应用

Elaine Leung，*Sudha Sundar*

5.1 引言

随着技术进步、对癌症生物学的理解及人口老龄化带来的临床复杂性，临床实践正在快速发展。每位临床医师都应该使用现有的最佳证据来决定治疗决策——循证医学（EBM）的基础。EBM促进具有临床益处实践的发展，摒弃了无临床受益的做法，最终提高了治疗质量和成本效益。例如，卵巢肿瘤淋巴结切除术（LION）试验评估了新诊断的晚期卵巢癌患者在临床淋巴结正常的情况下，系统性切除盆腔和主动脉旁淋巴结的益处，并证明淋巴结切除与较高的发病率相关，在总体生存期和无进展生存期方面没有显著性差异。

相关机构也有责任对外科创新进行评估，并改进研究行为。例如，理念、开发、探索、评估、长期随访（IDEAL）网络提出了一个在每个阶段评估手术干预的框架，在开发新的手术技术或器械时应考虑使用该框架。

肯定的是，学习EBM所需的技能至关重要。EBM旨在根据患者的需求和偏好制订最佳可用证据。循证实践需要判别临床和理解现有的证据，以及针对特定临床场景的高质量和全面的证据，以避免对临床管理采取一刀切的方法。

在本章中，我们基于20世纪90年代西西里岛关于循证实践的声明，结合与妇科医师相关的一些研究和实例，探讨循证实践中的组成部分。该声明提出了EBM的5步模型（通常被称为EBM的"5A"）：询问、获取、评估、应用和审计。我们还建议了相关机构，帮助将EBM纳入日常实践，以促进临床和技术技能的同时发展。

5.2 结构化问题（询问）

一个结构良好问题的提出是EBM实践的关键。现有多种工具通过帮助开发结构化问题，以实现有效的文献搜索。通过确定相关人群、干预、对照、结果和设计（PICOD）的5个组成部分来询问临床问题。表5.1总结了一项基于上述方法的示例，即腹腔镜宫颈癌（LACC）试验。尽管这种方法最初看起来可能是不自然的，但它的常规使用将提供一种方法，用以询问与个别临床现象相关的可搜索的问题。

表5.1　基于LACC试验的PICOD总结

参与者/人群	早期宫颈癌患者
干预组	微创手术（腹腔镜/机器人手术）
对照组	开腹手术
结果	主要结果：无病生存率 次要结果：复发率和总生存率
设计	随机对照试验

5.3 搜索证据（获取）

5.3.1 证据层次

证据是分等级的。EBM的早期采用者认为存在证据层次，并且之前被描绘为金字塔，其底部的研究设计具有较高的偏差风险（内部有效性）和较低的适用性（外部有效性）（图5.1）。然而，研究的设计并不是评估效果可靠性的唯一因素，这将在下一节关键评估中进一步讨论。

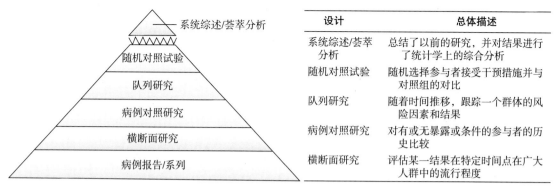

设计	总体描述
系统综述/荟萃分析	总结了以前的研究，并对结果进行了统计学上的综合分析
随机对照试验	随机选择参与者接受干预措施并与对照组的对比
队列研究	随着时间推移，跟踪一个群体的风险因素和结果
病例对照研究	对有或无暴露或条件的参与者的历史比较
横断面研究	评估某一结果在特定时间点在广大人群中的流行程度

图5.1　EBM金字塔，以及每个研究设计的一般描述，改编自Murad团队，SR/MA 系统综述和荟萃分析

最近，将所有系统综述和荟萃分析置于金字塔顶端的做法受到了质疑。自EBM的早期应用以来，人们为改进系统综述和荟萃分析（SR/MA）的方法和报告做出了大量努力。一些学者主张将SR/MA从金字塔中移除，并将其作为支持利益相关者使用证据的工具。证据来源也被描述为一个层次分明的金字塔（图5.2），顶端是更多的临床可用来源（如纳入指南建议的计算机化决策支持系统）。

5.3.2　初级研究的例子

所有类型的初级调查研究都有改变实践的潜力。在本章中，我们用不同的例子来质疑某些类型的研究更重要的观点，然后再进一步探讨评估每项研究的最佳方式。

5.3.2.1　随机对照试验

循证实践很重要。随机对照试验（RCT）通常被认为是评估干预措施有效性的黄金标准。在RCT中，一些相似的人被随机分配到两个或更多的小组，以测试一项干预措施，其中至少有一个试验组中，参与者采取被测试的干预措施。

所有小组的参与者都以同样的方式进行跟踪，比较每组中观察到的益处和危害。

在高质量证据出现之前，微创手术被广泛采用，作为早期宫颈癌患者行开腹根治性子宫切除术的替代方案。2018年的两份报告，一份RCT和一份基于人群的数据库，提供了最初的高质量证据，证明早期宫颈癌行手术治疗的患者中，与微创手术相比，开腹手术的复发率和总死亡率更低，在妇科医师界引起了震动，因此开腹

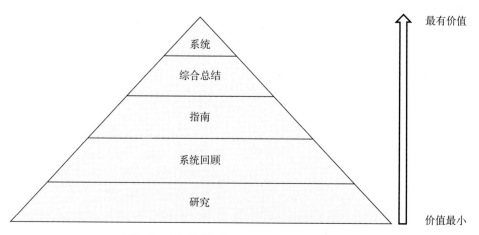

图5.2　金字塔的证据来源，改编自Alper团队

手术被重新确立为早期宫颈癌的标准治疗方式。尽管围绕早期宫颈癌最佳手术方法的争论仍在继续，但最近的例子强调了在没有评估的情况下推进临床实践的潜在危害，并且需要对现有临床实践进行系统评估以支持最佳治疗。

RCT是评估治疗的最佳方法。1990年，晚期卵巢癌试验组（AOCTG）召开了一次共识会议，讨论了他们对晚期卵巢癌化疗的审查结果和卵巢癌荟萃分析项目。AOCTG推荐了两个与卵巢癌患者辅助化疗有关的具体问题，需要通过大型RCT来解决，从而启动了一系列国际合作的卵巢肿瘤（ICON）RCT（表5.2）。早期具有里程碑意义的试验已经改变了实践，形成了上皮性卵巢癌（EOC）的铂类化疗基础。

5.3.2.2　观察性研究

观察性研究确定了原因和结果之间的关联，它们在文献中占主导地位，调查和记录暴露情况（如干预措施或风险因素），并观察结果（如癌症复发或死亡）。表5.3概述了不同类型的观察性研究。当现有研究空白时，观察性研究经常被用来评估一个假设，并在准备未来试验时制订和测试假设。

对卵巢癌二次细胞减灭手术（CRS）作用的评价说明了这些问题。1998年，第二届国际卵巢癌共识会议整理了专家意见，并提出了选择适合二次CRS患者的潜在标准。该小组还意识到在这种情况下缺乏支持手术决策的证据，并建议进行初步的探索性观察研究以解决这一证据空白。这形成了妇科肿瘤学卵巢委员会工作小组对复发性卵巢癌术前选择标准的描述性评价（AGO DESKTOP OVAR）试验的基础（表5.4）。

第一项DESKTOP OVAR研究回顾性地确定了与肿瘤完全切除相关的因素，即现在的

表5.2　ICON试验的摘要及发布的时间

试验	年份	参与者	对照组	总生存
ICON1	2003	早期EOC；辅助化疗（n＝447）	辅助性P与观察组比较	HR＝0.66，95%CI 0.45 ～ 0.97，P＝0.03
ICON2	1998	一线化疗（n＝1526）	卡铂与CAP比较	HR＝1.00，95%CI 0.86 ～ 1.16，P＝0.98
ICON3	2002	一线化疗（n＝2074）	CP与卡铂/CAP比较	HR＝0.98，95%CI 0.87 ～ 1.10，P＝0.74
ICON4/AGO-OVAR-2.2	2003	铂敏感复发患者（n＝802）	P与P＋紫杉醇比较	HR＝0.82，95%CI 0.69 ～ 0.97，P＝0.02
GOG0182-ICON5	2009	晚期EOC；一线化疗（n＝4312）	比较CP与CP＋第3种细胞毒剂的5个试验组	试验组之间差异无统计学意义
ICON6	2016	铂敏感复发的EOC（n＝486）	P与P＋同时或维持西地尼布（三臂）对比	HR＝0.85，95%CI 0.66 ～ 1.10，P＝0.21
ICON7	2011	所有EOC；一线化疗（n＝1528）	CP与CP＋贝伐珠单抗对比	HR＝0.85，95%CI 0.69 ～ 1.04，P＝0.11
ICON8	2019	所有EOC；一线化疗（n＝1566）	CP给药方案的三臂比较	试验组之间差异无统计学意义
ICON9	2020	首次铂敏感复发的EOC（n＝618）[a]	单独奥拉帕利维持与奥拉帕利＋西地尼布的对比	进行中

注：P.以铂为基础的化疗；CAP.环磷酰胺、多柔比星和顺铂；CP.卡铂和紫杉醇；HR.风险比；95%CI.95%置信区间。
[a] 预计参与者人数。

表5.3　临床研究中常见的观察性研究类型

研究	描述	优势	缺点
病例对照研究	按病例状态确定两组（如患病或不患病），并比较具有潜在影响的因素对结果的潜在影响	价廉 个体化数据 评估多种基础因素和暴露 对罕见病有用	无法评估发病率、患病率或瞬时性 评估确定的结果 选择偏倚 回顾偏倚
队列研究	在一段时间内对一组患者进行监测	个性化的数据 可以证明瞬时性 评估多种基础因素、暴露和结果	相对昂贵 耗时 随访缺失 不适合罕见病
横向研究	在特定时间点从总体或代表性子集收集数据	价廉 个体化数据 评估多种基础因素和暴露	不能证明瞬时性 不适合罕见病
纵向研究	在一段时间内重复观察相同的变量	参与者变量不影响数据 可以衡量变化模式	相对昂贵 耗时 随访缺失 长期随访的逻辑挑战

表5.4　AGO DESKTOP OVAR和相关试验的摘要及关键出版物的发布时间

	年份	参与对照	对照	结果	设计
DESKTOP OVAR	2006	接受二次CRS的铂敏感复发EOC（$n=267$）	不适用	完全切除与更长的生存期相关（HR＝3.71，95%CI 2.27～6.05，$P<0.0001$）；AGO评分阳性与R0率提高相关	回顾性队列研究
AGO-DESKTOP Ⅱ	2011	基于AGO评分铂敏感复发EOC的管理（$n=516$）	不适用	AGO评分阳性261例（51%）；261例患者中有129例（49%）接受了手术。R0率为76%	前瞻性队列研究
Tian and co-workers	2012	接受二次CRS的铂敏感复发患者（$n=1075$）	不适用	六变量风险模型的开发（iMODEL；评分为0～11.9分）。低风险和高风险女性的R0率分别为53%和20%（$P<0.0001$）	回顾性队列研究
GOG-0213	2019	接受二次CRS的铂敏感复发患者（$n=267$）	二次CRS＋P与单独P相比；未使用选择模型	中位生存期：50.6个月 vs. 64.7个月。OS HR＝1.29，95%CI 0.97～1.72，$P=0.08$。R0率为67%	RCT
DESKTOP Ⅲ	2021	首次铂敏感复发EOC（$n=407$）	二次CRS＋P与单独P相比；由AGO评分选择	中位生存期：53.7个月 vs. 46.2个月。OS HR＝0.65，95%CI 0.52～0.81，$P<0.001$。R0率为74%	RCT
SOC-1	2021	首次铂敏感复发EOC（$n=357$）	二次CRS＋P与单独P相比；由iMODEL截止和PET-CT选择	PFS HR＝0.58，95%CI 0.45～0.74，$P<0.0001$（OS待定）。R0率为77%	RCT

注：OS.总生存率；PFS.无进展生存率；P.铂类化疗；R0.完全切除。

AGO评分，其中包括3个因素——初次手术时肿瘤完全切除、美国东部肿瘤协作组（ECOG）体力状况评分（PS）为零分、复发时腹水≤500ml。同时，Memorial Sloan-Kettering癌症中心也公布了复发性EOC患者二次CRS的选择标准。结论是，肿瘤小（≤0.5cm）、较长的无瘤间隔（尤其是无瘤间隔＞30个月的患者）和较少的复发部位（如单部位复发）应作为提供二次CRS的选择标准。

第二项DESKTOP研究前瞻性地验证了二次CRS后AGO评分的预测意义，证实了AGO评分可预测复发性卵巢癌的改善手术效果。上海妇科肿瘤学组根据回顾性数据建立了六变量风险模型（iMODEL；评分为0～11.9分）。iMODEL包括的变量有癌症分期、初始手术后的残余病灶、无进展间隔期、CA125水平、ECOG PS和复发时的腹水量。AGO评分和iMODEL已被用来为DESKTOP Ⅲ和SOC-1RCT选择合适的患者。在较早的GOG-0213 RCT中，任何由研究者确定的可切除的复发性铂敏感EOC患者都随机接受二次CRS联合辅助化疗及单纯化疗。与其相比，DESKTOP Ⅲ和SOC-1表明，与单纯化疗比较，二次CRS联合化疗仅能改善部分铂敏感复发性EOC患者的生存率（表5.4）。这些例子共同强调了观察性研究在产生改变实践的证据方面发挥的重要作用。

5.3.2.3　转化性研究

转化性研究的目的是加快实验室发现和临床观察之间的双向移动，并明确考虑人类健康和经济利益。转化性研究的定义随着时间的推移而演变，通常被描述为阶段性的定义。Fort和合作者最近进行的一项系统综述将转化性研究分为5个阶段（T_0～T_4）：基础研究（T_0）—人类的早期测试（T_1）—制订人类有效的临床指南（T_2）—实施和传播研究（T_3）—关注人群的结果和有效性（T_4），以及可以与进一步的基础研究联系起来的研究（如多组学数据）。临床试验是转化性研究的一个组成部分（T_1和T_2），第1期临床试验用于评估新干预措施的安全性和剂量，第2期临床试验用于评估其有效性，第3期临床试验（如RCT）用于确认其有效性，监测副作用并将新干预措施与现有的标准护理治疗进行比较。在此，我们以人乳头瘤病毒（HPV）和PARP抑制剂的发现作为转化性研究的早期和近期例子。

zur Hausen教授于1974年首次发表了宫颈癌和生殖器疣活检中的HPV DNA鉴定结果。他的早期工作认识到生殖器HPV与非生殖器疣中的HPV不同，后来在宫颈中分离出了高危的HPV亚型（HPV-16型和HPV-18型）。他的研究小组随后表明，HPV DNA在宫颈癌细胞系中被整合到宿主基因组中，并且病毒的E6和E7致癌基因在宫颈癌中优先保留和表达。这项证明HPV是宫颈癌病因的开创性工作，为初级HPV筛查和HPV疫苗的开发奠定了基础，并使他在2008年获得了诺贝尔生理学或医学奖。

转化性研究促进了利用有关癌症生物学的新知识来发现新的癌症治疗方法。最近的成功之一是开发了PARP抑制剂，目前已进入常规临床使用，并在大型RCT中进一步评估，如ICON9（表5.2）。2005年由不同研究小组发表的两项临床前研究分别得出结论，BRCA缺陷的细胞对PARP抑制剂有选择敏感性（表5.5）。这些研究团队与制药公司和临床医师合作，在临床试验中评估了两种药物（奥拉帕利和鲁卡帕利）。具有里程碑意义的一级试验表明，奥拉帕利是安全的，并具有抗肿瘤的潜力。后来，一些Ⅱ期和Ⅲ期研究验证了PARP抑制剂在卵巢癌中的剂量和疗效，因此其被批准常规临床应用（表5.5）。目前正在进行的临床试验旨在确定PARP抑制剂在卵巢癌和其他癌症的标准治疗中的作用，特别是那些没有证据表明存在同源重组修复缺陷的癌症。

这些例子共同证明了精心设计的临床前转化性研究在改变妇科癌症治疗效果方面的重要作用。

5.3.2.4　诊断性测试准确性研究

诊断性测试准确性（DTA）研究对于评估其正确识别疾病的能力至关重要。与治疗性评估

表5.5 PARP抑制剂开发中的关键研究综述

	年份	参与	对照	结果	设计
Farmer 2005	2005	野生型与BRCA缺陷细胞系	KU0058684和KU0058948与模拟对比	BRCA缺陷使细胞PARP抑制敏感；奥拉帕尼的研制	临床前研究
Byrant 2005	2005	小鼠V-C8异种移植物	NU1025和AG14361与模拟对比	5只小鼠中有5只有反应（1只完全缓解）；鲁卡帕尼的研制	临床前研究
Fong 2009	2009	首次人体临床试验（n=60）	单剂奥拉帕尼（无对照）	几乎没有不良影响；抗肿瘤活性与BRCA1或BRCA2突变相关	I期临床试验
Study 19（NCT00753545）	2012	铂敏感复发性EOC（n=265）	奥拉帕尼维持治疗与安慰剂对照	PFS HR=0.35，95%CI 0.25～0.49，$P<0.001$；OS HR 0.73，95%CI 0.55～0.96，$P=0.025$）；中位OS分别为29.8个月和27.8个月	II期临床试验
Study 42（NCT01078662）	2015	既往≥3种疗法的胚系突变EOC（n=193）	单剂奥拉帕尼（无对照）	ORR=34%（46/137，95%CI 26%～42%），中位数DoR为7.9个月（95%CI 5.6～9.6）	II期临床试验
Study 10（NCT01482715）	2017	首次人体临床试验（n=82）	单剂鲁卡帕尼（非对照）	几乎没有不良影响；抗肿瘤活性与BRCA1或BRCA2突变相关	I／II期临床试验
ARIEL2	2017	既往≥1种疗法的铂敏感复发EOC（n=206）	基于HRD状态与LOH低亚组的单剂鲁卡帕尼对照	PFS-BRCA突变体：HR=0.7，95%CI 0.16～0.44，$P<0.0001$；LOH高：HR=0.62，95%CI 0.42～0.90，$P=0.01$	II期临床试验
ARIEL3	2017	既往≥2种疗法的铂敏感复发EOC（n=567）	基于HRD状态的单剂鲁卡帕利与安慰剂对比	PFS-BRCA突变体：HR=0.23，95%CI 0.16～0.34，$P<0.0001$；LOH高：HR=0.32，95%CI 0.24～0.42，$P<0.0001$；治疗意向：HR=0.36，95%CI 0.30～0.45，$P<0.0001$	III期RCT
SOLO-2	2017	既往≥2种疗法胚系BRCA1和（或）BRCA2突变的铂敏感复发EOC（n=295）	奥拉帕尼维持治疗与安慰剂对照	总体PFS HR=0.30，95%CI 0.22～0.41，$P<0.0001$；OS HR=0.74，95%CI 0.54～1.00，$P=0.054$）；中位OS分别为51.7个月和38.8个月	III期RCT
SOLO-1	2018	具有胚系BRCA1和（或）BRCA2突变的新发铂敏感复发EOC（n=391）	奥拉帕尼维持治疗与安慰剂对照	总体PFS HR=0.30，95%CI 0.23～0.41，$P<0.001$	III期RCT
PAOLA-1	2019	新发铂敏感复发EOC（n=806）	奥拉帕尼+贝伐珠单抗与安慰剂+贝伐珠单抗对照	总体PFS HR=0.59，95%CI 0.49～0.72，$P<0.001$	III期RCT
PRIMA	2019	新发铂敏感复发EOC（n=733）	尼拉帕利与安慰剂对照	总体PFS HR=0.62，95%CI 0.50～0.76，$P<0.001$	III期RCT

注：PFS.无进展生存率；ORR.总有效率；DoR.反应持续时间；HRD.同源重组缺陷；LOH.杂合性缺失。

相比，评估DTA需要不同的设计。DTA研究主要有两种类型：①允许在同一组参与者中进行独立执行指数比较和参考标准测试的直接比较（表5.6）；②随机将参与者分配到指数测试组和比较测试组，并进行参考标准比较。

例如，在英国进行首次HPV测试时，Cuzick等首先进行了两项HPV测试的横断面研究，涉及约5000例接受常规涂片检查的女性。所有女性都接受了HPV测试（指数试验）和宫颈细胞学检查（比较试验）。如果有必要，他们还通过阴道镜定向活检（参考标准）进行评估，以便检测高级别的宫颈上皮内瘤变（CIN，目标条件）。与宫颈细胞学检查比较，HPV测试的敏感度、特异度、阳性和阴性预测值存在差异（表5.6）。基于这两项横断面研究的结果，进行了一项11 085名30～60岁女性的多中心筛查RCT研究（HART研究）。在HART研究中，宫颈细胞学异常，或宫颈细胞学正常但HPV高危型阳性的女性被随机分配到12个月重复阴道镜检查组，或进行HPV测试、宫颈细胞学检查和阴道镜检查组。该研究表明，相对于宫颈细胞学检查，

表5.6　DTA研究中使用的关键术语

关键术语	描述
指标测试	在测试准确性研究中，对照参考标准测试进行评估的诊断测试
参考标准	用于将患者分类为是否患有目标疾病的最佳可用测试或程序
比较测试	根据指数测试进行评估的诊断测试，指数测试可以是参考标准，也可以是正在评估准确性的另一种诊断测试
敏感度	测试频率的衡量标准（如HPV检测）为患有目标疾病（如CIN）的参与者正确产生阳性结果
特异度	衡量测试为没有目标条件的人正确生成阴性结果的能力
阳性预测值	筛查结果呈阳性的参与者感染该疾病的概率
阴性预测值	筛查结果呈阴性的参与者没有患病的概率

HPV测试对于检测组织学为高级别CIN更为敏感（97.1% vs.76.6%，$P = 0.002$），但特异度较低（93.3% vs. 95.8%，$P < 0.000\ 1$），12个月时HPV测试后阴道镜检查与即时阴道镜检查一样能有效地检测到高级别CIN。此外，在12个月的重复检测中，没有一个HPV测试结果为阴性的女性发生高级别CIN。HART和其他相关研究均推荐高危HPV测试，而非宫颈细胞学检查，作为宫颈癌筛查的主要方法，并于2020年在英国施行。

5.3.3　获取证据的其他资源示例

5.3.3.1　系统综述、范围综述和荟萃分析

为了确定临床实践所需的所有结构化问题，规避不必要的初级研究，有效地找到临床可用的资源至关重要（图5.2）。系统和新近的综述在研究人员和临床医师中广泛应用。系统综述使用可复制的方法，旨在以最小化偏差提供与特定结构化问题相关的可靠结果。系统综述可以进行或不进行荟萃分析，后者使用统计方法来汇总分类系统综述中收集的多个独立研究的数值数据。相比之下，范围综述旨在提供关于特定主题的可用文献数量和重点指示。范围综述有助于确定现有证据的类型、研究方式及可能需要更具体的系统综述或临床试验解决的具体问题。Munn等提供了系统综述和范围综述之间的比较（表5.7）。

已建立的指南支持两种类型的综述。EQUATOR（促进健康质量和透明度的研究）网络是一个国际性倡议，旨在通过优化文献报道来提高研究的可靠性。该网络已发布了所有主要研究类型的报告指南，包括系统综述和范围综述。系统综述和荟萃分析首选报告项目（PRISMA）指南建议在不同类型的系统综述和荟萃分析中报告最少的项目集。最近，专门针对范围综述发布了一个20项PRISMA扩展（PRISMA-ScR）。

现有的系统综述协议可以在PROSPERO中找到，这是一个预先注册的国际数据库。进行系统综述需要团队合作（即不能由单独的研究人员完成）、技能和结构化方法。希望学习使用系统综述的人员，可在网络上寻求支持。

表5.7 根据Munn等研究者修改的系统综述和范围综述的特征

	系统综述	范围综述
适应证	• 发现国际证据 • 比较当前做法 • 确定新做法 • 确定并告知未来研究的领域 • 识别和调查相互矛盾的结果 • 制订指导决策的声明	• 确定可用证据的类型 • 阐述文献中的关键概念/定义 • 检查研究是如何进行的 • 识别与概念相关的关键特征或因素 • 系统综述的前兆 • 识别和分析知识差距
先验审查协议	是	是/否
预期注册	是	是/否
透明搜索策略	是	是
标准化数据提取表	是	是
偏见评估风险	是	是/否
单项研究结果的综合	是	否

5.3.3.2 指南/合成摘要

在为患者个体做护理决策时，指南和合成摘要常是临床医师遵循的首要资源。

EBM指南的制订基于系统综述，从而可以对特定场景下的临床实践提供系统化的推荐意见。例如，国家专业机构和学会（如国家健康与护理卓越研究所和英国癌症妇科学会）定期发布与妇科肿瘤学相关的EBM指南。

合成摘要经常更新，包括证据和建议的摘要，但现有的合成摘要资源（如BMJ最佳实践和UpToDate）在敏感度和质量方面存在差异。

5.4 临床绩效评估

对文献的评估应基于针对临床问题的方法论和相关性。用一些有用的建议和评估工具（通常被描述为工具包或检查清单）来帮助进行关键评估，我们在本节中将详细阐述相关依据。

5.4.1 建议分级评估、开发和框架（GRADE）评估

一系列因素决定了证据的强度（表5.1）。GRADE工作组开发了一个4级框架，通过评估研究的不同领域（也称为证据的确定性，表5.8）来评估证据的质量。通过评估GRADE领域（表5.9），包括偏倚风险、不准确性、不一致性、间接性和出版偏倚，可以将证据的确定性评级上调或下调。基于证据的临床实践指南通常使用此框架来强调推荐的强度。

表5.8 GRADE证据确定性，从GRADE框架复制

确定性	小结
高	真实效果与估计效果相似
中	真实效果可能接近估计效果
低	真实效果可能与估计效果不同
非常低	真实效果可能与估计效果明显不同

表5.9 GRADE领域

评估领域	描述
偏见风险	研究设计或实施的局限性
不精确	这些研究是否参照效应大小估计值检查了95%的置信区间
不一致性	这些研究是否得出了一致的结果
间接性	这些研究是否直接比较了感兴趣人群中感兴趣的干预措施？这些研究是否报道了对决策至关重要的结果
发表偏倚	文献中是否可能缺少批判性研究

5.4.2 支持关键评估的资源

许多组织已经发布了支持关键评估的工具（表5.10）。通常描述了三步方法来帮助临床医师决定研究结果是否适用于本地情况。首先，评估

表5.10　支持批判性评估和循证实践的选定资源

组织	网页
关键评估技能	
关键评估技能项目（CASP）	https://casp-uk.net/casp-tools-checklists/
循证医学中心	https://www.cebm.net/
苏格兰校际指导网络（SIGN）	https://www.sign.ac.uk/what-we-do/methodology/checklists/
卡迪夫大学审查证据专家组资源页	https://www.cardiff.ac.uk/specialist-unit-for-review-evidence/resources
循证实践－准则/协会	
国际妇产科联合会	https://www.figo.org/committee-gynaecologic-oncology
国际妇科癌症学会（IGCS）	https://igcs.org/
欧洲妇科肿瘤学会（ESGO）	https://www.esgo.org/
国家癌症情报网（NCIN）	http://www.ncin.org.uk/
英国妇科癌症学会（BGCS）	https://www.bgcs.org.uk/
临床试验信息	
国际妇癌组织（GCIG）	https://www.gcigtrials.org/
欧洲癌症研究与治疗组织（EORTC）	https://www.eortc.org/
妇科肿瘤组（GOG）	https://www.gog.org/
国家癌症研究所（NCRI）	https://www.ncri.org.uk/

结果的有效性（即研究是否测量了它所公布测量的内容）。其次，考虑结果周围的精度（如95%置信区间的解释）和临床重要性。最后，评估结果对特定人群的特定问题（如研究参与者的种族构成）的适用性。使用检查清单通常有助于完成全面的评估并确定证据的确定性，特别是对于新手评估者而言。

5.5　在妇科肿瘤学中实施基于证据的实践应用

掌握了关键评价技能之后，将证据应用于实践需要理解当地的临床专业知识、可用的资源和患者期望。应该在个人和机构层面上鼓励基于证据的实践。

除了生成基于证据的指南外，研究者还可以从EBM的期刊俱乐部中获取有用信息。对于那些无法接触到期刊俱乐部的研究者，可以使用在线网络期刊。例如，国际妇科肿瘤杂志每月通过已建立的在线远程会议平台提供虚拟期刊俱乐部，并在社交媒体上宣传。

在这个数字化时代，大量发布的信息对临床医师进行基于证据的实践构成了巨大的挑战。临床机构对EBM的支持是至关重要的，机构已经提供资源并组织专家小组制订出基于证据的指南，进一步的工作可以开展支持基于证据的决策制订。例如，计算机辅助决策支持系统现在已经融入日常实践（如电子处方系统和VTE风险评估），具有进一步探索妇科肿瘤学的潜力。

此外，确保当前和正在进行研究的相关结果收集对于支持未来决策制订至关重要。核心结果测量有效性试验（COMET）旨在促进核心结果（COS）的开发和应用，这些应该在特定医疗保健主题的临床试验中进行推广。当可用时，机构应确保研究人员在设计或报告医疗保健研究时使用适当的COS。

5.6 临床表现的评估（审核）

即使有个人和机构的支持，EBM也需要对临床表现进行持续评估。在本地层面上，对手术结果的审计和对相关循证指南的遵守是实践的一个组成部分。更重要的是，应该在国家和国际层面上进行系统的评估，以评估不同单位的临床实践。例如，由国家专业协会和癌症慈善机构共同资助的卵巢癌审核可行性试验（OCAFP）提供了一个国家临床审核的模板，实现了将临床表现与循证实践进行对比。

持续的评估和遵守基于证据的实践是很难的。当研究与临床情景不同步时（如在较罕见的肿瘤、非高加索族群和中低收入国家中），现有证据的适用性尤其困难。最后，我们对癌症分子基础的理解（表5.4）已经开始挑战基于广泛组织病理亚型的癌症管理方法。这些挑战和我们改进临床实践的愿望应该成为评估临床表现是否作为实践的一部分。

5.7 结论

EBM的未来将整合来自各种来源的临床证据。不仅来自具有明确定义干预和结果的大型RCT，还包括具有生物样本的高质量数据库。

妇科肿瘤学从EBM中受益匪浅，并且有充足的资源可以帮助我们在个人和组织层面上实现基于证据的实践。我们相信，基于证据的实践、对患者个体化的诊疗方案和扎实的外科技能是实现最佳治疗的关键。我们希望本章内容能激励并鼓励您开始或继续为我们的患者实践EBM。

■ 要点

1. EBM的"5A"：询问、获取、评估、应用和审计。

2. 通过确定相关人群、干预、对照、结果和设计（PICOD）五部分内容来询问临床问题。

3. 在获取证据时，认识到每个研究设计（证据层次）的优势和劣势，以及不同证据来源的可用性是很重要的。

4. 文献的批判性评估可以通过既定的工具包和检查表来支持，如批判性评估技能计划（CASP）检查表。

5. 在实践中应用证据需要了解当地的临床专业知识、可用资源和患者的期望，并参考临床表现的定期评估（审计）。

6. 在不久的将来，EBM将与肿瘤生物学结合起来，以开发个体化的循证治疗癌症的方法。

（译者：刘　馨　唐华栋）

第6章
妇科肿瘤学的外科原则和实践：实现最佳结果

Janos Balega，*Desmond Barton*

6.1 引言

自有书面文件记载以来，人类就一直致力将人体不同部位的癌症移除。外科手术已经经历了几个世纪的发展，特别是欧洲的大规模战争给外科医师和麻醉医师提供了发展新技术的机会和动力，因此，特别是从19世纪开始，癌症手术的专业知识也随着时间的推移而增加。过去的70年见证了医疗技术指数级的快速增长，癌症手术也得到了抗生素、现代麻醉、成像技术、现代止血仪器和材料及先进的手术室技术发展的支持。

长期以来，手术一直是实体性恶性肿瘤的唯一或主要的抗癌治疗方式，但随着放疗尤其是全身化疗的引入，癌症手术在抗癌治疗中所发挥的作用已经发生了变化。抗癌治疗已经成为一门建立在多学科团队方法基础上的复杂学科。

尽管非手术抗癌治疗方面在最近取得了多项进展，但手术切除仍然是大多数实体癌管理中最重要的治疗方式。虽然化疗和放疗都已被极大地标准化并由协议驱动，但手术的效果仍然高度依赖于人为因素。癌症治疗方面的临床试验已经进行，特别是在医学肿瘤学领域和小部分的临床肿瘤学领域。手术在癌症治疗中起着关键作用，但外科临床试验的缺乏一直是值得注意的，因此，循证外科实践一直很薄弱。

癌症手术经常受到一系列意外事件的阻碍，因此，必须让患者和手术团队都做好准备，在手术行动之前充分优化制度环境。在理想情况下，正确的手术应该在正确的时间由正确的医师在正确的医院为正确的患者提供。当然，同样的情况也可以在其他治疗癌症的学科中得到重申。癌症治疗不应比癌症本身更有害，术前应仔细选择和优化患者，最大限度地进行手术和麻醉，并在术后进行勤勉的护理。

6.2 术前

6.2.1 多学科方法

癌症手术是一个复杂的过程，包括术前阶段、手术本身和术后阶段。它要求外科医师在身体上、精神上和情感上为手术做好准备，在此过程中需与医疗保健领域的多个利益相关者合作。现代癌症治疗建立在多学科方法的基础上：外科医师与病理学专家和放射科医师密切合作，确定诊断并计划手术；与肿瘤学专家确定治疗方案；他们还根据需要，应用麻醉医师（包括重症监护医师）、护理专家、营养学专家、临床心理学专家、心脏病学专家、血液学专家和老年医学专家的专业知识，优化患者的手术。因此，外科医师必须精通不同的医学领域，必须对所有患者的病理生理学有很好的理解——从年轻人到老年人，从健康的人到虚弱的人，从恶病质到病态肥胖的人，这里仅举几例。每例患者的治疗计划都应该单独进行，根据癌症的生物学、患者的健康状况和手术团队的能力来量身定制。

6.2.2 患者选择

对外科医师来说，最困难的决定之一就是决定患者是否合适，即是否适合做手术。尽管有许多评分系统来评估与手术相关的潜在死亡率和发病率，但决定是否进行手术仍然是一项具有挑战性的任务。患者选择的"艺术"在很大程度上取决于患者的年龄、临床状况、身体储备能力，但也取决于外科医师的技能和经验水平，以及医院的基础设施支持。虽然麻醉医师和老年病医师的意见很有帮助而且通常是必要的，且他们在很大程度上可以分担这一责任，但是也并不总可以减轻外科医师做决定的负担。来自团队内部或外部的外科肿瘤学专家的第二意见并不是承认其缺乏临床敏锐性，而是为患者做出正确决定的有用工具。

在做决定时，必须包括对以前治疗方法的全面了解，特别是任何以前的手术。应该获得详细的手术记录，而不是接受转诊信中提到的手术的简要总结。病例选择还包括"不手术"的决定。再多的手术也无法弥补手术判断上的错误。通常在卵巢癌的原发和复发性手术中做出的手术或不手术的决定是明确的；或许在通常情况下，这个决定并不那么简单。这时应该求助于其他外科医师（团队之外）的意见和正式的第二意见。在理想情况下，应该向经验丰富的手术团队寻求额外的意见。

6.2.3　准许

在决策阶段，手术的目的必须与患者及其亲属讨论：手术团队必须清晰地解释手术的目标，并与患者沟通治疗性、姑息性、分期性或预防性。例如，卵巢癌细胞减灭术的分类是非常困难的，因为即使"成功"的手术和化疗，大多数患者都会经历癌症复发。因此，"延长生命手术"一词可被用于这组患者。

手术的同意过程必须包括对所有治疗方案的解释，标准治疗及其替代方案，以及相关的风险和潜在的并发症。对无治疗选择的解释是同意过程中强制性的医疗和医疗法律部分。在与患者的讨论过程中，建议使用图片或视频指导，并向患者提供书面的信息传单和详细的门诊记录，使他们对手术过程有充分的了解。同意过程不应在手术当天进行，必须给患者及其家人或朋友足够的时间来反复思考、讨论和建议，并提出问题。反复思考的这段时间建议在一个无压力的环境中，即不要在附近有医务人员的医院里。

6.2.4　预康复

有一些证据表明，术前对患者的身体和情绪进行优化可改善手术结果。作为加速康复计划的一部分，术前饮用碳水化合物饮料是标准做法的一部分。在肿瘤播散、恶病质、肌少症、低白蛋白血症患者的手术中，以达到正氮平衡和合成代谢状态为目标尤为重要。让营养学家和物理治疗师参与这类患者的管理，可能会潜在地增加适合进行重大癌症手术的患者比例，并可能改善手术和肿瘤预后。而术前心理预适应似乎对术后生活质量和其他患者报告的指标有积极的影响。然而，卵巢癌患者的康复期可能较短。对于计划接受新辅助化疗的患者，预适应在化疗后开始，而不是在患者经过几个周期的化疗后被转诊接受手术时开始。我们也可以将新辅助化疗视为减瘤手术的预康复方法。

6.3　术中

手术室是一个高度复杂的环境，具有多层次的人与人之间和技术与人之间的交互。虽然有些互动超出了手术室团队的控制，但手术、麻醉和护理团队必须渴望直接或间接地控制手术室环境，以最大限度地提高手术的安全性和效率。

手术室名单的准备是一项不能交给团队中资历最浅、最缺乏经验的成员的任务。主刀医师通常会与麻醉团队和手术室协调员进行讨论，计划名单上的病例，列出手术步骤，商定顺序，并合理预期名单将按时完成。在操作列表开始时，得知列表顺序不正确，或者列出的程序不准确，是非常分散注意力的。然而，整个团队必须善于处理列表顺序的意外变化（如突然取消或增加，或患者未能就诊）。

6.3.1　团队合作

手术室团队由外科团队、麻醉团队和护理团队3个专业团队组成，形成一个紧密的整体。在理想情况下，这些小组应该形成一个永久的组合，因为有证据表明，随机分配工作人员破坏团队合作会对手术室的动态产生不利影响。作为一个团队长期合作可以提高手术室的效率和安全性，还可以通过建立相互尊重的专业关系来建立团队士气。在越来越多的冗长而复杂的手术中，就像在肿瘤细胞减灭术中经常遇到的那样，应该有一名以上的高级外科医师参与患者的围术期护理，术中这一做法的典型例子是"伙伴手术"团队。

术前团队简报（世界卫生组织手术安全核查表）为所有团队成员提供了了解手术清单、清单顺序、手术和设备要求的机会。这份简报清晰地分配了任务，提高了操作的自主权，从而提高了安全性。

必须考虑到手术期间在场的手术团队成员——他们的经验，对病例和手术的了解，他们在妇科肿瘤外科原则和实践中的作用（获得最佳的结果），以及他们将接受什么样的手术监督。当有新的和（或）没有经验的团队成员时，这是一个挑战。有时主刀医师可能要面对一个没有经验的团队或比理想情况下少一个助手的情况，这种伙伴式的手术设置将这种压力对手术团队的影响降至最低。在理想情况下，应在术前一天或团队简报时讨论手术室名单及"谁在何时做什么"。主刀医师的一个关键作用是指导低年资医师详细了解即将接受手术的患者、将要进行的手术及对每个团队成员的期望。同样重要的是团队在操作后的汇报，特别是对整个操作清单的学习和反思。

6.3.2　手术室环境

手术室传统上是一个安静的地方，便于集中注意力和与患者有关的对话。听觉和精神的干扰会导致手术流程的中断，并可能导致较高的术中并发症发生率，并降低效率。这种干扰对经验不足的外科医师的影响很大。因此，最大限度地集中注意力于行动，需要最大限度减少所有干扰。主刀医师应最大限度地专注于手术，因为心理准备已被证明是手术成功的关键指标。手术室中最常见的干扰来源与手术室中不必要的动作、听觉障碍（如与案例无关的对话、使用移动电话、设备杂音）、设备故障有关。

6.3.3　噪声水平

随着手术室现代化技术的引进，外科手术过程中的背景噪声也随之增加。患者保温装置、吸痰装置、电手术设备都造成了手术室中相对较高的基线噪声水平，这可能会影响手术期间与患者相关的对话。为了达到最大限度的安全和效率，团队成员必须在术中有清晰的沟通。过高的噪声水平可能会导致注意力分散和压力水平增加，从而影响手术的安全性、质量和成本效益。长时间的手术过程阻碍了最佳的手术室利用率，从而降低了效率。在疾病大流行期间，由于强调佩戴口罩和护目镜，这些问题则更加严重和突出。

6.3.4　外科医师

在一个由不同专业人员组成的团队的支持下工作时，主刀医师必须不断做出对手术结果至关重要的决定。为了能够在癌症手术中遇到这种紧张的情况时做出最好的决定以达到最佳的结果，外科医师必须在精神上、身体上和情感上做好充分的准备。然而，只有当决策以清晰和及时的方式传达给手术团队的其他成员时，决策才会有效并实现其目的。关键的讨论通常是与麻醉医师进行的。

一般来说，外科肿瘤学家必须具备以下技能：

——抗压力，冷静。

——足够的耐力。

——充分了解手术部位的解剖。

——对异常解剖的预测和准备。

——良好的解剖技能和良好的空间定向。

——了解文献。

——充分理解所有治疗方式。

——认识到医师自身的局限性。

——情景意识——例如，在手术中休息，呼救。

——处理意外情况的灵活性和熟练度。

妇科肿瘤手术，尤其是卵巢癌细胞减灭术，需要深入理解从骨盆到腹膜后直至胸部的整个腹膜腔的手术解剖。通过持续的外科解剖教育，特别是尸体解剖课程的学习，加深对解剖知识的了解，是肿瘤外科医师应对各种情况的重要基础。精细的解剖技巧和仔细的组织处理是一个成功的肿瘤外科医师的关键属性，将减少出血和组织创伤。这在长时间、复杂的外科手术中尤其重要，如细胞减灭术。

在手术前，外科医师必须在身体和精神上做好准备，以最高水平的技能进行手术、团队合作和术中判断。基本的身体素质对于在长时间的手术中拥有所需的耐力是必不可少的。外科医师在手术前应该有良好的饮食和水分摄入，并且在长时间的手术中保持这些条件是必要的，因为脱水和低血糖会影响判断力和精细运动技能。团队合作的一个关键组成部分是外科医师、擦洗小组和麻醉医师之间的对话。从本质上讲，在一个简单的例行程序中，对话应该是最少的，因为整个团队都是高效的，并且在不知不觉中很有能力。当团队中出现了不同的成员，或者在手术过程中出现了意想不到的进展时，对话将在主刀医师、麻醉医师和护理团队中进行。必须有明确的目的和指示，高级外科医师可能会要求每个人都保持安静、倾听，然后给出指示。应该问的问题是每个人是否都理解了指示，谁负责执行这些指示。

由于资源有限，在许多医疗系统中，通用工作是标准做法。这意味着手术医师在手术当天才有第一次与患者见面的机会。虽然这可能被认为是外科实践的必要部分，但由于患者和外科医师之间缺乏足够的融洽关系，以及由于临床医师之间潜在的沟通缺乏，它充满了潜在的陷阱。因此，在手术前与患者见面之前，必须查看患者的完整病史、检查结果、扫描报告、血液检查结果和多学科团队的意见。术前检查现有的扫描图像以确保术中考虑到所有因素是很重要的。作为一般原则，根据潜在的肿瘤进展情况，扫描图像至术前的间隔时间不应超过 6 ～ 8 周（有时甚至更短）。外科医师必须解释实施手术的基本原理、计划手术的细节、风险和潜在并发症，以及所有的治疗方案。这应该是同意过程的最后一步。笔者认为，在理想情况下，除极少数例外情况（如外科医师突然缺席或紧急手术），患者在手术前一天应见过主刀医师。

6.3.5 手术

"会思考的外科医师"遵循癌症手术的原则，经历手术的不同阶段：手术前，在回顾病例时，对这些步骤进行排练和分析，讨论病史、近期影像学和病理情况——本质上是为了确保手术的决定是正确的。回想起来，任何外科手术都无法纠正手术判断上的错误。

当手术按计划进行时，大多数癌症手术的关键要素：①探究；②决策；③切除；④重建。

6.3.5.1 探究

手术开始前，患者在手术台上适当位置的选择是必不可少的。大多数妇科癌症手术是使用劳埃德-戴维斯体位来进行的。在整个手术过程中进入阴道和肛门进行内检或结肠直肠吻合术以获得最佳结果。在固定靴中小心放置腿部是至关重要的，因为对腓骨神经或小腿的压力可能导致神经损伤或筋膜室综合征，这两种情况都不利于术后短期和长期的恢复。主刀医师负责调整患者的最佳体位。

癌症手术最重要的原则之一是显露充分，以获得最佳的手术野。在重大的妇科癌症手术中，如盆腔肿块分期开腹手术、晚期卵巢癌细胞减灭手术和复发性妇科癌症手术，延长中线开腹手术仍然是标准的进入方式。将切口从耻骨延伸至剑突，可以使外科医师在细胞减灭手术中进入腹腔的 4 个象限。台式手术牵开器在广泛的手术切除过程中可获得良好的牵开效果，并通过减少团队成员的身体负荷来使操作简便。粘连松解是手术中获得通路和避免撕裂等医源性损伤的重要第一步。只有在切除区对左右半结肠和小肠进行适当的松解后，才能有效地进行肠道填塞，这不仅对获得手术入路很重要，而且对保护肠道免受干燥和避免肠道与手术器械接触也很重要。在适当的活动下，需要最小的牵引力以使小肠和大肠远离术野。通过在脾脏和膈膜之间放置湿包来填充脾脏，有助于避免网膜手术时包膜撕裂。在探查过程中，外科医师观察和触诊手术野，经常进行粘连松解术并打开手术平面。癌症手术的这一部分是信息收集阶段，这将使外科医师对手术做出正确的决定。

6.3.5.2 决策

癌症手术的目的是完全切除病变：

（1）宫颈癌——显微边缘清晰。

（2）附件肿块——完全宏观切除，无外溢。

（3）晚期卵巢癌——完全宏观清除。

（4）外阴癌——显微边缘清晰。

（5）单灶复发——显微边缘清晰。

（6）子宫癌——无穿孔。

在决策阶段，外科医师必须决定是否可以达到术前目标，并应回答以下问题：

（1）宏观切缘阴性或宏观清除是否可以完全切除肿瘤？

（2）实现手术目标需要多少个程序？

（3）患者是否适合接受所需的手术？

决定什么时候不手术或停止手术通常是比较困难的。第二名资深的妇科肿瘤学家洗手并评估肿瘤负担，可以帮助做出最佳决策。这是伙伴合作的主要好处之一。然而，同伴操作也有可能导致术中决策失误，如在有证据表明情况相反的情况下继续运作。当两名外科医师在经验和资历方面有很大差异时，这种情况可能会出现。当定期回顾临床实践时，如在发病率和死亡率会议上，应该讨论这种情况。

6.3.5.3 切除与重建

一般来说，可切除性取决于疾病和外科医师。癌症中心必须确保手术室中始终有足够水平的外科专业知识，如果不可能做到这一点，应考虑转介到更有经验的中心。然而，这种情况并不经常发生，因为其他中心很忙，一个团队可能不想承认他们自身的局限性，并且在审查案件时可能会有延误。

手术切除过程中应遵循以下原则，以获得最佳结果：

（1）在手术中，特别是在长时间的手术中，仔细处理组织和器官是很重要的。避免擦伤、血肿、表面损伤，甚至更严重的损伤（如网膜切除术时的脾损伤），可以促进组织愈合，减少如肠梗阻或感染等并发症。小心处理癌症也很重要，以避免溢出，特别是在附件肿块的剖腹手术分期时，囊肿破裂将对肿瘤结果产生潜在的不利影响。

（2）在手术平面的解剖过程中，应用牵引-反牵引是至关重要的，可以降低对底层结构造成无意伤害的风险。

（3）精细解剖将减少失血和损伤底层结构的机会。

（4）细致止血。精细解剖，小心处理组织，持续止血，避免失血过多。减少失血将提高能见度，特别是在腹腔镜下，将减少贫血的风险和输血的需要，并将有助于减少术后感染并发症。

（5）现代能源设备：单极和双极透热、超声等设备在解剖组织平面和控制血管方面安全有效。这些能量装置已经成为现代肿瘤手术不可或缺的重要组成部分。值得一提的是，适当和谨慎地使用这些仪器是至关重要的，因为这样的热仪器可能会造成重大的附带损害。

（6）B计划：肿瘤学手术的一个重要原则是，如果出现任何明显的并发症，在开始切除之前总是有一个"B计划"。伙伴手术，即在手术期间由经验丰富的同事提供支持，是一种安全有效的做法，可以降低压力水平，分担决策负担，还可以提高手术室的效率。

意外和严重情况：在卵巢癌的细胞减灭手术或复杂的盆腔切除术中，出现这种情况并不罕见。及时识别、与团队成员准确沟通、及时互动以限制潜在的不良后果是至关重要的。保持冷静是主刀医师和麻醉医师的关键反应。

6.4 术后

主治医师在每次手术后理想情况下应主持一次汇报会议，这是反思实践的一部分，对团队成员具有教育意义。这对学员来说是一个绝佳的学习机会，让他们最大限度地学习与手术相关的知识。

总的来说，妇科癌症患者的术后管理应遵循增强手术恢复原则。对于不复杂的病例，高级临床医师每天查房一次是必要的，但如果出现并发症，主诊医师必须根据需要频繁检查患者。积极处理并发症，特别是肠吻合口瘘和感染并发症是避免更严重甚至致命后果的关键。再次强调，必要时多学科联合治疗并征求第二名手术专家的意见是术后管理的基本原则。

围术期并发症应在科室数据库中登记，并应在定期的发病率和死亡率会议上提交，并讨论发生严重或罕见并发症的病例。

6.5 结论

手术结果不仅取决于手术团队，还取决于术前、术中和术后的许多因素，实际上从与患者的第一次见面就开始了。对于外科医师来说，反思他们的实践，审核他们自身的结果，实践EBM，并不断更新他们的技能，以确保良好的结局是非常重要的。

■ 要点

1. 癌症手术经常受到一系列意外事件的阻碍，因此，必须在手术前为患者和手术团队做好准备，并优化机构环境。

2. 术前措施包括正确的患者选择，多学科小组支持手术治疗的决定，决定手术路线和激进程度，详细的知情同意书和患者咨询及术前康复。

3. 各种评分，如 Alleti 评分、Fagotti 评分、AGO 评分等，有助于对患者的选择做出重要的术前决定。

4. 在手术室，应该有良好的手术条件，手术团队、麻醉医师和手术室工作人员之间应该有良好的协调。

5. 一名优秀的外科肿瘤学家的基本技能包括足够的耐力、全面的外科解剖知识、对异常解剖的预测和准备、良好的解剖技能和良好的空间定向，对近期文献的了解和态势感知。

6. 当手术按计划进行时，大多数癌症手术的关键要素是探索，决策以确保完全清除、切除和重建。

7. 外科手术的一些重要原则是仔细地解剖和处理肿瘤，充分显露，使用单管保护重要结构和精心止血。

8. 伙伴手术，即在手术期间由经验丰富的同事提供支持，是一种安全有效的做法，可以降低压力水平，分担决策负担，还可以提高手术室的效率。

9. 术后护理非常重要，包括促进恢复的原则，需要整体护理，以加快患者的恢复，及时进行辅助治疗。

（译者：姚　楠）

第 7 章
促进术后康复的护理技术

Shweta Sharma，Bindiya Gupta

7.1 引言

手术会破坏生理平衡并引发全身性的应激反应，改变患者的激素、代谢、免疫和神经功能。因此，接受大手术的患者会因手术应激而降低20% ~ 40%的身体功能，从而延迟术后恢复。如果存在围术期并发症，恢复会进一步延迟。

多年来，包括妇科肿瘤学在内的所有外科领域都采用传统的围术期管理，如术前热量限制、肠道准备、静脉输液和阿片类药物的使用、长时间禁食及使用引流管和导管。这些措施导致正常生理功能改变和肠道扩张，甚至会导致电解质紊乱。

Kehlet于20世纪90年代提出了"加速康复"（enhanced recovery）的概念，这是一种全面的、多模式的方法，通过在围术期维持正常的生理功能并鼓励术后尽早活动来最大限度地减少手术创伤的影响。术后加速康复（enhanced recovery after surgery，ERAS）通过优化围术期处理措施和术后护理，以促进患者在大手术后的早期康复和全面康复。它已被广泛用于各种外科专业，能够提高医疗保健系统的临床成效和成本效益，而不会增加并发症或再入院率。ERAS由术前、术中和术后3个部分组成。本章将详细描述ERAS方案的各个组成部分，并提供其在外科实践中的有效性证据。

7.2 ERAS方案的组成部分

7.2.1 术前康复

ERAS的准备工作从术前开始，以改善或优化基础健康状况。术前康复的定义是"从癌症诊断到急性治疗开始之间的连续护理过程，包括身体和心理评估，以建立身体功能的基线水平，识别损伤，并提供有针对性的干预措施来改善患者的健康状况，以减少当前和未来损害的发生率和损害的严重程度"。

患者及其亲属在术前与外科医师、麻醉医师、物理治疗师、心理医师、营养师和护士团队见面，并至少进行3次评估：诊断时（基线评估）、术前1周（术前）和术后8周（尤其是需要辅助治疗时）。对于计划进行间歇性卵巢癌肿瘤细胞减灭术的患者，术前康复在接受新辅助化疗的期间进行，通常持续两个月。

基线评估旨在识别术前体能状态，包括对营养、身体和心理因素的评估，来进行风险分层。可以要求患者记录日常活动、饮食和锻炼计划。根据筛查结果，建议使用家庭为基础或监督的康复计划，建议提供包含所有说明的信息手册。

康复的组成部分包括医疗优化、物理干预、营养咨询和心理支持，该计划应根据患者的功能状态、合并症和癌症类型进行个体化设计。

7.2.1.1 医疗优化

目标是识别和管理已存在的合并症。应进行术前贫血筛查，如果血红蛋白水平低于110g/L，则需要给予口服或静脉铁剂治疗。对高血压、慢性阻塞性肺疾病、慢性心脏病和糖尿病等慢性病进行评估，如果确诊，应将患者转诊至全科医师或专科医师处治疗。吸烟和饮酒的患者，应至少在手术前4周开始戒烟、戒酒。医院肺功能康复计划包括行为支持和尼古丁替代疗法，对吸烟者有帮助。

由于大多数妇科肿瘤患者是老年人，可以使用针对虚弱老年人的老年筛查量表，G-8评分量表可用于评估70岁以上的患者。它是一种包含8个问题的筛查工具，包括食物摄入量、过去3个月的体重变化、活动能力、神经心理问题、体重指数、每天摄入3种以上的处方药、健康状况和年龄。如果G-8评分≤14分，则应向老年病专家征求意见。

7.2.1.2　物理干预

物理干预包括有氧运动和呼吸肌训练，以改善身体功能和心肺状态。根据患者的健康水平、患病状况和表现评分，选择合适的物理锻炼，包括散步、骑自行车、负重训练、俯卧撑、瑜伽等，这些运动建议在物理治疗师的监督下进行。

建议所有患者进行呼吸肌训练，每天至少3次，每次10分钟。患者可以进行深呼吸练习，腹式呼吸或使用诱导式肺量测定器。

7.2.1.3　营养干预

营养状况评估包括测量体重指数和实验室参数（包括血清白蛋白和血红蛋白）。应尽一切努力将血清白蛋白水平维持在40g/L以上，特别是合并腹水、新辅助化疗后和计划进行卵巢癌肿瘤细胞减灭术的患者。

推荐的膳食蛋白质摄入量为1.2 ～ 1.6g/（kg·d），以减轻与年龄相关的肌肉消耗，并使老年人的肌肉健康达到最佳状态。医师可以为患者提供一份家常菜谱，包括富含蛋白质的食物、蛋白质补充剂，如奶昔和蛋白粉。如果血红蛋白水平低于100g/L，应给予补铁和富铁饮食。

7.2.1.4　心理和社会干预

这是整体疗法中非常重要的组成部分。癌症确诊后，患者通常都会有心理上的失落感。这种干预措施包括广泛的咨询，旨在缓解压力，支持行为改变，并促进全面健康。患者还需要积极参与ERAS计划的某些组成部分，如早期下床活动、早期恢复进食、肺部物理治疗，并事先告知

出院标准，有助于术后早期康复、改善预后，并实现顺利出院。

亦可建议患者采取其他干预措施，如日常家庭放松技巧、音乐疗法和冥想。患者可以联系支持小组，医院可以组织小组活动，这样她们就可以一起进行体育活动和放松训练。如果患者有已知的心理问题，应将患者转诊给心理医师进行个性化的专业心理治疗。社会环境对ERAS计划的关心和有效实施起着重要作用。在基线评价中，包括评估社会环境，如有需要，可提供一名社会助手。

7.2.2　术前肠道准备

术前1天给予患者口服抗生素用于肠道准备，首选新霉素1g＋红霉素1g，或红霉素1g＋甲硝唑400mg，术前1天晚服用。在计划结肠切除术的情况下，肠道准备根据外科医师的经验，如果患者有便秘，可以在手术前一晚服用温和的泻药。

根据ERAS方案，不建议使用常规的机械性肠道准备，如灌肠或泻药，因为术前脱水和电解质紊乱会影响术后恢复。有证据表明，与不使用机械性肠道准备相比，使用机械性肠道准备不会降低总死亡率、手术部位感染率、吻合口瘘率或再次手术率。

7.2.3　维持围术期正常血糖水平

超过12小时空腹会导致糖原储备的消耗，从而导致胰岛素抵抗和高血糖。减少术前禁食时间和术前2小时口服碳水化合物饮料有助于减轻分解代谢反应和胰岛素抵抗，从而有助于更快的术后康复。

应鼓励患者在术前6小时进食低脂、非油炸、低残渣的轻食。在开始手术麻醉前2小时，可给予清流食，如50g透明复合碳水化合物饮料。如果患者有糖尿病、胃食管反流或有肥胖史，应至少禁食8小时，且不能服用碳水化合物饮料。

糖尿病患者和非糖尿病患者围术期血糖水平应维持在200 mg/dl（＜11mmol/L）以下，每4小时监测1次。糖尿病患者可以在术日晨使用

葡萄糖胰岛素滴注或必要时给予胰岛素输注来维持血糖水平。

7.2.4 静脉血栓栓塞预防

妇科肿瘤患者静脉血栓栓塞（venous thromboembolism，VTE）风险较高，在宫颈癌、子宫内膜癌、卵巢癌中发生率分别为3%～4%、4%～9%、17%～38%。除恶性肿瘤外，其他因素如高BMI、盆腔手术、盆腔外疾病、长期使用类固醇皮质激素、接受新辅助化疗、制动和血液高凝状态等可进一步增加VTE发生的风险。VTE的风险可以通过使用Caprini评分量表来评估，该评分由20个变量组成，用于计算VTE风险，并根据该评分推荐进行预防。

所有患者均应接受为期28天的双重VTE预防（机械性预防和化学性预防）。机械性预防可以使用气压装置、弹性压力袜和分级加压弹性长袜。化学性预防是使用低分子量肝素，如每日皮下注射达肝素钠5000 U或依诺肝素4000 U或替普肝素3500 U，建议在术前12小时应用，手术后12小时继续应用并确保手术彻底止血。VTE预防的时机也与硬膜外导管的放置和拔除相关。拔除硬膜外导管后，应推迟2小时使用预定剂量的肝素。低分子量肝素末次给药后10～12小时拔除导管。

7.2.5 减少手术部位感染措施

手术部位感染是指手术后30天内发生的手术切口或器官周围的感染。减少手术部位感染的方法包括预防性应用抗生素、皮肤准备、预防低体温、避免放置引流管和维持围术期血糖正常。

7.2.5.1 抗菌药物预防

手术切皮前1小时内给予第一代头孢菌素（建议静脉滴注头孢唑林1g）。肥胖患者应增加剂量。如果手术时间延长（＞3小时）或失血量超过1500 ml，则应在1.5～4小时后给予额外剂量。如果妇科手术期间出现了肠道损伤，建议添加抗生素覆盖厌氧菌。在围术期，抗生素预防时间可延长至24～48小时。

7.2.5.2 皮肤准备

为了减少手术切口部位皮肤上的菌群数量，患者应在手术前一晚和手术日晨用含氯己定的肥皂淋浴，局部备皮，所有患者应在手术室进行氯己定-酒精皮肤消毒。

7.2.5.3 保持体温正常

维持正常体温至关重要，因为手术中体温过低（＜36℃）会导致伤口感染率增加、心脏并发症增加、凝血功能障碍和出血率增加。手术前后2小时使用保温毯保温可提高患者核心体温。输液前加温液体、使用充气输液毯、加温床垫和循环衣系统等干预措施可有效预防术中体温过低。

7.2.5.4 引流管和导尿管

在腹部手术中应尽量减少使用腹腔引流管、皮下引流管和鼻胃管，因为这些都可能增加细菌感染的机会。导尿管也应尽早拔除，通常是在手术后24小时内，或在活动后尽快拔除。

7.2.6 最大限度地减少手术创伤

加速康复的一个关键部分是微创手术（MIS）。MIS在子宫内膜癌手术中的作用已经确立，并与改善患者预后相关。一项称作LAP2的妇科肿瘤学研究得出的结论是，与开腹手术相比，腹腔镜子宫内膜癌手术分期治疗在短期结局方面更可行和安全，并且并发症和住院时间更少。

然而，最近MIS在宫颈癌中的作用具有争议，LACC试验表明，与开腹手术相比，MIS患者的生存率降低。因此，MIS不推荐用于宫颈癌。对于此类患者，为了加速康复，可采用横切口，如Maylard切口，以实现更好、更快的术后康复。在卵巢癌中，中线腹部切口仍是首选的手术方式。

7.2.7 标准麻醉方案

妇科癌症手术的麻醉需要适当监测、充分

补液和广泛使用区域阻滞以缓解围术期疼痛。术中监测动态血压，并可通过有创血压监测确保术中足够的液体补充。定期监测血气，必要时使用升压药物维持血压。妇科肿瘤手术中多使用中心静脉通路。ERAS管理组的麻醉方法与常规麻醉方法相似，但有一些修改：①麻醉诱导前静脉注射芬太尼1μg/kg维持术中镇痛，随后静脉注射右美托咪定0.6μg/kg，并在术中保持0.4μg/（kg·h）的速率；②术后镇痛采用硬膜外注射布比卡因以维持VAS<4分，补救性镇痛时静脉注射对乙酰氨基酚1g；③硬膜外置管根据患者的需求个性化制订，在ERAS方案中使用频率更高；④为预防术后恶心呕吐，除静脉注射昂丹司琼4mg外，在麻醉恢复前还应静脉注射地塞米松4mg；⑤术中液体管理的目的是在确保患者安全的同时，避免大量使用液体，并将容量限制到所需的最低限度1～3ml/（kg·h）。

7.2.8 围术期液体管理

液体管理的主要目的是维持围术期血容量正常或零增加液体平衡。零增加液体平衡是指患者入手术室前的体重与出手术室后的体重相等。

零增加液体平衡是通过补充胶体液而不是晶体液来实现的。如有必要，应首选乳酸林格液等平衡晶体液而非生理盐水，因为其钠含量较低，可以避免电解质紊乱。

实现零增加液体平衡还需其他两个关键因素，一是用血管升压药代替晶体液，来治疗正常血容量患者的低血压；二是有目标导向的液体治疗。有目标导向的液体治疗是通过使用液体和正性肌力药物来调控血流动力学，从而改善组织灌注和氧合的一种技术，并需要微创血流动力学监测。

手术后，应采取限制性补液策略并尽早开始肠内营养，除此以外，静脉输液应在开始经口进食（最迟术后第1天）后停止。

为预防术后恶心呕吐，除了静脉注射昂丹司琼4 mg外，还应在麻醉恢复前静脉注射地塞米松4 mg。

7.2.9 疼痛管理

鼓励使用非甾体抗炎药（NSAID）、对乙酰氨基酚（APAP）和加巴喷丁（Gabapentin）等多模式术后镇痛方案，促进康复，减少使用阿片类药物，因为它们会引起恶心、嗜睡和疲劳，并增加成瘾的风险。不同机制的镇痛药具有协同作用，应尽快开始口服镇痛药物。而补救性镇痛需要静脉给药如对乙酰氨基酚1g。

此外，采用布比卡因或罗哌卡因进行切口浸润、胸椎硬膜外镇痛和腹横肌平面阻滞是控制疼痛的有效途径。能用于术后控制疼痛的局部麻醉药溶液包括布比卡因（最大剂量约150mg，依据体重而定）、罗哌卡因（最大剂量约300mg，依据体重而定）、布比卡因脂质体（最大剂量266mg）。在进行局部浸润麻醉时，确保手术切口所有层都在直视下进行注射至关重要，且建议使用22号、1.5in（1in＝2.54cm）的针头插入组织平面（如腹膜、腹直肌鞘、肌筋膜或真皮下平面）0.5～1cm处，在缓慢抽针的同时注射局部麻醉药，从而降低血管内注射的风险（图7.1）。此外，无论是否有超声引导，在中线切口下方于腹内斜肌和腹横肌之间注射局部麻醉药进行双侧腹横肌阻滞，均可减轻疼痛，并减少阿片类药物的应用（图7.2）。

7.2.10 围术期营养

建议术后尽早开始正常饮食，建议在24小时内开始。营养师应根据患者情况制订个体化的膳食表。高蛋白和高热量的饮食是首选，蛋白质高达2g/（kg·d），热量高达25～30kcal/（kg·d）。此外，可以给予患者不饱和脂肪酸、精氨酸、谷氨酰胺和抗氧化剂等营养补充剂促进康复。

7.2.11 预防术后肠梗阻

为预防术后肠梗阻，并确保肠道早期恢复，术后第1天可让患者选择黑咖啡和口香糖等。ERAS的其他组成部分如维持血容量正常、减少阿片类药物的多模式镇痛、早期进食、早期下床活动也可预防术后肠梗阻的发生。

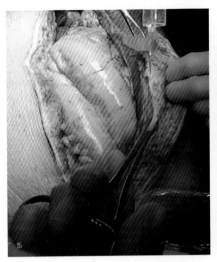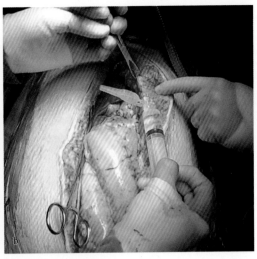

图7.1　腹直肌鞘局部浸润麻醉

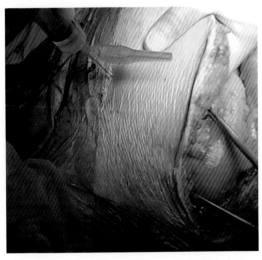

图7.2　通过在腹内斜肌和腹横肌之间注射局部麻醉药，形成经腹平面阻滞，深入到感觉神经通过的筋膜平面

Alvimopan是FDA批准的一种口服选择性阿片受体拮抗剂，其作用于胃肠道，从而预防术后肠梗阻。其用途仅限于计划行肠切除的患者，应在术前给予第一剂。

7.2.12　早期活动

这是ERAS计划的一个重要组成部分。早期活动可以减少肺不张、降低胰岛素抵抗、防止肌肉流失，并有助于肠道功能的早期恢复。建议患者在手术当天至少进行2小时的下床活动，直至出院时每天进行6小时的活动。

7.2.13　出院

患者的恢复情况和监护人在场是出院的必要条件。其他出院条件包括可以行走，生命体征稳定，能够耐受固体食物而没有恶心和呕吐，腹部无胀气，已排气或排便，且疼痛得到充分控制。应向患者和监护人宣教，包括饮食在内的术后护理，以及出现发热、不适或任何其他并发症时立即到医院就诊。出院前应提供紧急联系电话，她们可以在第2周或第3周拆线。

ERAS的各个组成部分见7.1。

7.3 ERAS计划的好处：文献中的证据

实施ERAS前已经对临床结果、住院时间、并发症、再入院率及住院成本的影响进行了多项研究。证据总结于表7.2。总体实施ERAS方案可缩短30%的住院时间和减少40%的并发症，并在不增加再住院率的情况下降低总体住院成本。接受肿瘤细胞减灭手术的晚期卵巢癌患者也可以提前开始辅助化疗。

表7.1　ERAS的各个组成部分

术前阶段

术前康复：进行术前风险分层、风险调整和医学优化，以及对患者及照顾者的术前咨询

术前营养：手术前2小时饮用清饮料，对无禁忌证的患者给予碳水化合物饮料50g

肠道准备：使用抗生素如红霉素、甲硝唑及温和的泻剂。避免应用常规的机械性肠道准备

术中阶段

以目标为导向的液体治疗

多模式减少阿片类药物方案 / 局部 - 区域性镇痛技术

结合麻醉和护理技术的最佳实践

在关闭切口前采用腹直肌鞘局部浸润麻醉或腹横肌平面阻滞

使用血栓预防措施（机械和化学预防）

使用预防性抗生素

避免常规使用引流管和导尿管

术后阶段

早期进食

尽早停止静脉输液方案

早期活动

尽早拔除导尿管和引流管

（如有）使用非阿片类镇痛药物方案进行疼痛控制

明确的术后出院指导和紧急联系方式

表7.2　妇科肿瘤学加速康复项目的文献回顾

文章	研究设计	分析的结果变量	结果	备注
Bernard L, 2021	前瞻性研究 ERAS（$n=187$）与ERAS实施前的比较（$n=441$）	患者人口统计学、手术变量、术后结果	ERAS后平均住院时间显著缩短，从4.7天（SD＝3.8天）缩短到3.8天（SD＝3.2天），$P=0.0001$	总并发症发生率从24.3%降至16%（$P=0.02$）术后感染率、心血管并发症发生率显著下降，再入院率无增加
Sanchez-Iglesias JL et al, 2020	前瞻性干预性RCT ERAS（$n=50$）卵巢癌细胞减灭术的CM（$n=49$）	主要结果：减少住院时间 次要结果：减少并发症，再入院率，死亡率	ERAS组 *vs.* 控制组：中位住院时间减少（7天 *vs.* 9天；$P=0.0099$）；减少再入院率（6% *vs.* 20%；$P=0.0334$）	并发症发生率、重新手术率和死亡率方面差异无统计学意义

续表

文章	研究设计	分析的结果变量	结果	备注
Gentry ZL, 2020	病例对照研究 ERAS（n=179）；开腹手术对照组（n=197）	主要结果：直接和间接费用，减少的住院时间	ERAS组总体边际贡献减少（11 619美元 vs. 8528美元；P=0.01）	ERAS组住院时间显著减少（4.1 vs. 2.9天；P=0.04）
Harrison RF, 2020	回顾性队列研究ERAS（n=213）与常规组比较（n=58）	医院收费差异	ERAS中位医院收费显著降低15.6%	实验室服务、药房服务、病房及材料费用显著降低
Wijk L et al, 2019	手术后加速康复审计2101例患者采用ERAS方案	住院时间和并发症	ERAS指南得分每增加一单位，住院时间显著减少8%~12%，总并发症发生率下降12%	无
Iniesta MD, 2019	前瞻性研究 ERAS（n=584）	依从性水平与术后结果之间的关系	依从性超过80%可显著减少并发症的发生，缩短住院时间	总体依从性为72.3%，再入院率和重返手术日期差异无统计学意义
Agarwal R et al, 2019	前瞻性干预研究 ERAS组45例；晚期卵巢癌开腹手术 CM（n=45）	主要结果：减少的住院时间 次要结果：并发症、再入院率	减少中位住院时间（6天 vs. 4天；P<0.001） 中度或重度并发症的发生率降低（0% vs. 17.8%；P=0.003）	再入院率差异无统计学意义
Boitano TKL et al, 2018	回顾性研究 ERAS组179例；对照组（n=197）为开腹手术	主要结果：术后肠梗阻发生率 次要结果：住院时间、再入院率	ERAS与对照组：肠梗阻发生率显著降低（2.8% vs. 15.7%；P<0.001）；减少NG管放置（2.2% vs. 7.1%）	硬膜外麻醉显著增加肠梗阻风险；在ERAS组住院时间显著减少
Bisch SP et al, 2018	前瞻性研究 ERAS后367例；在开腹减瘤术ERAS前实施（n=152）	临床结果和依从性	中位住院时间减少（4天 vs. 3天；P=0.001）；调整后住院时间减少31.4%。并发症显著减少，从53.3%降至36.2%（P=0.000 3）	每位患者的净成本节省为956美元。再入院率或死亡率无差异
Berstrom JE, 2018	回顾性研究 ERAS（n=158）与既往患者队列（n=158）比较	人口统计学、手术变量、术后结果，与既往患者队列进行比较	ERAS患者需要较少的麻醉药物（70.7:127.4，P=0.007）和PCA使用（32% vs. 50.6%，P=0.002）	ERAS组明显减轻术后疼痛
Dickson EL et al, 2017	随机对照试验 ERAS组51例；CM（n=52）用于妇科肿瘤开腹手术	主要结果：减少的住院时长 次要结果：每日总麻醉剂使用量、术后严重并发症的发生时间	住院时长无差异（平均数：3天，P=0.36）	次要结果差异无统计学意义
Myriokefalitaki E et al, 2016	非随机试验 ERAS组99例；对所有主要的妇科肿瘤手术采用传统方法进行历史对照（n=99）	患者特征及结果，根据腹腔镜和腹部手术进行分层	ERAS vs. 对照组：平均住院时长减少（4.29天±2.78天 vs. 7.23天±5.68天；P<0.001），再入院率降低（6% vs. 20%；P=0.033 4）	并发症和再入院率差异无统计学意义 腹部手术组获益最大

7.4　结论

成功实施ERAS计划需要协调多学科团队，包括麻醉师、外科医师、实习生、医院管理人员、营养师、物理治疗师和护士等各种学科人员，并且必须评估对特定ERAS组成部分的依从性。为了进行适当的报告，ERAS USA和ERAS Society已经发布了《ERAS合规性、成果和要素研究（RECOvER）检查清单》。该工具由各种项目组成，包括报告临床路径的最佳实践途径、合规性审计和格式指南。

■要点

1.成功实施ERAS计划需要协调包括麻醉医师、外科医师、实习生、医院管理人员、营养师、物理治疗师和护士的多学科团队。

2.术前患者咨询和术前康复是ERAS的重要组成部分，以评估和改善患者身体状况。

3.不推荐机械肠道准备，并根据手术医师的判断，如果计划切除结肠，则给予口服抗生素，如新霉素、红霉素和甲硝唑。

4.建议所有肿瘤患者使用低分子量肝素和机械方法预防VTE 28天。

5.减少手术部位感染的措施包括应用抗生素、局部清洁和尽量减少放置引流管和导尿管。

6.为了确保适当的血糖控制，应采取各种措施包括减少术前禁食、维持围术期正常血糖和早期开始经口进食。

7.该计划的其他部分包括维持体液平衡、正常体温、术后早期活动、多模式镇痛和早期出院。

（译者：王宏佳　刘耀芃）

第 8 章
妇科肿瘤手术并发症

Kavita Singh，*Bindiya Gupta*

8.1 引言

手术并发症定义：由于手术操作本身对患者产生的不良后果和意外的结局。

记录手术并发症有重要意义，主要体现在指导临床治疗、患者住院咨询、预后判断、医疗资源分配和医院机构之间绩效比较等方面。手术并发症是可以预防的，它的发生与外科手术操作有相关性，是评估手术质量的指标之一。手术过程中因医务人员主观失误所致手术并发症是不能接受的。本章将重点讨论手术并发症产生的原因、形式、发生时间及手术并发症的处理方法，最后将讨论如何预防或减少手术并发症的发生。

8.2 严谨职业责任

医学委员会重点强调了良好医疗环境的核心内容是对患者及家属公开透明，包括每位医疗专业人员在与患者及患者家属沟通的过程，都应该是公开和诚实的。一旦发生手术并发症则医务人员需采用诚实公正的方式来向患者解释并阐明后续的长期影响。医务人员有责任与组织部门共同参与对不良事件和手术并发症的调查。

8.3 手术并发症、手术不良反应和手术后遗症

手术后遗症是指手术后不可避免会发生的情况，应与手术并发症相区别（如疼痛或瘢痕形成）。

手术不良反应是手术过程中的预期事件，取决于手术术野范围，手术持续时间，以及手术的困难程度。手术并发症也应与手术不良反应相区分。同样是一台术中出血量达1000ml的腹腔镜手术，如果发生在卵巢恶性肿瘤细胞减灭术则属于不良反应，但若发生在腹腔镜下双侧输卵管切除术则为手术并发症。例如，手术中意外损伤卵巢血管致切除卵巢是手术并发症，而年轻卵巢癌患者切除卵巢则是属于可预期的手术不良反应。

8.4 影响手术并发症发生率的因素

妇科肿瘤手术中并发症是常见的，因为妇科肿瘤手术范围广泛、肿瘤包块会改变解剖位置、患者自身因素等都会导致手术并发症。Aletti（2007）对妇科手术的复杂性进行了评分，并将手术并发症分为3组：低复杂组（≤3分）、中等复杂组（4～7分）和高复杂组（≥8分）。手术并发症发生率随手术复杂性评分增加而增高，如手术评分≤3分，手术后并发症的发病率为2.9%，若手术评分≥8分，其手术后并发症发生率增高至20%。

影响手术并发症发生率的因素见表8.1。

手术并发症的分级和手术记录都是至关重要的。Clavien-Dindo分类法已被普遍接受，并且仍然是外科继发事件（SSE）分级的最常用方法，见表8.2。

纪念斯隆-凯特琳癌症外科手术继发事件（SSE）数据库修改了Clavien-Dindo分类法，通过生理系统定义手术并发症，并将其分类细化为肿瘤特异性手术，同时保留5个等级（表8.3）。

表8.1 影响手术并发症发生率的因素

- 患者因素如年龄、肥胖、ASA等级（Ⅰ～Ⅳ）、腹部手术史、是否有糖尿病、VTE、心脏病、低蛋白血症、低镁血症等合并症
- 疾病因素
- 既往化疗/放疗史
- 临床经验/专业知识/技术
- 资源-器械/手术时长/合作团队
- 手术方法-腹腔镜/开腹手术/机器人手术
- 手术复杂程度
- 出血量
- 手术时间

表8.2 SSE的Clavien-Dindo分类法

分级	定义
Ⅰ级	术后出现异常需要通过某些药物治疗（如止吐、解热、镇痛、利尿药及补充电解质等）、物理治疗及需要在床旁处理的手术切口感染，但不需要通过手术、内镜或介入等有创手段治疗的并发症
Ⅱ级	需要药物治疗除Ⅰ级以外的并发症，这包括输血和全胃肠外营养（TPN）
Ⅲ级	需要手术、内镜或放射介入治疗的并发症 Ⅲa——非全身麻醉干预 Ⅲb——全身麻醉干预
Ⅳ级	需重症监护的中枢神经系统并发症（如脑出血、缺血性脑卒中、蛛网膜下腔出血），但不包括短暂性脑缺血发作（TIA） Ⅳa——单器官功能障碍（包括透析） Ⅳb——多器官功能障碍
Ⅴ级	死亡

注：如果患者在出院时仍有手术并发症，相应登记中添加"d"（表示残疾）

表8.3 纪念斯隆-凯特琳癌症外科手术继发事件数据库分类

分级	需要干预治疗的外科手术继发事件
Ⅰ级	床旁护理或口服药物
Ⅱ级	介入治疗或输血治疗

续表

分级	需要干预治疗的外科手术继发事件
Ⅲ级	放射、内镜或手术干预治疗
Ⅳ级	长期丧失劳动力或器官切除
Ⅴ级	死亡
人体系统	
心血管系统	感染
内分泌系统	新陈代谢
胃肠道系统	肌肉骨骼系统
全身系统	神经系统
泌尿生殖系统	疼痛
头颈部	肺
血液循环系统	皮肤切口

注：SSE数据库通过修改Clavien-Dindo分类法来对与手术后预期不一致的因素进行分类。

8.5 妇科肿瘤的手术并发症

手术并发症发生在围术期。手术并发症按发生时间分为术后即刻并发症（即术后24小时内）、术后早期并发症（术后7天内）、术后晚期并发症（术后1～6周）和术后延迟并发症（术后6周后），如术后数周至数月发生的淋巴水肿即为延迟并发症。手术并发症包括出血、泌尿系损伤（膀胱、输尿管）、脾脏损伤、肝胆损伤及神经系统损伤（包括闭孔神经、骨神经），以及与麻醉相关的并发症，包括心血管系统和呼吸系统损伤或过敏反应引起的膈肌损伤等。

UKGOSOC是一项大型前瞻性队列多中心研究，该研究收集了2010～2012年英国10个癌症中心的数据，并记录了2948例手术结果。手术中并发症的总发生率为4.9%（其中2948例中有143例发生了手术中并发症）；最常见的手术中并发症是出血（28.7%），其次是膀胱损伤（15.4%）和小肠损伤（15.4%）。卵巢癌手术中并发症发生率最高，尤其是涉及肠道或上腹部的并发症。宫颈癌手术中并发症居第二位，其中腹腔镜手术中并发症较多。子宫内膜癌手术中并发症发生率最低，为3.4%，腹腔镜手术与开腹手术相

似。但在子宫内膜癌手术中，开腹和腹腔镜清扫淋巴结手术并发症的发生率分别增加了1.8%和7.3%。

Iyer等报道了25.9%的手术后并发症发生率，其中伤口感染最常见。外阴手术的手术后并发症发生率最高，腹股沟区淋巴结清扫术后伤口裂开的发生率高达32.9%，淋巴囊肿/淋巴水肿发生率为35.7%。宫颈癌手术后并发症发生率也很高，而开腹和腹腔镜手术无显著性差异。卵巢癌手术后并发症的发生率明显低于外阴癌和宫颈癌手术，为26.6%。

手术并发症/继发手术事件的发生率可以表现为非常常见、非常罕见及常见等，用于描述这些事件频率的描述性术语见表8.4。

表8.4 描述手术并发症发生率的术语

非常常见	≥1/10
常见（频发）	≥1/100且＜1/10
不常见（不频发）	≥1/1000且＜1/100
罕见	≥1/10 000且＜1/1000
非常罕见	＜1/10 000

8.6 手术并发症

8.6.1 出血

出血是妇科肿瘤手术中最常见的并发症之一，因为手术范围广泛，恶性肿瘤会引起血流动力学改变。术前进行抗凝治疗、化疗后进行肿瘤细胞减灭术和大范围肿瘤细胞减灭后的患者出血风险增加。

出血类型如下。

- 原发性：发生在手术过程中，与手术有关，如对血供丰富的器官（如肝脏、脾脏）或血管（如主动脉、盆腔血管）的直接手术创伤。
- 被动性：发生在术后24小时内，通常是由手术结束时血压升高引起的血管破裂出血。
- 继发性：通常在几天或几周后出现，是由于感染导致的血管侵蚀性损伤。

8.6.1.1 血管损伤的管理

血管损伤既可以是动脉损伤，也可以是静脉损伤。

动脉损伤可由牵引和过度拉伸时的钝性创伤、直接穿透伤或横断引起。动脉撕裂通常会导致更严重的出血，因为切口的收缩和完整血管壁的收缩会进一步打开伤口。假性动脉瘤有时会发生在动脉壁薄弱的部位。过多的牵引有时会导致管腔内出血和血栓形成，引起管腔内阻塞，随后出现远端缺血。在淋巴结清扫术中小心牵引髂血管可以避免这种损伤。

静脉损伤更常见，多由于静脉肌层薄，血管较细、较脆弱，分布多变，形成神经丛和异常分支。血管损伤的常见部位发生在髂总静脉的分叉处，因为分叉处有需要清扫的淋巴结，髂外静脉和髂内静脉都容易因受牵引而损伤。髂外静脉损伤的修复较容易，但髂内静脉损伤修复相对困难，因为其更狭窄且位置在后方。

第二常见的静脉损伤部位为远端髂外静脉，此处可与闭孔静脉直接相通（"死亡之冠"），1/4的患者会出现这种情况，如果患者肥胖或骨盆深且血管收缩，手术很难进入，可导致大量出血。

骶前静脉出血可发生在需要行改良后路直肠乙状结肠切除术的病例中，因为骶孔血管收缩，骶前出血难以控制。术中须避开骶前血管丛，保持在经肠系膜切除平面内。

在下腔静脉远端，距与髂总静脉连接处2cm，下腔静脉前淋巴结通过一条短而脆弱的静脉（Fellow静脉）与下腔静脉相连。不小心提起淋巴结可能导致静脉撕裂，并导致大量出血。

在肝脏手术过程中，需要仔细注意流入下腔静脉的肝静脉。这些静脉撕裂有引起致命出血的潜在危险。在肝脏手术之前，有时用橡胶血管绳切断下腔静脉甚至门静脉是有必要的，可以减少肝脏血液流动。

出血的处理取决于病因及其严重程度。处理方法包括液体和血液制品复苏、抗凝作用逆转和手术干预。

止血最常见的方法是压迫止血，可以使血管壁收缩和促使血栓形成。在较小的伤口中，血肿的形成会造成一些压迫。由骶前静脉或直肠旁静脉出血而引起的大出血，也可以通过骨盆填塞并开腹（腹腔镜）来控制。48小时后取出填塞物，关闭腹腔。

如果出血量大，可以使用表8.5中所示的止血物。

对于找不到出血点的严重盆腔出血，建议结扎髂内血管，结扎应在臀部分支的远端进行，因为双侧近端结扎该血管可导致臀部肌肉的血液供应减少，引起肌源性跛行。结扎肠系膜下动脉可导致直肠乙状结肠缺血，尽管边缘血管可维持直肠乙状结肠的血供，但在少数情况下，边缘

表8.5 用于控制术中出血的止血物

产品	构成	作用机制	突出特点
1.可吸收的止血物			协助控制毛细血管、静脉和小动脉出血
（1）传统外科手术止血物	氧化再生纤维素 在血液饱和后形成胶状物，从而形成稳定的血凝块	表面均匀分布具有高效杀菌性能的物质
（2）外科止血纱	氧化再生纤维素 形成血块的基质	易于分层，可定制，允许在腔内精确放置
（3）止血棉	SNoW：结构为无纺布材料。氧化再生纤维素提供了一个物理屏障，以阻止血液流动，并为快速纤维蛋白凝块形成提供了一个大的表面积	在不规则表面更好地贴附和黏附组织
（4）止血纤维	用于物理压缩和快速使纤维蛋白凝块形成的氧化再生纤维素	高抗拉强度和厚度使其能够固定缝合线

续表

产品	构成	作用机制	突出特点
（5）止血粉		为血小板的黏附和聚集提供接触面，使内源性凝血因子能够启动凝血形成	粉末状，可用于填充空腔——骶前出血
（6）明胶海绵		可吸收的明胶海绵，膨胀以促进机械压缩。血小板被困在孔隙中，形成纤维蛋白凝块	可以干燥使用，也可以在湿润后使用
2.生物制剂			
（1）可吸收流体止血明胶	含有凝血酶的明胶（猪）	明胶膨胀时的压力＋促凝剂	准备时间1～2分钟
（2）纤维蛋白明胶	含有凝血酶的明胶（牛）	明胶膨胀时的压力＋促凝剂	准备时间1～2分钟
3.通过基质的生物制剂			
纤维蛋白贴片	纤维蛋白原和凝血酶在胶原蛋白贴片的一侧	通过触发凝血级联的最后阶段以产生纤维蛋白凝块来促进止血	肝、脾、胰表面止血胶淋巴结切除术后的主动脉表面可以密封淋巴管

血管可能不存在，有潜在的肠道缺血风险。如果肠系膜下动脉（IMA）在主动脉旁切除淋巴结时被损伤或切断，可能会有肠道缺血的潜在风险。

损伤的类型和程度将决定修复的方法。穿孔或小的裂伤可以用5-0或6-0聚丙烯缝线横向缝合（或4-0用于主动脉）进行修复。对于伴行的静脉，需要在人工压迫止血后，用4-0或5-0的聚丙烯八字缝合。超过血管周长30%的裂口不能以这种方式缝合，以避免血管管腔狭窄；可以改用加宽补片修补。动脉横断可以通过断开的两端直接进行端-端吻合来修复，或者在血管外科医师帮助下，使用移植物进行吻合。在用血管钳控制了受伤血管的近端和远端之后，应该在血管周围剖开足够的修复通道。远端动脉系统应使用肝素进行冲洗，以清除远端血栓并防止进一步的血栓形成。

8.6.1.2 反应性和继发性出血的管理

反应性出血并不常见，处理方法取决于其严重程度。如果患者的血流动力学不稳定，就需要重新探查。必要时可以行放射检查，如从血管造影上可以确定孤立的离散性出血，特别是当患者因为相关的合并症而不能手术探查时。

继发性出血需要用抗生素处理。如果阴道穹窿处出血过多，可以通过切开阴道穹窿的缝线，在阴道穹窿处开口引流。

出血的处理需要麻醉医师的大力支持，以保持血流动力学的稳定，并通过输血进行抢救。

8.6.2 血栓形成及栓塞

VTE可以是偶然被发现，也可以是有症状的病例，表现为心动过速、呼吸过速、低氧血症或血栓形成伴下肢压痛肿胀。胸部CT不能明确肺栓塞时，行CT肺血管造影确认。一旦怀疑血栓形成或栓塞，立即开始抗凝，使用低分子量肝素1mg/kg单次或分两次使用。给予氧气支持和支持治疗，如抬高腿部、避免脱水、镇痛。除大量栓塞导致心脏劳损和严重低氧血症外，很少需要溶栓治疗。

预防血栓栓塞的一般措施包括抗血栓栓塞（TED）弹力袜，分级长袜、Flowtrons靴子（图8.1）和预防性抗凝。

对于因深静脉血栓/肺栓塞而接受治疗性抗凝的患者，为了减少手术并发症和栓塞风险，建议在诊断4～6周后进行选择性手术。

然而，在某些急性病例中，如果手术不能等待4～6周，那么建议在深静脉血栓的病例中使用下腔静脉过滤器，以防止栓塞的发生。

8.6.3 感染

术后常见的感染有尿路感染、呼吸道感染和伤口感染。危险因素包括肥胖、糖尿病、慢性阻塞性肺疾病、营养不良和化疗相关的免疫功能低下状态。

抗生素预防在术前进行，如果手术持续时间超过4小时，则重复用药。如果行肠道切除和吻合术，剂量可以延长至24小时。通常情况下，在手术开始前0.5～1小时或麻醉诱导时给予1.2g奥格门汀（阿莫西林＋克拉维酸）。如果患者对青霉素过敏，则可以使用克林霉素650mg等替代药物进行术前预防。

减少手术中感染风险的措施包括使用IOban黏性手术布（图8.2），其有杀菌膜，也可以防止皮肤菌群对伤口的污染。仔细止血，合理使用引流管以避免积液，充足的营养和水分摄入有助于减少伤口感染的发生。其他减少感染的干预措施包括积极的肺部物理治疗、早期活动和早期移除导管和引流管等。

对早期的感染迹象保持警惕及早期干预非常重要。从术后第3天开始评估C反应蛋白（CRP），如果在有吻合口的肠道手术中CRP逐渐升高（＞200mg/L），或有其他相关的感染迹象，如白细胞计数升高或发热＞38℃，可能需要

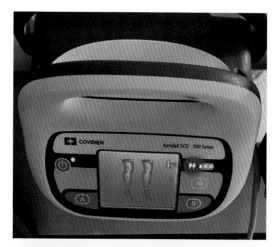

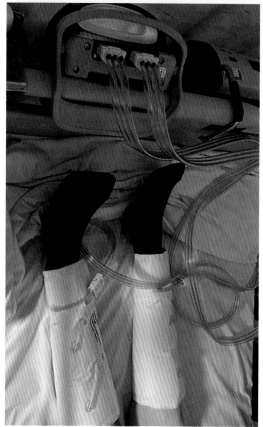

图8.1 Flowtrons靴子预防血栓栓塞

进行CT扫描以排除吻合口瘘的感染原因。在这种情况下及时干预可以避免不利的长期结果。

如果伤口有红斑的现象，则应怀疑潜在的败血症、皮下血肿或血肿，并建议通过拆除缝合线进行引流。在伤口败血症的情况下，可以考虑应用真空敷料将活性组织包裹。

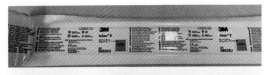

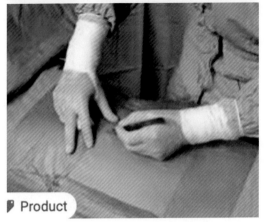

图8.2 IO-ban黏性手术布

8.6.4 淋巴的并发症

淋巴结切除术是治疗外阴癌、子宫内膜癌、宫颈癌和部分特殊卵巢癌的重要手术过程。盆腔、双侧的主动脉旁/腔静脉旁和腹股沟淋巴结切除术可能导致局部淋巴聚集形成淋巴囊肿或逆行积累形成淋巴水肿。淋巴水肿和淋巴囊肿的形成在广泛的淋巴结切除术和使用联合治疗方式（如手术和辅助放疗）时可能会更容易发生。使用密封装置，如超声波切割装置［Harmonic Ace（超声高频外科集成系统超声刀头）、Ligasure（结扎束血管闭合系统）］等，这些装置切割并密封淋巴管，可以减少淋巴水肿/淋巴囊肿的发生风险。

8.6.5 内脏损伤

8.6.5.1 输尿管损伤

输尿管在盆腔手术中容易受到手术创伤，因为它们位于腹膜后，可能被误认为是血管，并被肿瘤缠住，或被体积较大的盆腔肿瘤改变其走向。宫颈肿瘤、盆腔侧壁子宫内膜异位症或粘连、恶性疾病（如宫颈癌和侵犯侧盆壁的附件肿块），以及在处理组织或试图止血时的疏忽，都

容易使输尿管受到伤害。在输尿管走行中，有3个高风险的解剖部位，通常会发生损伤。

（1）骨盆边缘：输尿管非常接近髂总血管的分叉处和骨盆漏斗韧带。为了避免在结扎卵巢血管时出现输尿管创伤，在结扎前应探查腹膜后部，并视诊和触诊输尿管。将卵巢抬离盆腔侧壁也有利于安全结扎骨盆漏斗韧带。

（2）输尿管穿过子宫血管的水平：不小心夹住输尿管很容易导致其损伤。子宫动脉从输尿管上方穿过，而若干子宫静脉从输尿管下方通过。

（3）膀胱-输尿管连接处：输尿管在膀胱内的部分在膀胱移动过程中及在根治性子宫切除术中释放输尿管隧道后的止血过程中容易受损伤。在止血过程中仔细缝合和小心使用双极电凝可以防止这种伤害的发生。

输尿管损伤有以下几种类型。

（1）故意的损伤：输尿管在前路外翻手术中或全盆腔器官切除手术中被故意横切，或者在恶性或良性疾病（子宫内膜异位症、卵巢癌、肉瘤）侵犯输尿管时可能被切除。

（2）意外的损伤：挤压伤、针刺伤、横断、结扎、缺血性坏死。

（3）延迟性损伤：纤维化相关的狭窄，肿瘤相关的狭窄。

如果怀疑有输尿管损伤，那么要解剖整个输尿管并注意其蠕动情况。静脉注射亚甲蓝染料40mg（5ml），通过膀胱镜观察输尿管开口这种染料的排出情况，可以排除任何直接创伤。

由夹钳（没有横切）导致输尿管严重的挤压性损伤需要在术中仔细检查。如果没有发现局部缺血的迹象，建议逆行放置输尿管支架，以减少暂时性输尿管壁水肿的影响。然而，如果输尿管被长时间压迫，并且在相当长的一段时间内没有看到输尿管功能性的蠕动，表明输尿管存在离断的组织，那么需要切除缺血区域，并进行输尿管支架辅助支撑的端对端吻合手术。

输尿管的完全横断会导致明显的漏尿。需要对输尿管残端进行清创，并立即逆行置入输尿管支架。仔细调整输尿管以避免张力，并使用斜

向缝合方式进行输尿管端对端吻合，以防止出现后续狭窄。

为了避免输尿管吻合处的张力，可以移动膀胱并将其缝合到腰肌上（膀胱肌腱搭桥）。如果残余的输尿管不足以进行一期吻合，管状的膀胱壁可以替代较长的一段输尿管（Boari皮瓣）。如果输尿管损伤接近膀胱，则要进行输尿管膀胱吻合术。

在手术过程中，输尿管的部分横断可能不会被发现。患者术后会出现发热、寒战、盆腔压痛或疼痛、腹胀、持续性肠梗阻、尿液刺激性腹膜炎和尿液从阴道或腹部切口漏出。静脉注射造影剂的CT尿路造影有助于显示造影剂的外渗，并确定损伤的部位和程度。根据患者的身体状况、损伤程度和手术后的间隔时间的不同，输尿管不完全横断的处理方法可以不同。如果患者出现败血症伴有身体状态不适，则选择经皮肾造口术引流盆腔内的尿潴留囊肿，有助于解决危重的临床情况。

输尿管结扎或急性屈曲成角会导致输尿管积水和肾积水，并伴有下背痛、压痛和发热。在罕见的双侧结扎病例中，无尿是主要症状。如果CT尿路造影证实输尿管被完全结扎，紧急实行经皮肾盂造口术是避免肾损伤的关键。部分结扎或扭结的输尿管应首先极其小心地放入支架，以免刺穿输尿管。另外，结扎时应考虑后续的手术修复。偶然情况下，在手术过程中会发现损伤，需要移除结扎物并密切观察输尿管。如果术中的损伤未被发现，则需要放置逆行输尿管支架。

当从输尿管隧道中分离输尿管时影响了输尿管的血液供应，发生缺血坏死会导致输尿管阴道瘘，这是根治性子宫切除术的罕见并发症。女性通常在术后2~3周出现阴道渗漏。输尿管阴道瘘的诊断可通过排出液体的气味、排出液体的高肌酐水平及CT尿路造影得以证实。在大多数情况下，逆行输尿管支架术的保守治疗足以减少渗漏症状并促进愈合。在偶尔情况下，需要施行输尿管膀胱造口术进行手术修复。

8.6.5.2 膀胱损伤

膀胱损伤是一种常见的并发症，主要发生于有剖宫产史的患者，膀胱与子宫异常粘连在一起。在肌层或肌层黏膜层损伤的情况下，使用2-0薇乔线间断缝合或连续缝合，将膀胱壁分为两层缝合封闭。在靠近输尿管开口的位置应特别注意避免将输尿管开口封闭。如果对于是否存在膀胱损伤存有疑虑，应使用含亚甲蓝染料的盐水逆行灌注进膀胱以排除渗漏。在术后早期，应避免膀胱过度充盈，因此建议留置Foley导管5~10天。尿道损伤的修复处理见表8.6。

8.6.5.3 肠道损伤

肠道损伤最常发生在晚期卵巢癌切除手术中。肠道的针刺损伤在大多数情况下只需要仔细观察，不需要缝合。撕裂伤通常是在将肿瘤组织从肠道浆膜上锐性剥离时发生的，主要发生在直肠乙状结肠或横结肠。为了防止肠道损伤，应该将恶性肿瘤及其相邻的肠道进行局部切除（Hudson手术/改良的腹腔镜手术）和一期吻合术。如果肠道被撕裂，边缘清晰，没有明显的粪便溢出，建议用3-0 poly线间断缝合进行一期关闭。

直肠乙状结肠吻合术后瘘的发生风险为4%~5%。糖尿病、高血压、低蛋白血症、吸烟和既往的放疗病史都是瘘管出现的重要风险因素，在高风险的情况下，可以进行预防性（去功能化）环形回肠造口术以保护吻合口。若低热、腹部触痛伴有白细胞计数和CRP升高等轻微的症状，可能预示着即将发生的肠瘘。明显的肠瘘表现为腹膜炎，伴有肌紧张、反跳痛和发热。当怀疑有吻合口瘘时，应进行全血细胞计数和血培养，并开始使用广谱静脉抗生素。增强CT可以通过显示腹水或脓肿来帮助诊断吻合口瘘。治疗的基础是手术探查，考虑实施吻合口修复手术和在瘘近端部位进行肠道改道（去功能化回肠造口或结肠造口）。在某些病例中，可以考虑采用经皮引流的保守治疗。手术中未被发现的肠道裂

表8.6 尿路损伤的处理

并发症	修复	注释
膀胱切开术	可吸收缝线双层缝合	输尿管口附近使用支架
尿道损伤	双层修复	引流管留置×（10～14）天
输尿管损伤：骨盆边缘以下	首选输尿管膀胱造口术	避免张力过大可能需要腰肌牵引或皮瓣支架×14天
输尿管损伤：骨盆边缘以上	输尿管端端吻合术，除非活动度允许施行输尿管膀胱造口术	避免张力支架×14天
输尿管切除术	如果仍有足够长度的输尿管，实施输尿管端端吻合术，经肠道移植辅助的输尿管吻合术	有些肿瘤需要切除大部分输尿管

伤，其临床表现和处理方法与吻合口瘘相同。

8.6.5.4 神经损伤

神经损伤通常是由钳夹及粗暴的操作引起的横断或挤压冲击造成的。盆腔淋巴结切除术中切断生殖股神经的情况并不少见，多见于肥胖的患者，这不需要修复。大腿前部皮肤斑片状感觉丧失，通常在术后恢复。在盆腔淋巴结切除术中，闭孔神经也可能在闭孔窝的位置受损。在横断的情况下，需要对神经进行端对端修复。内收肌功能和部分大腿内侧的感觉可能会丧失，但在大多数情况下，通过积极的物理治疗可以恢复。

在主动脉旁淋巴结切除术中，交感神经丛可能会被切除，导致同侧腿部的血管扩张，因此对侧腿部感觉更冷。在Wertheim根治性子宫切除术中，如果没有保留下腹部的神经，切断这些结构会导致膀胱神经支配受损和排尿困难。常规使用Foley导尿管或耻骨上膀胱导尿管可以防止膀胱过度紧张和输尿管反流。这也可减少输尿管瘘的风险。保留神经的根治性子宫切除术可减少这些并发症。

8.6.6 麻痹性肠梗阻

脱水、电解质紊乱，以及需要进行小肠或大肠剥离或切除的长时间手术，都容易导致麻痹性肠梗阻的发生。患者通常在术后第2天或第3天出现恶心、呕吐、腹胀和肠鸣音消失或迟缓。我们应该将麻痹性肠梗阻和小肠梗阻区分开来，小肠梗阻通常发生在术后5～7天，早期表现为类似的症状和相关的绞痛性腹痛及亢进的肠鸣音。腹部立位X线片显示小肠和大肠的普遍扩张。轻度麻痹性肠梗阻的处理包括静脉补液、纠正电解质紊乱和限制饮食。对于出现大量呕吐的严重病例，需要进行鼻胃管抽吸。促运动性止吐药，如甲氧氯普胺，也有助于麻痹性肠梗阻的缓解。

8.6.7 体液平衡变化

液体失衡是晚期卵巢癌切除手术的一个独特的并发症。在长时间的手术中，富含蛋白质的腹水不断流失，通常会导致人血白蛋白降低，液体转移到间隙，导致血管内脱水，血压下降，微循环受损和尿量减少。积极进行液体复苏，并通过心内导管密切监测中心静脉压力，或采用推荐的经食管多普勒监测心排血量，对于充分液体复苏是可取的。目前没有证据支持使用白蛋白输注对于液体复苏具有益处。

8.7 术后晚期并发症

8.7.1 切口疝

切口疝在垂直延伸的开腹手术中更为常见。

疝形成的易感因素有多次开腹手术、体重指数增加、老年人、慢性咳嗽、便秘、伤口感染和营养不良，这些都会影响伤口愈合。切口疝最常见的位置是脐周，因为这是阻力最小、应变最大的部位。临床表现取决于疝囊的大小、部位和内容物。患者可能表现为无症状的腹部肿胀或腹痛的症状，甚至是肠梗阻的迹象。如果疝不能被还原，且其覆盖的皮肤颜色发生改变，或者出现肠梗阻的特征，则形成的疝属于外科急症。切口疝的处理取决于症状的严重程度，可以采取保守治疗或手术治疗。

8.8 预防并发症

通过适当的医疗关注和术前麻醉访视，对相关的合并症进行充分的术前评估，通过多学科会诊，谨慎选择适合手术的病例，对患者进行详细的临床评估，以确保对适宜的患者进行适当的治疗，此外，还需要充分的营养，纠正低蛋白血症和提供熟练的外科手术人员和团队以保证手术质量，可以预防并发症的发生。

8.9 结论

手术并发症取决于具体的手术类型和方式，也取决于患者的情况，老年人和肥胖者的术后发病率更高。在决策中采用多学科方法，在手术过程中对任何术中损伤保持高度警惕，因为在术中纠正损伤可使术后并发症最大限度地减少。由合适的团队为适宜的患者提供适当的治疗，以避免不必要的手术并发症的发生，这将减少对基础设施和医疗资源的压力。

■ 要点

1. 准确记录并发症对于指导临床实践、患者咨询、未来规划、资源分配和比较机构间绩效非常重要。

2. 并发症应与手术的不良反应和危急状态相区分。

3. 影响并发症发生率的因素包括患者因素、疾病因素、手术方式和复杂性、既往治疗、手术专业知识和可用资源。

4. 常见的并发症包括出血、内脏损伤、淋巴和神经损伤、感染、麻痹性肠炎和液体失衡。

5. 血管损伤可通过加压、缝合和止血剂来处理。继发性出血通常需要使用抗生素，很少需要引流。

6. 静脉血栓形成的预防策略包括TED（抗血栓栓塞）弹力袜、分级长袜、Flowtrons靴子和预防性抗凝。

7. 膀胱、肠道、输尿管的损伤应及早识别，并需要手术修复，偶尔进行分流造口。

8. 常见的神经损伤包括生殖股神经、闭孔神经和交感神经丛的损伤。

9. 在决策中采取多学科的方法，在手术中保持高度警惕，在术中纠正损伤，早期识别术后并发症是至关重要的。

（译者：李艳梅　周宇翔　徐福强）

第9章

妇科肿瘤学的小手术

Felicia Elena Buruiana，*Rajendra Gujar*，*Bindiya Gupta*

9.1 引言

小型外科手术是指在局部麻醉下，使用最简单的外科技术进行的手术。它只需要用到最少的设备，引起的并发症最少，并且通常在日间护理中完成。这些手术包括了诊断和治疗步骤。本章将简要介绍妇科肿瘤学的各种小手术。

9.2 阴道镜检查

阴道镜检查的适应证：轻度非典型鳞状细胞伴高危型人乳头状瘤病毒（HPV）检测阳性、中度或重度非典型鳞状细胞、细胞学提示恶性肿瘤、腺体异常、宫颈细胞学报告连续3次不满意、同房后出血、持续性月经期出血、可疑宫颈病变及反复出现的炎症性宫颈细胞学。

对于接受阴道镜检查的所有女性，都应使用专门设计的表格来获取相关病史，包括月经情况、末次月经日期、避孕措施、妊娠情况、吸烟情况、既往的宫颈细胞学检查、症状和既往的治疗情况。

阴道镜检查所需用物：双瓣阴道扩张器、润滑剂、棉球、海绵夹持钳、棉签和大号拭子、宫颈管扩张器、活检钳、装有标本固定剂的标本袋、分别装有生理盐水、醋酸溶液（3%～5%）和鲁氏碘液的3个小瓶子，以及止血剂（Monsel溶液）或硝酸银棒。新鲜的3%～5%醋酸溶液是将3ml冰醋酸稀释在97ml蒸馏水中制备的。Monsel溶液是一种黏稠的、快速起效的糊状化合物，由硫酸亚铁、硫酸亚铁粉末和甘油淀粉组成。由于它是一种腐蚀性产品，涂抹时间过长会损害组织，因此涂抹后不应再使用阴道填塞物。

阴道镜检查场所应备有液基或常规涂片的样本收集瓶。

9.2.1 检查步骤

首先需行会阴检查及外生殖器检查，排除任何潜在的异常，并使用阴道扩张器显露宫颈。如果需要宫颈细胞学样本，应在涂抹醋酸之前采集。采集液基细胞学样本时，需将宫颈刷在宫颈口顺时针旋转5圈，然后将宫颈刷浸入固定液并在固定液中充分搅动振荡。在传统涂片的情况下，使用木质刮片、塑料刮片来代替宫颈刷。这两种情况都是使用细胞刷来完成对宫颈内膜的初步取样。

继续用生理盐水擦净阴道及宫颈分泌物后，对宫颈及阴道外观进行初步观察，识别并记录肉眼可见的病灶，如子宫颈腺囊肿、宫颈赘生物、息肉、疣和白斑。用绿色滤光片来评估血管形态和血管异常生长的情况，然后用海绵夹持钳夹持棉球轻轻涂抹醋酸（3%～5%）于宫颈上，保持60秒，观察是否出现醋酸白现象及其出现的时间和消退时间，确认鳞-柱交接部并注意识别非典型区域。随后用鲁氏碘液进行宫颈黏膜碘试验（Schiller试验），这一步根据患者情况决定是否实施。正常的鳞状上皮在鲁氏碘液的作用下变成深褐色，为阴性。非典型的鳞状上皮因含有少量或不含糖原而不能吸收碘染色，试验为阳性。

根据国际阴道镜和宫颈病理学联合会（IFCPC）的标准，将结果记录在标准格式中（表9.1），并将病变分为轻度和重度。根据检查结果，应记录明确的诊疗计划，即普通护理、定期宫颈涂片检查、门诊随访，或可能需要的干预措施，如锥形切除术。

表9.1　IFCPC修订的阴道镜命名法2011

一般评估

宫颈是否充分显露：如果显露不充分，原因是什么（如子宫颈被炎症、出血、瘢痕遮挡）

鳞-柱交接部可见度：完全可见、部分可见、不可见

转化区类型：1型（宫颈口外侧）、2型（部分在宫颈口内，部分在宫颈口外，上端可见）、3型（在宫颈口内，上端不可见）

正常的阴道镜检查结果

原始鳞状上皮：成熟、萎缩

柱状上皮：异位、外翻

化生的鳞状上皮：宫颈腺囊肿、隐窝（腺体）开口

妊娠期蜕膜病

异常的阴道镜检查结果

一般原则

病变的位置	在转化区的内侧或外侧
	用"时钟点位"记录
病变的大小	病变覆盖宫颈的象限数目
	病变大小占宫颈表面积的百分比

1级（轻微）：薄的醋白上皮；不规则的转化区；细密的马赛克状；细密的标点状

2级（主要）：致密的醋白上皮；迅速出现醋白；带袖口的隐窝开口；粗糙的马赛克状；粗糙的标点状；清晰的边界；内边缘征[a]；脊征[b]

非特异性	白斑（角化病、角化过度）、侵蚀
	宫颈黏膜碘试验（Schiller试验）：染色或未染色

怀疑入侵

非典型血管

其他征象：脆弱的血管、不规则表面、外生性病变、坏死、溃疡、肿瘤或肉眼怀疑肿瘤

其他发现

先天性转化区；尖锐湿疣、息肉（宫颈外或宫颈内）、炎症、狭窄、先天性异常、治疗后结果、子宫内膜异位

注：a内边缘征：低级别和高级别病变可能共存，并且由于一个或多个病变性质的突然改变，可能存在内部边缘（边界）。这被称为"病灶中的病变"或"内边界征"，是高级别瘤变的特征。

b脊征：如果醋白区域厚且范围变大，并且像墙壁或脊的顶部一样突出在鳞-柱交接部附近，则称为"脊征"。脊征提示存在高级别病变。

如果细胞学显示为高度非典型鳞状细胞（中度）或更严重，和（或）阴道镜检查提示重度或更高级别的病变，则应进行宫颈活检。如细胞学为低级别、阴道镜检查阴性或轻微异常，则不需要进行活检。除非阴道镜检查提示有浸润性癌可能，否则妊娠期应避免活检。

活检钳（如Tischler）有不同的形状（图9.1），可以无损地取下约3.5mm的小组织样本。与单一活检相比，在非典型区域多点活检具有更高的诊断准确性。如果需要多次活检，应首先对宫颈后唇进行活检，以避免出血覆盖视野。在宫颈明显增生的情况下，则应从病变的边缘进行，以避免取到坏死组织。活检后创面出血通常会自行停止，但是如果持续出血，可以使用硝酸银棒、Monsel溶液、电凝术或阴道填塞止血。

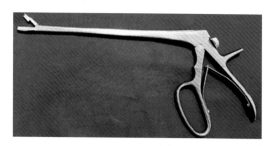

图9.1　Tischler宫颈活检钳

9.3　消融技术

消融技术在宫颈上皮内瘤变（CIN）的治疗中起着重要作用。在资源匮乏的地区，此技术也被用于筛查和治疗醋酸目视检查（VIA）和HPV阳性的病例。判断有病变时，可以在同次就诊时进行消融治疗，不需要事先进行阴道镜检查或组织病理学检查。有条件的地区，可以在消融病变前进行活检。消融方法包括冷冻治疗、热消融或冷凝固和激光消融，其中前两种方法更常用。因为最深的宫颈腺隐窝开口为5mm，所以消融的破坏深度至少需要达到7mm。消融术的主要缺点是无法确定治疗的充分性，因为没有对边缘和破坏深度的组织学诊断。表9.2总结了消融术前需要满足的基本前提条件。消融后的随访在

6 ～ 12个月后进行。

表9.2　消融技术的先决条件
● 转化区必须是完全可见且可触及的（即1型或2型转化区）
● 病变累及转化区＜75%[a]
● 病变无宫颈管或阴道受累
● 无浸润性癌症的证据，也没有可疑的腺体病变
● 妊娠或产后未满3个月是禁忌证
● 无月经出血
● 无既往治疗史
● 细胞学和阴道镜检查两者之间不应有差异

注：a此先决条件是冷冻疗法所必需的，而不是热消融术，因为后者可以有多种应用来消融病变。

9.3.1　冷冻治疗

冷冻治疗是一种不需要麻醉的门诊小手术，是资源匮乏地区的首选治疗方法。在-60℃或-80℃的温度下，使用氧化亚氮（N_2O）或二氧化碳（CO_2）消融转化区。

冷冻治疗的设备包括不同尺寸的冷冻探头、带扳机的冷冻枪、压缩气体瓶、压力表、释放阀和一个柔性塑料管。在中心温度为-89℃，外围温度为-20℃时，细胞内的水发生结晶并伴随蛋白凝固，导致细胞低温死亡。双重的冷冻—解冻—冷冻技术分别需要3分钟—5分钟—3分钟。治疗过程中应特别注意冷冻探头不能接触阴道壁，冷冻周期结束后，不可将探头强行从宫颈拔出，待完全解冻才可将其取出（图9.2）。

据报道，冷冻治疗对CIN2的治愈率为92%，对CIN3的治愈率为70% ～ 85%。

冷冻治疗的副作用包括分泌物增多、轻度疼痛和罕见的血管迷走神经症状。

将沉重的气体罐运到偏远地区的物流问题是阻碍这种相当安全的治疗方法广泛实施的主要障碍，有时难以采购到这些气体也是一种障碍。

9.3.2　热消融

热消融或冷凝是使用加热至100℃的金属探头来治疗CIN。当细胞内水分达到沸点时，宫颈组织会发生热破坏，引起细胞坏死。热消融所需的工具包括带有金属宫颈探头的热凝器（图9.3）、电连接线、阴道镜（有条件）、阴道扩张器和光源。嘱患者取截石位，充分显露宫颈，并使用3% ～ 5%醋酸溶液和鲁氏碘液识别病灶。将热探头加热至100℃，放置在宫颈转化区，确保与上皮接触良好，持续20 ～ 40秒，可重复使用1 ～ 5次，每次20 ～ 40秒，以覆盖整个病灶（图9.4）。在整个操作的过程中都要确保阴道壁不会与加热的探头接触。使用后的探头需要清洗，烘干后在120℃下加热45秒消毒。

热消融的副作用包括轻度绞痛、血色水样分泌物（17%）、血管迷走神经反射（晕厥、眩晕、轻度绞痛等）、阴道烧伤，极少数情况下有出血。应告知患者，术后可能出现2 ～ 3周的水样分泌物。长期的后遗症很少见，如盆腔炎症和宫颈狭窄。

治疗后4周内出现发热（＞2天）、恶臭的脓性分泌物（＞3天）、严重的下腹疼痛/绞痛、出血＞2天等症状，需及时就诊。

对于CIN1和CIN2-3，热消融的治愈率分别为96%和95%（92% ～ 98%）。

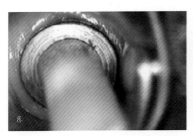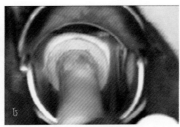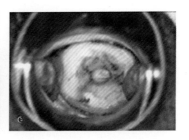

图9.2　冷冻治疗程序

a. 低温探头的应用；b. 冰球的形成；c. 宫颈冷冻治疗后图像

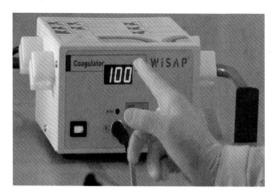

图9.3 热消融器

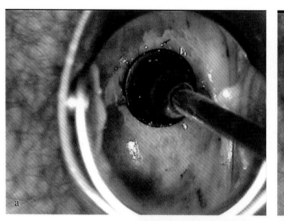

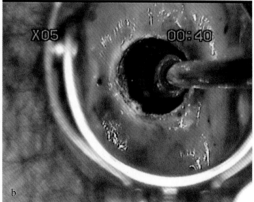

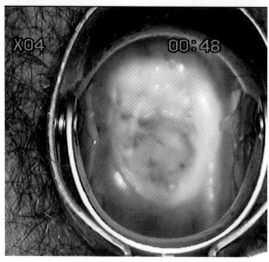

图9.4 热消融探头的应用（a）；探针应用点和周围组织的热损伤（b）；后处理（c）

冷冻治疗和热消融的优缺点见表9.3。

表9.3 消融技术的优缺点

	冷冻疗法	热消融/冷凝固
优点	1.有效 2.不需要麻醉 3.可由训练有素的护理人员进行 4.副作用/并发症少	1.有效 2.不需要麻醉 3.设备易于携带 4.可由训练有素的护理人员进行 5.多种应用覆盖大病灶 6.减少治疗时间 7.易于对探头进行灭菌 8.副作用/并发症少
缺点	1.气瓶的物流问题，因为它们体积庞大、难以运输、价格高昂且无法免费获得 2.与热消融相比，治疗时间更长 3.仅单次应用，因此不适合占据转化区面积>75%的病变	1.昂贵的设备 2.需要电力（虽然也制造了用电池供电的设备）

9.4 切除术

当大部分宫颈被高度异常组织取代、低度阴道镜改变与高度异型（重度）或更严重的异型病变，或者病变延伸到3型转化区时，建议进行切除活检。常见的切除方法包括转化区大环切除术（LLETZ）、转化区直线切除术（SWETZ）、冷刀锥切术（CKC）和激光切除术。

切除标本的长度取决于转化区的类型、患者保留生育能力的意愿和病变的位置。通常1型和3型转化区的标本切除长度分别为8mm和1.5～2cm。在Cochrane的一项荟萃分析中，3种手术方式在持续性疾病的随访中没有显著性差异。与热消融和冷冻疗法等破坏性方法相比，切除法的主要优点是切下来的组织可以送病理学检查，评估切缘是否干净及是否达到了理想的切除

深度。

9.4.1 LLETZ

LLETZ也称为环形电切术（LEEP），是一种使用带电的细钨丝环对宫颈进行切除的手术。它是最常见的切除方法，适用于患有高级别CIN（中度和重度异型病变）的女性。在治疗CIN2/CIN3病变时，LLETZ的治愈率超过90%。

9.4.1.1 LLETZ的术前准备

通常在取得患者的知情同意后，宫颈LLETZ作为日间手术在阴道镜门诊进行，需局部麻醉。如果宫颈病变范围较大，患者不能耐受局部麻醉，或有禁忌证，LLETZ手术也可以在全身麻醉下进行。

9.4.1.2 LLETZ的手术步骤

患者取截石位。如果在局部麻醉下手术，则需要准备带针头的注射器，分别预装局部麻醉药和血管收缩剂，在子宫颈的转化区外进行4个象限或环形的浅表浸润麻醉。

治疗应在低倍阴道镜视野调节到可见整个转化区时进行。选择电切环时，应该考虑转化区的解剖结构多变这一特点，以便进行充分的切除（图9.5）。

电切时使用具有70/30或80/20的混合电流和凝固设置进行切除，从宫颈的一侧到另一侧或从下到上缓慢移动，以产生电灼效果。如果细钨丝环被推动或过快移动，就会造成干燥脱水，对标本产生更大的热损伤。理想情况下，切除标本应完整取出，但有时由于转化区较大或需要从宫颈深部切割，可能需要多次操作（图9.6）。

术中出血过多时，可以将电凝球调节到凝血模式，使用干燥法或电灼法来止血，再用棉签和拭子清除血液。其他止血技术包括使用外科纱布、硝酸银、亚硫酸铁（Monsel溶液或膏）或用纱布包扎伤口。

根据转化区的类型，IFCPC将切除类型分为1、2、3型。主要从3个维度描述标本的尺寸：长度（从远端或外部边缘到近端或内部边缘的距

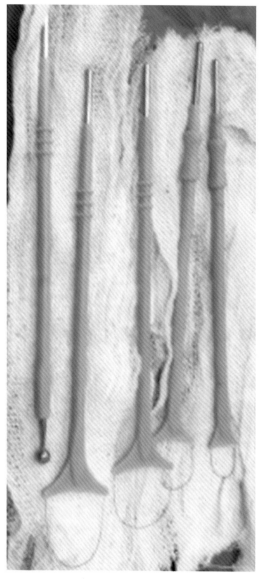

图9.5　不同尺寸的环，用于止血的滚珠

离）、厚度（从基质边缘到切除标本表面的距离）和周长（切除标本的周长）。

术后可能出现疼痛、出血和阴道分泌物，持续数天至4周不等。术后4周内，患者应避免使用卫生棉条或月经杯，禁止阴道性交。据统计，并发症的发生率为7% ~ 10%，最常见的是出血。其他并发症包括脓性阴道分泌物和盆腔疼痛。长期并发症包括宫颈功能不全、早产及宫颈狭窄，特别是在切除的深度＞1cm或多次行环形切除手术。一项荟萃分析估计，LLETZ术后的患者发生早产的相对风险为1.56（95%CI

1.36 ~ 1.79）。宫颈狭窄可能引起宫颈血肿、不孕，并导致后续阴道镜检查困难。

直线切除术与LLETZ方法类似，不同点在于使用一根直的钨丝代替环状物来切除锥形组织。在一项随机对照试验中，与SWETZ相比，LLETZ-cone术的宫颈内缘受损或损伤的风险显著增加（RR 1.72，95% CI 1.14 ~ 2.6），并且SWETZ标本碎片较少（ARR 19.8%，95% CI 10.3% ~ 29.3%）。两种手术的并发症发生率无显著性差异，但SWETZ手术时间比LLETZ手术时间更长。

9.4.2　冷刀锥切术

冷刀锥切术（CKC）是一种使用手术刀的切除方法，只适用于疑似腺体病变的3型转化区。CKC用于治疗原位腺癌和微浸润性疾病。CKC的优点是切除的标本为单个完整的组织，没有热损伤，并可达到所需的切除深度。然而，与LLETZ相比，CKC相关并发症如出血和妊娠并发症等发生率较高，而且总需要在麻醉下进行。

激光锥切术与此类似，不同点在于使用Nd:YAG激光来切除和取出锥形组织。但是更加昂贵，需要良好的基础设备。

9.4.2.1　CKC手术步骤

首先用3% ~ 5%醋酸溶液和鲁氏碘液标记病变范围。用肾上腺素（1∶10 000）辅助进行宫颈表面麻醉，以减少手术出血。用一个或两个宫颈钳抓取宫颈前唇，远离预期的切除线。建议使用Beaver®刀片，因为它有两个锋利的刀口，可用于向任何方向切割，刀片的内弧可确保最大限度地减少对周围器官如膀胱或直肠的意外伤害。

锥切的起点应从6点钟位置开始，向上弯曲，这样可以防止血液向下滴落遮挡住切除线。切割锥形组织时，用拉钩将切下来的部分向相反方向拉紧，以更好地显露切口底部的视野。应尽量将锥体作为一个整体来切除，锥体应以宫颈内口为中心对称，顶端位于宫颈管内。锥体切除后，应在12点钟位置用缝线做标记，以便病理

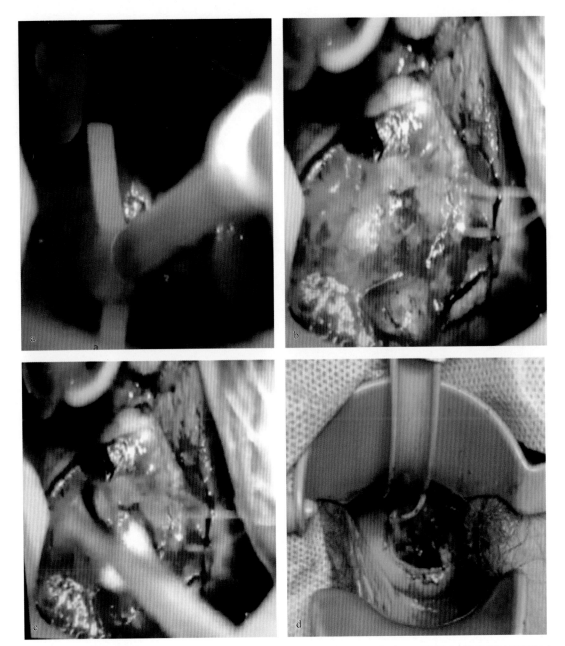

图9.6 a.带电环路从左向右穿过转化区；b.完全切除后看到的LLETZ标本；c.不同尺寸的宫颈LLETZ标本；d. LLETZ术后使用电热球止血的宫颈的图像

科医师定位阳性边缘或浸润性病灶。

控制术后出血的方法见表9.4。术后注意事项与LLETZ相似。

CKC主要的长期风险是宫颈功能不全、早产、胎膜早破和围生儿死亡。早产风险取决于切除的深度：深度≥20mm时，风险为10.2%，切除深度<1cm时，风险为3.4%。

表9.4 CKC术后控制出血的方法

1. 电热球疗法
2. 渗透了Monsel溶液（或糊状物）的止血材料
3. 阴道填塞
4. 氨甲环酸（静脉注射）
5. 荷包线宫颈缝合以防出血过多

9.5　子宫内膜活检和刮宫术

子宫内膜活检的适应证：持续或反复的绝经后出血、服用他莫昔芬后出现相关症状、无症状的绝经后女性子宫内膜厚度≥4mm、年龄＞45岁的异常子宫出血，以及肥胖、多囊卵巢综合征或对药物治疗无反应的异常子宫出血。在一项荟萃分析中，与刮宫术相比，利用子宫内膜活检进行子宫内膜癌诊断的加权敏感度为100%，用于非典型增生诊断的敏感度为92%（71%～100%）。

子宫内膜活检通常在门诊进行，采取Pipelle活检。有时由于患者不能耐受检查、体型特征或宫颈狭窄，无法进行Pipelle活检。在这种情况下，需要进行刮宫术，可以选择结合宫腔镜检查或不结合宫腔镜检查。如果活检后出血持续存在或获得的标本不足，也可考虑宫腔镜检查。

9.6　宫腔镜检查

宫腔镜检查提高了异常出血的诊断准确性。在一项荟萃分析中，宫腔镜对子宫内膜癌的诊断准确性很高，敏感度为82.6%（95% CR 66.9%～91.8%），特异度为99.7%（95% CR 98.1%～99.9%）。

存在盆腔感染时为禁忌证，若有停经史，应排除妊娠。

宫腔镜检查所需设备：摄像头和监视器、光源和光纤导线、宫腔镜和导管、用于液体膨胀的灌注系统或用于气体膨胀的CO_2宫腔灌注器（表9.5）。宫腔镜可以是刚性的或柔性的，直型（0°）或倾斜型（12°和30°）。通常在诊断性宫腔镜检查中使用30°的视野，这样如果镜的尖端距离宫底1～1.5cm，通过旋转可以获得整个宫腔和输卵管口的视野。将宫腔镜从宫颈抽出时，可以获得全景视野。操作者需要了解宫腔镜光学角度原理，从而提高宫腔内操作的安全性。

表9.5　宫腔镜检查中使用的膨胀介质

媒介	优点	缺点
生理盐水	● 成本低 ● 用于双极电外科手术宫腔镜检查 ● 在出血时灌洗	● 图像不如媒介为CO_2时清晰 ● 可能发生超负荷或过度吸收，导致肺水肿和充血性心力衰竭
1.5%甘氨酸	● 不含电解液，不导电 ● 用于单极电外科手术宫腔镜检查 ● 清晰可见	● 超负荷或过度吸收会导致低钠血症 ● 严重超负荷可导致肺水肿、充血性心力衰竭、溶血、癫痫发作、昏迷和死亡
CO_2	● 耐受性好，方便易用 ● 能见度好，有出血时可变形	● 气泡形成会降低能见度 ● 气体栓塞（严重缺点） ● 因为不像液体膨胀那样连续冲洗，所以出血时会降低宫腔镜检查的能见度

门诊的宫腔镜检查作为一种一站式方法，包括诊断性和手术性宫腔镜检查，如息肉切除，无须进行全身麻醉或宫颈扩张。它采用非接触式阴道镜法，并使用生理盐水作为膨胀液，减少疼痛感。可能导致宫腔镜检查困难的情况有患者无生育史、绝经、宫颈狭窄、严重焦虑、既往盆腔疼痛和子宫极后屈位等。

9.7　宫腔积脓引流

由于子宫或宫颈恶性肿瘤或放疗后引起宫颈管狭窄从而发生宫腔积脓。宫腔积脓的发生率为0.01%～0.5%，老年人和绝经后女性中较为常见，通常伴有其他并发症。

部分宫腔积脓无明显症状，可在影像学检查中偶然发现；部分宫腔积脓的症状和体征主要包括带血的脓性阴道分泌物、子宫对称性增大和下腹痛，罕见的表现包括发热或急腹症，以及由于穿孔导致的脓毒性腹膜炎。

宫腔积脓的治疗方法是使用Hegar扩张器进行子宫颈扩张引流。由于子宫较软，很容易穿孔，术者应小心操作。放疗后的子宫可能会产生假窦道。只有在有侵袭性感染的表现，如全身不适、发热或实验室指标异常时，才需要使用抗生素。如果使用抗生素，应咨询病原学专家，使用涵盖革兰氏阳性菌和革兰氏阴性菌的广谱抗生素。

9.8 外阴活检

外阴活检的适应证包括外阴溃疡经久不愈、外阴持续糜烂和结痂、外阴黑色素沉着、外阴色素减退区域增大或出现新的区域、外阴赘生物及确认外阴癌治疗后有无复发。

可在照明良好的情况下或阴道镜的引导下肉眼对病变进行活检。阴道镜检查需要使用5%醋酸溶液或甲苯胺蓝溶液（图9.7）。在进行活检前，先用消毒液清洁外阴，并注射1～3ml 1%利多卡因（建议是混合肾上腺素的利多卡因溶液）进行局部麻醉。如果需要进行较大面积的切除或多次活检，可能需要进行全身麻醉。

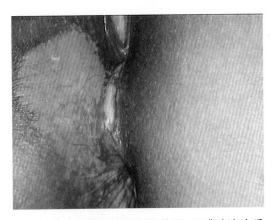

图9.7 阴道镜检查显示施用5%醋酸溶液后，出现致密的皮肤增白；组织病理学：VIN3

通常使用Keyes打孔钳进行活检，该打孔钳的钳孔直径为2～5mm（图9.8）。将该工具垂直于皮肤，顺时针旋转，直至金属刀片的末端进入皮肤，以确保取到足够厚度的皮肤标本。活检

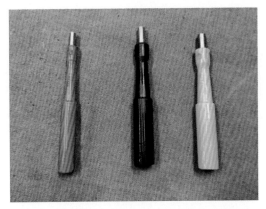

图9.8 Keyes打孔活检钳（有不同尺寸可供选择）

应从病变或增生的边缘取材，以避免造成正常组织的坏死。通常需要连带取一些病变周围的正常组织，以了解入侵的深度。取活检样本时应选择有代表性的异常部位，避开有炎症、溃疡和坏死的区域。多处病变或病变较大时，应采取多次活检。

术后出血多时可以用硝酸银或亚硫酸铁（Monsel溶液）止血。较大的病变可能需要用间断的可吸收缝线（即Vicryl Rapide）进行皮肤缝合。对于较大的病变，应避免进行切除性活检，因为如果最终的组织学显示为癌症或外阴CIN，则为治疗不当，手术范围不够，需进行二次扩大切除手术。

9.9 Tru Cut活检

Tru Cut活检可以为组织学和免疫组织化学提供具有完整组织结构的标本。对于无法明确诊断的晚期腹部和盆腔肿瘤，可以在超声或CT引导下进行Tru Cut活检，以进行组织学验证，从而制订治疗计划。Tru Cut活检还可以用于确认肿瘤有无转移、复发和残留。活检可以从怀疑恶性的肿块、腹壁结节、转移性病灶、增厚的大网膜、盆腔淋巴结和复发的肿块中提取样本，以获得长度15～22mm、宽度1～2mm的圆柱形组织进行病理检查。

活检针有多种尺寸，最常用的是18G/25cm长的针头（图9.9）。Tru Cut活检针包括内部实心针和一个闭孔器。它有一个尖头，用于穿透组

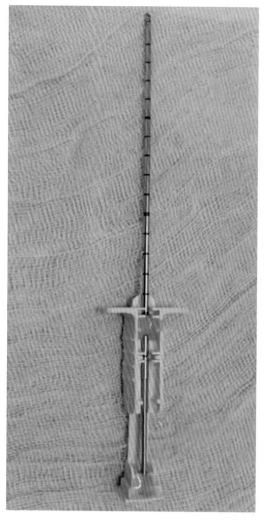

图9.9 Tru Cut活检针

活检即可取到盆腔肿块中的组织。为确保安全，在整个过程中操作者应始终保持针尖在视野内，并多次检查活检部位是否出血。CT引导下的经皮穿刺活检对腹膜后和腹腔内肿块，特别是腹膜后结节性肿块是一种既安全又有效的方法。

9.10 浅表腹股沟淋巴结的细针吸取细胞学检查

超声引导下细针吸取细胞学检查（US-FNAC）通常在门诊进行。

首先用一个高频线性换能器（7～14MHz）对腹股沟的淋巴结进行超声扫描。体积增大（短轴直径＞15mm）、形状改变（圆形或不规则而不是卵圆形）、脂肪丘消失及结节周围不规则的淋巴结为可疑淋巴结。出现坏死或异常的血流模式也是可疑的。

然后用倍他汀（betadine）对腹股沟部位的皮肤进行消毒。用1%利多卡因溶液对皮肤和皮下组织进行局部麻醉。术前应告知患者术中出血和术后轻微疼痛的风险。在超声引导下，将21号或25号针头插入选定的淋巴结。

根据操作者的选择，可以使用两种采集标本的方法：

其一，是用非抽吸式毛细管在淋巴结中来回移动针头，直至在针头孔中看到少量的细胞物质，随后取样活检。

其二，是使用抽吸技术，将一个10ml的注射器套在针头上，用最小的吸力（1～2ml）进行来回抽吸，以吸出细胞标本。

每次活检结束后，抽出针头，将样本涂抹在载玻片上，并用酒精固定。可以对同一个淋巴结进行多次取样活检，以提高细胞标本的检测率。然后利用细胞病理学来分析样本。FNAC的主要局限性是样本量小，并且常遇到组织结构被破坏的情况。

9.11 腹腔穿刺

腹腔穿刺可用于治疗和诊断疾病，治疗性

织，紧靠其后方，外侧有一个用于容纳活检标本的空心针及插管。空心针可以作为一个切割护套，保护切除标本的完整性。

在手术前，需要对活检区域的皮肤进行消毒，并进行局部麻醉。首先需要用手术刀切开皮肤，因为针头无法刺穿坚韧的皮肤。在闭孔器完全缩回并保持牢固的情况下，将针头插入被活检的组织中，再将套管缩回（暴露标本缺口），然后推进（切割已脱出到标本缺口的组织），最后将组件一起抽出。

在超声引导下，可以用Tru Cut活检针取1～3个，长度为1～2cm的组织片。在部分情况下，不需要进行局部麻醉，经阴道的Tru Cut

的腹腔穿刺通常用于大量腹水并有明显腹胀的患者，存在表皮感染灶时禁止进行腹腔穿刺。对于凝血功能障碍（INR ＞ 2.0）、妊娠、存在器官畸形、肠梗阻、膀胱扩张和腹腔粘连的患者，需要谨慎考虑是否必须进行腹腔穿刺。对于有凝血功能障碍的患者，应在纠正到INR ＜ 1.5且血小板计数 ＞ 500×10⁹/L时再行穿刺。

穿刺前应征得患者同意，解释其好处，可以明确诊断、缓解症状，并交代清楚感染、出血、疼痛、穿刺失败、损害周围结构（特别是罕见的肠穿孔）和渗漏等相关风险。

穿刺前应进行临床检查以确认腹水存在，然后利用超声（US）检查标记插入区域，以确定最深液池的部位，并确保引流部位下方没有重要器官。如果无法利用US在右下腹或左下腹的腹壁上标记适当位置，可通过触诊和叩诊找到腹直肌鞘的外侧。进针的适当位置是髂前上棘和脐连线的中外1/3 ～ 1/2，避开血管和瘢痕。

9.11.1 腹腔穿刺步骤

在定位、消毒和铺巾之后，对皮肤和筋膜进行逐层麻醉直至腹膜，使用10ml的利多卡因

进行局部麻醉。诊断性穿刺时，将20ml注射器连接到19号绿色针头以进行抽吸。

在治疗性腹腔穿刺中，有各种导管可供选择，并且可以在原位放置较长时间，直至24小时（图9.10 ～ 图9.14）。全程都需确保无菌操作，不应触及导管尖端。在难治性腹水的情况下，可将导管留置数天，但常有感染和导管堵塞的风险。

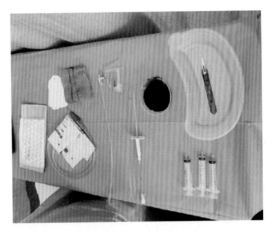

图9.10　穿刺器械盘，包括手术刀、穿刺针和导管、碘伏、拭子和注射器

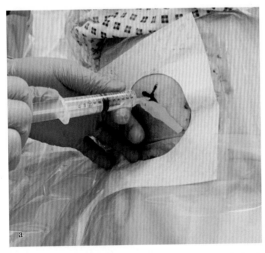
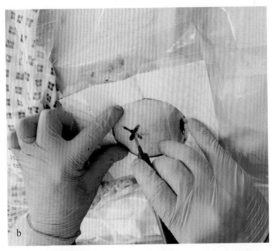

图9.11　在超声标记部位进行局部浸润麻醉（a）；用11号手术刀刀片在皮肤上划出一个小切口，使导管更容易通过（b）

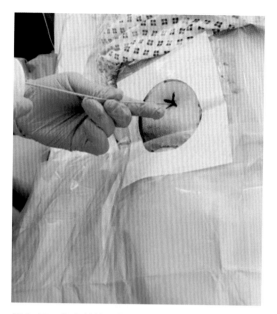

图9.12　将穿刺针垂直于所选的皮肤入口点缓慢插入

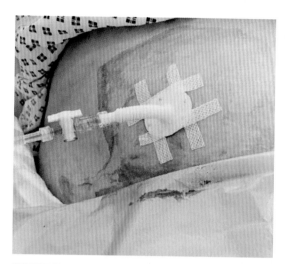

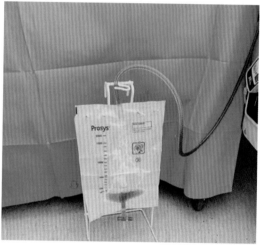

图9.14　当导管推进并拔出针头时，握住旋塞阀，连接引流袋

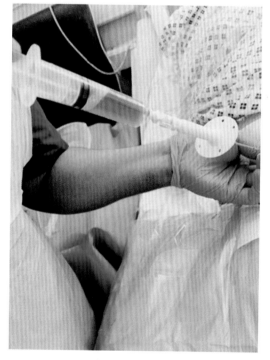

图9.13　当针头向前推进时，对注射器施加负压，进入腹膜腔时，感觉到阻力消失并有腹水填充到注射器中

9.12　伤口开裂的处理

伤口开裂最常见于手术后第7～14天，在缝合钉或缝线被拆除后发生。伤口开裂前通常会出现伤口流脓等情况。

伤口开裂的风险因素可分为3类，如表9.6所示。

9.12.1　浅层开裂

伤口开裂不涉及筋膜时为浅表性开裂。仔细检查后，用无菌棉签轻轻探查，以排除筋膜缺损，并取伤口拭子进行细菌培养。

表9.6 伤口开裂的危险因素

手术前

—年龄超过45岁

—吸烟

—肥胖

—肺部疾病

—肾病

—肝病（腹水、黄疸）

—贫血

—营养不良

围术期

—急诊手术

—正中切口

—超过2.5小时的长时间手术

—伤口闭合方法

手术后

—腹内压升高（包括术后咳嗽）

—伤口感染

—伤口创伤

—辐射

如果没有感染或皮下积脓的证据，可以对准皮肤边缘后用胶条贴合。对于BMI较高的女性，也可以在局部或全身麻醉下重新缝合。修复伤口后，须在7天后进行复查。

如果怀疑有感染，应对伤口进行清洁消毒，用纱布包扎，或用无菌敷料覆盖，并开始使用广谱抗生素。二期治疗修补开裂的伤口。此外，可以考虑延迟重新缝合伤口。

9.12.2 全层伤口裂开

全层裂开的伤口涉及筋膜、肌肉、腹直肌鞘或腹膜，临床上常见于患者病情恶化的复杂情况。需要对患者进行全面评估，可能需要先稳定患者的病情（即静脉输液、输血，如果出现肠梗阻和呕吐，则需要插鼻胃管）。在将伤口拭子送到微生物科培养后，应考虑将抗生素作为初步治疗的一部分。

修补之前应评估周围组织的活力，排除坏死性筋膜炎的可能，并切除无活力组织。

全层裂开的伤口可以立即重新缝合，或先

用无菌纱布包扎，二期缝合伤口。重新缝合可以是部分缝合（关闭某些层）或全部缝合（关闭所有腹壁层）。在全部重新缝合的情况下，应使用牢固的可吸收PDS缝线进行大面积缝合。针对肥胖的患者，需进行深层缝合，通过尽量减少皮肤边缘的张力来加强伤口的闭合。需要特别注意，不得将任何肠襻缝入伤口。建议采用连续缝合，每条缝线间隔2cm，距离皮肤边缘至少2cm。缝合线应在原位保留3周。

皮下组织的浅表伤口引流可以减少伤口感染，因为它可以防止血肿的聚集，预防败血症的发生。真空敷料是一种负压伤口疗法，使用连接到真空泵的敷料密封伤口，将亚大气压应用于局部伤口环境中。通过逐渐减少伤口缺损、促进肉芽组织的形成、增加局部血液灌注、减少细菌定植和清除间质来实现伤口的愈合。

9.13 膀胱镜检查

膀胱镜检查适用于疑似膀胱受累的宫颈癌和阴道癌、疑似放疗或手术后的下尿路瘘、不明原因的血尿、术中排除手术性膀胱损伤或输尿管支架置入。如有必要，可对可疑部位进行膀胱活检。

膀胱镜检查步骤：宫颈癌或阴道癌患者取截石位，排空膀胱，并将尿液送细胞学检查，以排除膀胱受累。尿道口清洁，有时需要先扩张尿道，再插入组装好的膀胱镜。使用250～400ml的生理盐水对膀胱进行水扩张。镜下识别三角区并确定输尿管间襞，然后识别两个输尿管口。有时气泡会使膀胱镜的视野转向膀胱的圆顶，需排除干扰。必要时可对膀胱病变进行活检。如果患者没有任何潜在的肾损害，则在术中使用抗生素，通常是单次注射庆大霉素3～5mg/kg。

9.14 胸管引流

卵巢癌4期患者需进行胸管引流，以缓解症状，并对胸膜腔受累情况进行细胞学评估，因为这会影响患者接受的化疗方案的类型选择。

对于特定的患者，如果进行了膈肌切除术，但膈肌没有达到足够的水密闭合，或者检测到了广泛的胸膜疾病，但没有完全切除，则在术中插入胸腔引流管，以防止胸腔积液积聚。偶尔也在胸膜疾病的患者术中剥离部分肺组织，以防止手术引起的气胸。对于是否在膈肌切除术后常规插入胸腔引流管，医学界仍有争议。在膈肌切除和闭合术后，胸腔引流并不是必需的，但是，如果有疑似气胸的损伤或胸膜沉积物对肺部的浸润，胸腔引流就变得很重要。

通常在腋前线的第6肋间插入胸腔引流管，并在原位保持3 ~ 5天（图9.15）。需在胸腔引流管的固定缝线外另行荷包缝合，术后拆除引流管时将荷包缝合线系好，以防止在拔出胸腔引流管时引发医源性气胸。

9.14.1　PleurX引流器

PleurX引流器用于间歇性引流腹水或胸腔积液，可避免多次插入引流管，一旦插入PleurX引流器，即可在家庭环境中进行引流。PleurX引流器有单向阀，允许向外引流并预先阻止任何空气或污染物进入体内。

引流系统通过皮下隧道固定，因此需要在皮肤上做两个小切口，以便在皮下组织中开隧道插入胸腔引流套件。插入之前需进行局部麻醉，镇静镇痛。患者接受过专业培训后，一旦出现积液症状，就可以在家中间歇性地排出积液。

PleurX引流管是一根细而柔韧的管子，放置在患者的胸腔/腹腔内，用于引流胸腔积液/腹水。可以根据需要留置几周到几个月，直至停止排液。

PleurX引流器有3个主要部分：①导管，一端插入胸膜/腹膜腔内，另一端伸出体外。②单向阀，位于身体外的导管末端，它可以让胸腔积液/腹水流出，但不让空气进入。③阀门帽，它可以保护阀门并使其保持清洁。

PleurX引流管需要在患者镇静镇痛的状态下插入。首先对插入部位的皮肤进行消毒，并进行局部麻醉。需要在表皮做两个小的皮肤切口，一个进入胸膜/腹膜空间，另一个在几厘米外穿过皮肤。在这两个切口之间的皮肤下创建一个隧道。导管通过该隧道插入胸膜/腹膜空间。导管

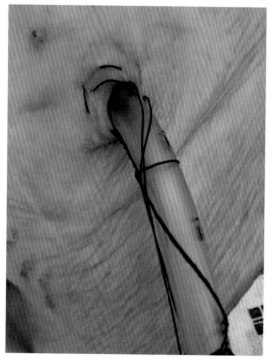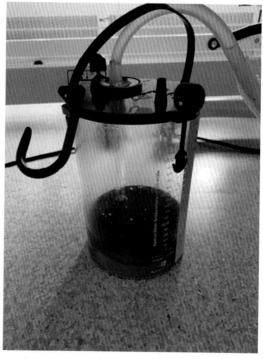

图9.15　胸管和引流器

插入隧道会使患者更加舒适，并有助于其保持在原位。一旦导管到位，缝合关闭进入胸膜/腹膜空间的切口，并在另一个出口处覆盖无菌敷料。手术后，用一个阀帽覆盖PleurX导管的末端。当需要排出液体时，将导管末端连接到一个收集装置上。

放置PleurX引流管的过程通常需要45 ~ 90分钟，患者当天即可以回家，但唯一的缺点是与传统的一次性引流系统相比，费用较高。

9.15 结论

最后，本章总结了妇科肿瘤学中常见的小手术。尽管与大手术相比，相关的并发症数量不多，但对手术相关要素和步骤的全面了解可以进一步将并发症发生率降至最低。

■ 要点

1.妇科小手术包括诊断性和治疗性手术，通常在局部麻醉下进行。

2.在宫颈筛查试验结果异常或临床表现和检查提示有宫颈恶性肿瘤的情况下，需进行阴道镜检查。根据IFCPC的标准，以标准格式记录检查结果。

3.宫颈恶性病变的治疗可以使用消融技术，如冷冻疗法或热消融，以及切除方法，如LLETZ、SWETZ或锥切术。

4.子宫内膜活检，无论是否联合宫腔镜检查，都是对绝经后或异常子宫出血的重要诊断程序，以排除子宫内膜癌。子宫内膜活检通常在门诊进行，采取Pipelle活检。

5.子宫积脓的引流是通过使用Hegar扩张器逐步扩张宫颈来完成的。在这些病例中，排除恶性肿瘤是非常重要的。

6.使用Keyes打孔钳从病变或增生的边缘进行外阴活检。

7.腹腔穿刺既可以是治疗性的，也可以是诊断性的，在无菌的预防措施下插入专门的导管，可以在原位保持较长的时间。

8.预防性插入胸腔引流管，以减少卵巢癌减瘤膈肌切除术的患者因胸腔积液引起的并发症。对于难治性和复发性胸腔积液，可在原位保留PleurX引流管。

（译者：姚金含　杨晓清）

第10章
并发症的处理

Anastasios Tranoulis，Howard Joy，Bindiya Gupta

10.1 引言

患有妇科恶性肿瘤的女性通常从诊断、治疗、复发到临终，承受着身体和情感症状的沉重负担。妇科肿瘤患者的常见并发症包括疼痛、深静脉血栓形成/肺栓塞、出血、腹水/胸腔积液、乳糜性腹水、肠梗阻和化疗相关的副作用。与大多数其他类型的癌症一样，疼痛是一个主要问题，可能需要多种治疗方式。静脉血栓栓塞（VTE）是妇科癌症患者公认的不良后遗症，是发病和死亡的主要原因之一。上皮性卵巢癌患者常出现腹水、乳糜性腹水或恶性胸腔积液，需要进行个体化多学科治疗。肠梗阻仍然是进展性妇科癌症的常见问题。姑息性手术可用于经过仔细选择的女性。与化疗相关的副作用常见。重要的是能够预防、识别和管理化疗相关的副作用，因为它们会影响最佳和及时的治疗，并显著影响生活质量。本章重点讨论妇科恶性肿瘤患者常见并发症的管理。

10.2 化疗相关并发症

迄今为止，化疗是大多数妇科恶性肿瘤患者新辅助和辅助治疗的基石。最常用的化疗药物是铂类药物（卡铂/顺铂）和紫杉烷类药物（紫杉醇）。此外，其他细胞毒性药物也用于复发或转移性疾病，如拓扑异构酶抑制剂、多柔比星、多西他赛、吉西他滨和异环磷酰胺。近年来，包括贝伐珠单抗和PARP抑制剂在内的靶向治疗药物成为治疗原发性或复发性妇科恶性肿瘤的新药物。化疗药物的使用剂量通常对正常组织造成一定程度的毒性。表10.1列出了常用化疗药物的最常见副作用。

10.2.1 血液学毒性的管理

贫血 是化疗最常见的副作用之一。化疗药物可抑制骨髓并损害红细胞前体的合成，导致贫血。此外，一些化疗药物（如顺铂）可引起肾毒性，导致肾产生红细胞生成素减少，从而导致贫血。治疗包括静脉输注浓缩红细胞或给予红细胞生成刺激剂（联用或不联用铁剂）。

血小板减少 持续血小板减少（血小板 < 10 000/mm³）的女性发生自发性出血的风险显著增高。化疗所致血小板减少症的治疗包括治疗任何潜在的导致血小板减少的原因、减少化疗药物的剂量或输注血小板。血小板输注通常适用于活动性出血或即将进行紧急手术的患者。

中性粒细胞减少症 化疗引起的中性粒细胞减少症的严重程度通常采用美国国家癌症研究所基于中性粒细胞绝对计数（ANC）的通用毒性标准分级。

1级：$1.5 \times 10^9/L \leqslant ANC < 2 \times 10^9/L$

2级：$1 \times 10^9/L \leqslant ANC < 1.5 \times 10^9/L$

3级：$0.5 \times 10^9/L \leqslant ANC < 1 \times 10^9/L$

4级：$ANC < 0.5 \times 10^9/L$

中性粒细胞计数 < 500/mm³持续5天或更长时间的女性是发热性中性粒细胞减少症的高危人群。中性粒细胞减少症定义为口腔温度 > 38.5℃或连续两次温度 > 38℃持续2小时且ANC < $0.5 \times 10^9/L$。其与死亡率增加、住院时间延长和治疗延迟相关。中性粒细胞减少症可以通过使用粒细胞集落刺激因子（G-CSF）来治疗，而中性粒细胞减少症则需要补充液体和电解质、肠道休息、肠外营养、血液制品和广谱抗生素。最常用的抗生素包括第三、四代头孢菌素、美罗培南、

表10.1　妇科恶性肿瘤中最常用化疗药物的最常见副作用

药物	给药途径	常见毒性	妇科恶性肿瘤
铂类药			
卡铂	iv	恶心呕吐	卵巢癌
		骨髓抑制	子宫内膜癌
		神经病变	宫颈癌
		耳毒性	
		周围神经病变	
顺铂	iv	恶心呕吐	卵巢癌
		骨髓抑制	子宫内膜癌
		肾毒性	宫颈癌
		周围神经病变	卵巢生殖细胞肿瘤
		耳鸣	
		听力下降	
达卡巴嗪	iv	恶心呕吐	子宫肉瘤
		骨髓抑制	
		肝毒性	
		流感样症状	
植物生物碱			
紫杉醇	iv	骨髓抑制	卵巢癌
		心律失常	
		脱发	
		过敏反应	
多西他赛	iv	骨髓抑制	卵巢癌
		外周性水肿	
		脱发	
		过敏反应	
长春新碱	iv	骨髓抑制	宫颈癌
		神经毒性	肉瘤
		胃肠道毒性	卵巢生殖细胞肿瘤
		脑神经麻痹	
烷化剂			
异环磷酰胺	iv	骨髓抑制	宫颈癌
		肾毒性	卵巢癌
		膀胱功能障碍	癌肉瘤
		中枢神经系统功能障碍	

续表

药物	给药途径	常见毒性	妇科恶性肿瘤
环磷酰胺	po，iv	骨髓抑制	宫颈癌
		膀胱功能障碍	肉瘤
		脱发	
		肝炎	
		闭经	
抗肿瘤抗生素			
博来霉素	im，iv	肺毒性	卵巢生殖细胞肿瘤
		过敏反应	
		发热	
		皮肤反应	
多柔比星	iv	恶心呕吐	卵巢癌
		骨髓抑制	子宫内膜癌
		心脏毒性	
		脱发	
		黏膜溃疡	
多柔比星脂质体	iv	骨髓抑制	卵巢癌
		口腔炎	子宫内膜癌
放线菌素D	iv	恶心呕吐	卵巢生殖细胞肿瘤
		骨髓抑制	妊娠滋养细胞肿瘤
		皮肤坏死	肉瘤
		黏膜溃疡	
抗代谢药物			
甲氨蝶呤	po，iv	骨髓抑制	妊娠滋养细胞肿瘤
		肝毒性	
		黏膜溃疡	
		过敏性肺炎	
吉西他滨	iv	骨髓抑制	卵巢癌
		发热	肉瘤
氟尿嘧啶	iv	恶心呕吐	宫颈癌
		骨髓抑制	
		脱发	
拓扑异构酶I抑制剂			
拓扑替康	iv	骨髓抑制	卵巢癌
伊立替康	iv	骨髓抑制	卵巢癌
		腹泻	宫颈癌

续表

药物	给药途径	常见毒性	妇科恶性肿瘤
抗血管生成药物			
贝伐单抗	iv	高血压	卵巢癌
		蛋白尿	宫颈癌
		肠穿孔	
PARP抑制剂（PARPi）	po	恶心呕吐	卵巢癌
		骨髓抑制	
		乏力	
		腹泻	
		便秘	
		尿路感染	
		上呼吸道感染	
		腹痛	

注：po.口服；iv.静脉注射；im.肌内注射。

亚胺培南、氨基糖苷类和甲硝唑，也可考虑经验性抗真菌治疗。低危患者可在门诊接受治疗，而高危患者则需要住院接受静脉注射广谱抗生素治疗。

10.2.2　胃肠道毒性的管理

恶心呕吐治疗　化疗所致呕吐治疗的推荐组合是 5-羟色胺受体拮抗剂（5-HT3）+地塞米松+阿瑞吡坦。5-羟色胺受体拮抗剂和神经激肽-1（NK-1）受体拮抗剂在严重呕吐时可联合应用，具有抗焦虑、抗抑郁和止吐的作用，且在大脑和外周胃肠道均有受体。如果需要突破性治疗，可加用不同类别的药物。

腹泻　洛哌丁胺是治疗化疗引起腹泻的一线推荐药物。1、2级腹泻的女性如果腹泻有所改善或消失，通常不需要任何其他干预，而≥3级腹泻的高危女性需要住院治疗。奥曲肽、阿托品也可用于难治性腹泻。通常需要补充液体和电解质，并进行粪便采集。如果有腹膜炎的体征，则需要进行CT扫描。坏死性小肠结肠炎包括一系列严重腹泻，与中性粒细胞减少症女性的死亡率增加相关。静脉应用广谱抗生素应与肠道休息和

肠外营养联合应用。

神经毒性的处理　抗惊厥药（加巴喷丁、普瑞巴林）、三环类抗抑郁药（阿米替林）和度洛西汀可用于治疗化疗引起的神经毒性。非药物干预包括认知和行为治疗。

心脏毒性的处理　左心室功能障碍和明显的心力衰竭是化疗引起的心脏毒性最常见的表现。卡维地洛或右拉唑烷可用于蒽环类药物化疗患者的心脏不良后遗症的预防。血管紧张素转化酶抑制剂可用于左心室功能不全的治疗。

10.3　急性肠梗阻

术语肠梗阻通常是指机械性肠梗阻。肠梗阻是妇科恶性肿瘤的罕见表现，最常与卵巢癌相关。肠梗阻常为复发性疾病的临床表现，与预后不良相关。肠梗阻通常与以下一种或多种因素有关：广泛的癌变引起肠动力障碍，腹腔内和（或）局部区域复发引起外源性或腔外闭塞，腹膜后病变累及肌间神经丛和粘连。在上皮性卵巢癌中，肠梗阻与许多因素相关，而多个解剖部位的疾病通常导致肠梗阻。

肠梗阻最常见的症状：

- 腹痛——本质上是绞痛或痛性痉挛。
- 呕吐——早期发生于近端梗阻，晚期发生于远端梗阻。
- 腹胀。
- 绝对便秘——早期发生于远端梗阻，晚期发生于近端梗阻。

所有疑似肠梗阻的患者都需要常规紧急抽血，而静脉血气可以用于评估缺血和代谢紊乱的体征。腹部和盆腔CT扫描是疑似肠梗阻患者的金标准影像学检查方法，同时腹部X线片也可用于某些情况下的初步检查。

肠梗阻的治疗取决于病因及是否合并肠缺血、穿孔和（或）腹膜炎。

10.3.1 保守治疗

在无缺血或绞窄征象的情况下，推荐保守治疗，包括禁食、静脉输液和通常的插入鼻胃管（NGT）减压。由于体液和电解质的耗竭，维持体液平衡是至关重要的。液体管理并不总是容易的，要记住上皮性卵巢癌患者也会出现重度腹水和低白蛋白血症。通常建议插入Foley导尿管。主要症状（包括疼痛、恶心、呕吐和便秘）的处理应个体化，包括使用强阿片类药物、止吐药、抗胆碱类药物、生长抑素类似物和泻药。确诊肠梗阻时应开始使用抗生素，特别是在有发热和白细胞计数升高的情况时。抗生素的使用原理是基于控制和治疗肠道细菌的过度生长及其跨肠壁移位。鉴于患有肠梗阻的女性通常会出现严重的呕吐，通常可以通过其他途径给药，如皮下、经皮、直肠或舌下给药，如果可能，也可考虑静脉注射类固醇激素。类固醇具有止吐作用，还可减轻肠壁水肿，而肠壁水肿是肠梗阻的特征。最近的一篇Cochrane综述表明，静脉注射类固醇激素在缓解肠梗阻和控制肠梗阻相关症状方面是相当有效的。由既往手术引起的粘连性小肠梗阻可采用水溶性造影剂（如胃植片）保守治疗，成功率为80%。根据临床情况，也可以考虑全胃肠外营养（TPN）。全胃肠外营养应使用一段时间，在英国通常限制在几周。如果保守治疗不能缓解症

状，则应考虑手术治疗。

10.3.2 手术管理

目前对于成功的姑息性手术的定义尚未达成共识。在患有妇科恶性肿瘤的肠梗阻患者中，决定是否进行姑息性手术是相当困难的，这是由于此类手术相关的死亡率升高，姑息性目标是否能够实现不确定，以及缺乏生活质量相关数据。姑息性手术应个体化，在采取任何干预措施之前应考虑以下因素：

- —既往的手术和非手术治疗
- —体能状态和合并症
- —营养状况
- —肠梗阻的部位
- —腹膜炎
- —疾病分布
- —无治疗生存期

可能的手术方式应个体化，包括：

- —开关手术
- —粘连松解术
- —肠切除吻合术和（或）造口术
- —旁路手术
- —对孤立的肠梗阻段进行减压

经剖腹行腹腔粘连松解术是小肠梗阻伴粘连的标准治疗方法。腹腔镜下粘连松解术可适用于选择性的患者。肿瘤引起的小肠梗阻可根据小肠受累的范围、患者的全身情况及是否存在腹膜炎而采用切除吻合术或回肠造口术治疗。

切除和造口术是恶性大肠梗阻的推荐选择。据报道，恶性大肠梗阻切除吻合术后吻合口瘘的发生率为2% ～ 12%，与择期外科手术后吻合口瘘的发生率2% ～ 8%相当，因此，在无明显危险因素或穿孔的情况下，可以对特定的患者进行切除术和一期吻合。对于单发恶性肠梗阻的女性患者，完全切除肿瘤通常是可行的。然而，最常见的情况是，多个部位的原发性或复发性疾病通常会导致梗阻。在这种情况下，通常选择姑息性旁路手术或分流造口，引起梗阻的癌症部位通常不切除。然而，在这种情况下，可以认为接受姑息性手术的女性可以选择新辅助化疗、辅助化疗或

二线化疗。

10.3.3　替代治疗方案

对于那些很可能无法从外科治疗中获益的患者，如体能和营养状况较差的患者，或伴有多部位肠梗阻和腹水的广泛癌变患者，应考虑其他治疗方案。

支架　放射学或内镜下放置可弯曲的自膨式金属支架成为肠梗阻患者的一种替代的、更保守的治疗方式。对于梗阻性左半结肠癌的姑息治疗，自膨式金属支架优于结肠造口术，因为两者死亡率/发病率相似，但前者住院时间更短。自膨式支架的主要局限性是，它被推荐用于单部位的盆腔梗阻，即存在一小段狭窄的肠管或盆腔解剖结构没有明显扭曲。

姑息性胃造瘘管　对于反复呕吐的女性，可提供姑息性胃造瘘管。它们可以通过内镜、放射学或通过上腹部小切口手术放置。由于可以达到充分的减压，约90%的女性能够耐受经口进食，包括25%的软食。

10.4　有症状的腹水和胸腔积液

10.4.1　腹水

恶性腹水是由潜在癌症引起的腹腔内积液。腹水最常与卵巢癌相关，卵巢癌及起源于乳腺、肠道、胰腺和子宫内膜的肿瘤占女性恶性腹水病例的80%。它可能是由多种因素共同作用引起的，包括淋巴引流阻塞，阻碍腹腔内胆汁和蛋白质的吸收，疾病产生大量高蛋白质含量的胆汁，低蛋白血症和偶尔继发于肝癌的门静脉高压。在卵巢癌或子宫癌患者中，肝转移较少见。因此，预计会有渗出性腹水。在恶性疾病中，腹水可在诊断时出现，也可在疾病复发时出现。复发性恶性腹水会引起严重的症状，显著降低患者的生活质量。腹水的蓄积量和容积难以预测，因此，女性经常出现各种症状而急诊入院，如腹胀、厌食、不适、恶心、便秘和呼吸急促等。关于在初次就诊时、治疗期间或姑息治疗期间处理

恶性腹水的适宜方法，目前尚缺乏可靠证据。一般而言，有症状的恶性腹水的治疗包括旨在将腹水从腹膜腔引流的机械干预，以及预防和减少腹水发生的药物干预。症状性腹水的治疗方法如下所述。

10.4.1.1　腹水引流

具有明显张力性腹水的女性通常需要经皮穿刺引流。通常的做法是在影像学引导下确定腹水最深处后穿刺置管，并避免损伤引流部位下方的重要器官。标记适当的区域后，可以在超声扫描同时或之后在病房进行置管。

10.4.1.2　留置腹膜导管

留置导管通常用于腹水迅速蓄积的复发性或难治性卵巢癌患者。在这种情况下，由于腹水产生过多，很难拔除引流管，可能需要让患者带着引流管出院，但这种做法增加了感染和阻塞的风险。

10.4.1.3　利尿治疗

支持恶性腹水患者口服及静脉给予利尿剂（如螺内酯）的作用的数据有限，主要来自小型病例系列研究。利尿剂不太可能控制腹水，而如果没有仔细监控，患者脱水的风险很高。如怀疑腹水非恶性，可进行血清白蛋白腹水梯度（SAAG）检查。如果SAAG检查示漏出液，则可以考虑在密切观察下试用利尿剂。

10.4.1.4　抗肿瘤治疗

抗肿瘤治疗可预防腹水再蓄积。虽然有肿瘤坏死因子（TNF）在早期有治疗希望的研究结果，但一项随机对照试验表明，TNF对腹水的再蓄积没有影响。抗血管生成药物Batimastat也具有很好的效果，但由于与该药物相关的肠梗阻发生率高，因此与该药物相关的试验提前被终止。卡妥索单抗（Catumaxomab）是一种单克隆双特异性抗体，似乎是一种缓解腹水蓄积和显著延长穿刺间隔时间的有效药物。其可能有利于降低感染、肠穿孔和肠粘连的风险，但其疗效有待进一

步研究。

10.4.2　胸腔积液

胸腔积液是在肺和胸壁之间的胸膜腔积聚的额外的积液。恶性胸腔积液（malignant pleural effusion，MPE）是指含有恶性细胞的胸膜腔积液。它影响15%的癌症患者，最常见的是肺癌、乳腺癌、淋巴瘤、妇科恶性肿瘤和恶性间皮瘤。33%～53%的上皮性卵巢癌会出现胸腔积液，而在15%的新诊断女性中，恶性胸腔积液是疾病的第一临床体征。恶性细胞通过血源转移、直接播散或淋巴管播散进入胸膜腔。胸腔积液可能是肿瘤生长阻塞淋巴引流导致的结果。

治疗方法取决于患者的身体状况、肿瘤本身的类型和预期的总生存期。大多数患者在休息时出现呼吸困难，只有一小部分患者无症状。无症状的MPE（不论大小）不需要特殊干预。另外，对于有症状的患者，治疗的主要目标是以微创的方式缓解呼吸困难。症状性MPE的治疗模式如下所述。

10.4.2.1　胸腔穿刺术

超声引导下胸腔穿刺术是有症状MPE女性的一线治疗方法。超声引导下胸腔穿刺术具有安全、简便、并发症少等优点。

10.4.2.2　胸膜固定术

胸膜固定术通过融合壁胸膜和脏胸膜，使胸膜腔闭塞，防止MPE的积聚。用于胸膜固定术的药物有滑石粉、博来霉素、四环素、小棒状杆菌和多西环素。

10.4.2.3　隧道式胸膜导管

隧道式胸膜导管（TPC）/PleurX引流器引流是一种替代胸膜固定术治疗复发性MPE的方法。TPC是一根带有小袖套的硅胶管，在皮下穿隧道插入胸膜腔。TPC的优点包括在临床上可显著改善呼吸困难，可在门诊环境中放置，以及患者具有在家中自我护理的能力。

10.4.2.4　胸膜切除术

根治性全胸膜切除术或次全胸膜切除术，包括通过去除纤维蛋白胸膜皮质切除壁胸膜和脏胸膜，可用于胸膜固定术失败的MPE患者。它可以通过胸腔镜入路进行，而且可以有效地消除胸膜间隙。

10.4.2.5　胸腔内应用纤溶剂

在随机对照试验中，与安慰剂相比，在MPE患者中使用纤溶剂（尿激酶）并未显示出更有效。目前不推荐将其作为标准临床治疗的一部分。

10.4.2.6　抗肿瘤治疗

抗肿瘤治疗包括化疗、靶向治疗和免疫治疗。在大多数患者中，抗肿瘤治疗被认为并不比标准干预更适合于MPE相关的症状控制。

10.5　深静脉血栓形成和肺栓塞

10.5.1　流行病学和病原学

VTE是妇科癌症患者公认的不良后遗症，是这些患者发病和死亡的主要原因。众所周知，恶性肿瘤患者和接受盆腔手术的患者发生VTE的风险较高，因此妇科肿瘤患者是高危人群。据报道，妇科肿瘤患者中VTE的发病率为3%～25%。这种不同的发病率归因于恶性肿瘤的类型、分期和预防性治疗的开始，以及人群的显著异质性和诊断的方法。

Virchow三联征（包括高凝状态、静脉淤滞和内皮损伤）代表了癌症VTE最常见危险因素的3个总体类别。VTE的危险因素包括年龄＞60岁和$BMI > 30kg/m^2$。恶性肿瘤本身是VTE发生的一个众所周知的独立因素。肿瘤的生长与高凝状态的产生有关，这与3个关键机制有关：①促凝、纤溶和促聚集活性；②促炎因子和促血管生成细胞因子的释放；③黏附分子表达增加。参与这些活动的主要物质是内皮细胞、血小板和白细胞。这些途径的激活导致凝血酶和纤维蛋白生成增强，进而导致促血栓形成状态。大型盆腔肿瘤也可压迫盆腔静脉，减少静脉回流，导致静脉淤滞，而侵犯宫旁和（或）侧盆腔壁可损伤内皮细胞。特定的肿瘤参数包括类型、大小，分级和分期也有助于高风险因素评估。盆腔手术本身是VTE的危险因素，而这一风险随着辅助或新辅助治疗的加入而增加。放化疗可通过直接阻碍内皮细胞完整性而导致血栓形成。一项评估接受化疗的癌症患者中VTE发生率的大型研究表明，在开始治疗的12个月内，化疗组中有12.6%的患者发生VTE，而对照组中只有1.4%。

VTE的发生显著增加了妇科肿瘤患者的死亡率。肺栓塞仍然是妇科肿瘤手术后死亡的主要原因。VTE的风险与恶性肿瘤的类型有关，卵巢癌患者在妇科恶性肿瘤中发病率最高。在卵巢癌和子宫内膜癌患者中，术后VTE的死亡率分别是术前的2.3倍和1.5倍。

10.5.2 临床表现和诊断

下肢水肿、红斑、发热和疼痛是下肢深静脉血栓形成（DVT）最常见的临床症状。彩色多普勒加压静脉超声是最常用的诊断方法。特别是在需要评估髂股DVT时，也可使用计算机断层扫描（CT）或磁共振静脉造影。VTE患者的D-二聚体水平通常升高。然而，即使在没有VTE的情况下，癌症患者的D-二聚体水平也可能升高。虽然D-二聚体可指导VTE的诊断（敏感度和特异度分别为84%和50%），但其作为排除孤立性VTE的诊断工具的作用有限，尤其是在D-二聚体水平 < 15μg/ml的女性中。

肺栓塞的常见症状包括呼吸困难、胸膜炎性疼痛、咳嗽、咯血和心悸，体征包括缺氧、呼吸急促和心动过速。基于这些临床表现，并结合实验室检查和影像学检查可做出肺栓塞的诊断。CT肺动脉造影是常用的诊断性检查，而胸部X线检查可能有助于排除其他恶化的原因。血气分析可表现为低氧和低碳酸血症。除窦性心动过速外，最常见的心电图改变是前导联T波倒置。超声心动图可用于不稳定性右心功能不全的

检查。

10.5.3 预防策略

10.5.3.1 机械性预防

机械性预防的目的是减少下肢静脉淤滞，下肢静脉淤滞会导致小腿容量静脉平均血流量和搏动指数降低，从而增加VTE的风险。机械性预防包括被动预防和主动预防。主动方法包括应用间歇式气动压缩（IPC）装置，而被动方法包括应用梯度加压弹力袜（GCS）。这两种方法都增加了深静脉内的血流速度和静脉回流。此外，IPC设备还可以触发组织型纤溶酶原激活物的产生，进而激活内源性纤维蛋白溶解。

术中或术后积极的机械性预防可以与药物性预防同样有效地预防VTE。为了达到更好的疗效，IPC设备至少应使用到患者下床，建议在整个住院期间，或者直至患者完全可以活动。由于中低收入国家不能立即获得IPC设备，梯度加压弹力袜是一种替代选择。尽管其成本低且易于使用，但在预防VTE方面的效果明显低于IPC设备。单独使用梯度加压弹力袜只能将VTE形成的风险降低50%，因此，它们应与药物性预防联合使用。

10.5.3.2 药物性预防

药物性预防（包括普通肝素和低分子量肝素）也可使VTE风险降至最低。药物性预防通常与机械性预防联合使用，因为双重预防在降低VTE风险方面优于单一的机械性或药物性预防。鉴于一些药物预防方法会增加出血风险，因此预防方法的选择应考虑获益和风险。

普通肝素是传统的首选的药物预防措施。它通过结合和加速抗凝血酶的作用来预防VTE。推荐患有妇科恶性肿瘤的女性，术前2小时皮下注射5000U普通肝素，术后每8小时皮下注射1次的预防方案。这种预防措施的局限性有围术期出血风险、每日3次注射和肝素诱导的血小板减少症（HIT）风险。据报道，接受预防性剂量普通肝素14天以上的术后女性发生HIT的风险

为 1% ～ 5%。

由于上述局限性，在目前的临床实践中，低分子量肝素已取代普通肝素。虽然低分子量肝素与普通肝素具有相同的作用机制，但其益处来自较长的半衰期。此外，鉴于较低的抗凝血酶活性和较高的抗凝血因子 Xa 水平，出血风险也低于普通肝素。低分子量肝素的缺点包括费用较高，且禁止用于肾功能受损患者。50% 的 VTE 发生在术后 24 小时内，25% 的 VTE 发生在术后 24 ～ 72 小时。机械性预防不增加术中出血风险，应在术前和术后使用。但术前使用低分子量肝素存在争议。纪念斯隆·凯特琳研究小组（Memorial Sloan Kettering group）的一项研究表明，术前机械性预防联合低分子量肝素可显著降低 VTE 的发生率，且未增加围术期出血后遗症或输血的发生率。这些发现得到了其他小型研究的进一步支持。因此，术前双重预防似乎是安全的，可以在不增加出血风险的情况下降低 VTE 的发生率。术后开始使用低分子量肝素的最佳时间至今仍是一个争论的领域。术后 6 小时内使用低分子量肝素与出血风险增加相关，而 12 小时后使用低分子量肝素与 VTE 风险增加相关。根据这一证据，在获得更可靠的数据之前，在术后 6 ～ 12 小时开始使用低分子量肝素似乎是谨慎的做法。对于接受腹盆腔手术的妇科恶性肿瘤患者，建议术后延长低分子量肝素疗程 28 天。对于病态肥胖女性（BMI > $40kg/m^2$，体重 > 99 kg），应增加普通肝素或低分子量肝素剂量。在过多出血的情况下，鱼精蛋白硫酸盐可用于逆转普通肝素的作用。

10.5.4 治疗

低分子量肝素治疗是妇科恶性肿瘤患者 VTE 的首选治疗方法。根据英国国家卫生与临床优化研究所（National Institute of Health and Care Excellence）指南，确诊为 VTE 的妇科癌症患者应开始接受治疗剂量的低分子量肝素治疗，并持续 6 个月。华法林是一种维生素 K 拮抗剂，在低分子量肝素禁忌的情况下是一种替代选择，尽管在长期治疗的情况下，低分子量肝素似乎更有

效。此外，鉴于较短的半衰期和更可预测的药代动力学特征，低分子量肝素是比华法林更安全的选择。最后，新一代抗凝剂如直接凝血酶抑制剂（达比加群）和抗凝血因子 Xa（利伐沙班、阿哌沙班）治疗是一种替代治疗方案。然而，目前的证据并不支持任何优于低分子量肝素或华法林的治疗药物。

对于已经发生肺栓塞且血流动力学不稳定的女性，以及有药物治疗绝对禁忌证（包括出血、卒中和活动性出血）的 VTE 女性，可考虑置入下腔静脉（IVC）滤器。置入下腔静脉滤器的女性有发生即刻和后期并发症的风险，如出血、感染、滤器移位、下腔静脉穿孔和血栓形成。建议在 25 ～ 50 天置入和取出下腔静脉滤器。

10.6 剧烈疼痛

癌痛对患者的生活质量有很大的影响，也会导致一些心理和社会问题。所有癌症根治性治疗后癌痛的总体患病率为 39.3%；抗肿瘤治疗期间占 55.0%；66.4% 为晚期、转移性或终末期疾病；38% 为中度至重度疼痛。

10.6.1 疼痛机制

疼痛可以是躯体疼痛、内脏疼痛或神经性疼痛。内脏痛还与恶心、呕吐、出汗等自主症状相关，可与外周结构有关。疼痛的机制是局部组织破坏，释放疼痛介质，如细胞因子和蛋白酶，增强组织破坏，增加炎症浸润和神经调节的产生，激活传入神经元和过度表达伤害性介质。

10.6.2 一般原则

疼痛管理需要治疗医师、疼痛专家、麻醉医师、护士、姑息治疗专家、心理学家和咨询师的多学科团队努力。负责治疗的医师在处理时应该有同理心，并应该给一些额外的时间来咨询。详细的病史包括疼痛的严重程度、部位、放射、加重和缓解因素及时间方面的问题。应了解相关的合并症、治疗细节、既往检查，并进行详细的

体格检查。

10.6.3 镇痛药

世界卫生组织（WHO）引入了癌痛阶梯治疗。阶梯包括3个步骤：第一步包括非阿片类镇痛药，如阿司匹林、对乙酰氨基酚和非甾体抗炎药（NSAID）。如果治疗后疼痛仍持续，则应实施第二步，这包括弱阿片类镇痛药，如可待因、氢可酮、羟考酮。如果患者对第二阶梯治疗没有反应，可以给予更大剂量的阿片类药物，或使用更强的阿片类镇痛药，如吗啡、二氢吗啡、羟考酮或TTS-芬太尼贴剂。这些药物应该24小时服用。除常规镇痛药外，可在WHO疼痛缓解阶梯的任何阶段添加辅助镇痛药。这些药物包括阿米替林、帕罗西汀、文拉法辛、加巴喷丁、类固醇、苯二氮䓬类等。三环类抗抑郁药除了能缓解疼痛，还能提升情绪。

非甾体抗炎药是轻度疼痛的一线治疗药物，也可与阿片类药物联合用于中度至重度疼痛，因此有助于减少后者所需的剂量。相对禁忌证包括消化性溃疡、血小板减少症和肾功能损害。COX 2抑制剂和非乙酰化水杨酸盐是安全的，不会改变出血时间。

阿片受体激动剂吗啡和可待因是治疗癌痛的主要药物。吗啡的剂量为每4小时口服30mg或皮下注射10mg；可待因的剂量为每4小时皮下注射130mg或口服200mg。注射类固醇也可以采用患者自控镇痛（PCA）模式给药。将一个特殊的装置或泵通过皮下或硬膜外给药，装置设置在基础输注速率，每当患者感到疼痛加重时，她们可以根据需要自行给药。最常见的副作用是便秘和镇静状态。其他副作用包括意识错乱、恶心、呕吐、口干、排尿不适、认知改变、烦躁不安和心理依赖。

10.6.4 干预

多种神经阻滞干预措施已被开发，可阻断疼痛通路导致神经支配的信号中断。这些干预措施通常在患者对药物治疗无反应时实施，是癌症患者疼痛管理的二线方法。通常由专业的疼痛管理团队或麻醉医师在透视或CT引导下进行。常用的阻滞方法包括腹腔神经丛阻滞、腰交感神经阻滞、上腹下神经丛阻滞或奇神经节（Walther神经节）阻滞。上腹下神经丛和奇神经节阻滞在妇科肿瘤中特别有用。

10.6.5 物理方法和心理治疗

物理模式与药物结合使用，有助于减轻疼痛和痛苦。这些干预措施有助于激活固有的疼痛调节通路，如热敷、反刺激［如经皮神经电刺激（TENS）疗法］或针灸。体育锻炼对慢性疼痛也有帮助，因为它有助于减少僵硬，恢复平衡，并使患者更为舒适。

除了药物治疗外，还有一些替代疗法如心理和认知行为疗法可用于癌痛的管理。这包括教育（包括应对技能训练）、催眠、瑜伽、认知行为疗法和包括冥想在内的放松技巧。认知行为疗法包括对患者和照护者强化积极思想等学习技巧和适应性应对技巧。

10.7 乳糜性腹水

富含脂质的乳白色浑浊淋巴液渗漏进入腹腔并积聚称为乳糜性腹水。淋巴液是来自组织间隙，不被毛细血管后小静脉重吸收的多余液体，由细胞、颗粒、蛋白质和乳糜微粒组成。淋巴系统收集这些液体或淋巴液并将其回流到静脉系统。淋巴管的破坏或阻塞导致腹腔内乳糜管中的脂质渗漏，导致乳糜性腹水。

妇科肿瘤乳糜性腹水的常见原因包括复杂的外科手术、系统性淋巴结清扫、复发性恶性肿瘤和放疗。腹水分流时发现乳白色的腹水（图10.1），腹水分析显示甘油三酯升高（>110 mg/dl或>1.2 mmol/L）。通常不需要检查，但淋巴管造影或淋巴管闪烁造影可显示从乳糜池或腹膜后淋巴管漏出的部位。

10.7.1 管理

乳糜性腹水可能需要4～6周甚至更长的时间才能消退。穿刺可缓解症状，一周内可能需要

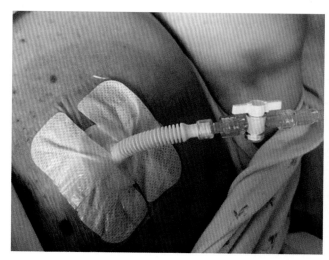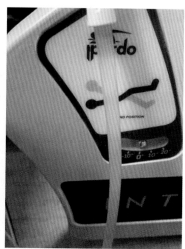

图10.1　腹腔引流乳糜性腹水（乳白色腹水）

多次穿刺。这种情况也可以通过长时间放置引流管（如胸腔引流管）来解决，可能会逐渐自然消退。建议改变饮食，高蛋白质摄入和低脂肪饮食，并在饮食中补充中链甘油三酯。其理论基础是减少肠道淋巴流量，因为饮食中限制长链脂肪酸可以阻止其转化为单甘油三酯和游离脂肪酸（FFA），这些脂肪酸以乳糜微粒的形式运输到肠道淋巴管，从而防止淋巴液和甘油三酯的蓄积。相反，中链甘油三酯直接被肠道细胞吸收，并通过门静脉作为游离脂肪酸和甘油直接转运到肝脏。

亦可尝试其他治疗如禁食并全胃肠外营养2～3周，利用生长抑素类似物减少内脏血流量，减少伴随化疗产生的淋巴液。对于难治性病例，可采用包括经颈静脉肝内门体分流术（TIPS）、血管造影和腹腔静脉分流术的手术方式处理。

乳糜性腹水这种并发症可以通过精细的解剖技术和在初次手术中结扎或夹闭主要淋巴管来预防。系统性淋巴结切除术后，在主动脉床上方使用止血海绵，如他可舒，可显著减少乳糜漏。

10.8　结论

妇科肿瘤医师对常见并发症和症状的管理是提高患者生活质量的组成部分。采用多学科方法可更好地控制症状、改善健康相关生活质量和提高患者满意度。具备基本症状管理能力的妇科肿瘤医师将成为包括医师、护士、药剂师、社会工作者、心理学家、营养师、牧师、患者和其家属在内的跨学科合作的重要团队成员，可提供最全面的症状管理方法。

■ 要点

1. 化疗药物的使用剂量通常对正常组织造成一定程度的毒性。

2. 肠梗阻常为复发性疾病的临床表现，与不良预后相关。

3. 有症状的恶性腹水或胸腔积液的治疗包括引流腹水或胸膜积液的机械性干预，以及防止积液再积聚的药物干预。

4. 恶性肿瘤患者和接受盆腔手术的患者发生VTE的风险较高，使妇科肿瘤患者成为高危人群。

5. 乳糜性腹水的治疗包括长期腹腔内引流、饮食调整，偶尔采用全胃肠外营养、生长抑素类似物、TIPS和腹腔静脉分流术。

6. 癌症疼痛的一线治疗药物是非甾体抗炎药，但主要是阿片类药物。

（译者：刘秋红　徐　沁）

第11章
妇科癌症的化疗和新进展

Michael Tilby，*Sarah Williams*，*Jennifer Pascoe*

11.1 引言

全身性抗癌治疗（systemic anti-cancer treatment，SACT），包括化学治疗、免疫治疗和靶向治疗，是妇科癌症患者多模式管理的关键组成部分。手术和放疗可用于妇科癌症的局部控制和减小肿瘤体积，并可单独治疗早期癌症。SACT是治疗具有多种作用机制的转移性和微转移性肿瘤所必需的治疗方式。

2000年Hanahan和Weinberg首次描述了癌症的特点，并在2011年更新。他们通过描述癌症的特征，将这些作为SACT的治疗靶点。在本章中，我们将总结SACT在妇科癌症，尤其在卵巢癌和子宫内膜癌中的基础生物学、药理学及相关数据。同时我们将讨论包括PARP抑制剂的作用和免疫治疗在内的最新进展（图11.1）。

11.1.1 SACT原则

包括化疗在内的SACT旨在阻止癌细胞不

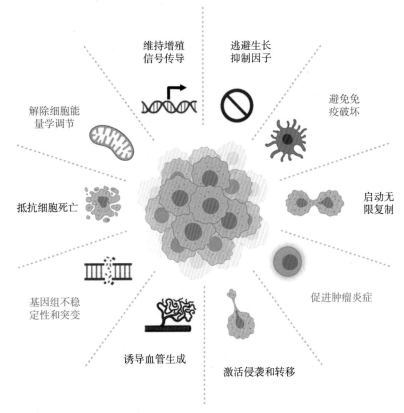

图11.1 2011年描述并更新的癌症特征，该图显示了肿瘤发病机制、转移和癌细胞的存活。由BioRender.com共同创建（改编自Hanahan和Weinberg）

受调控地生长和从其起源转移。化疗具有细胞毒性，会杀死或抑制包括癌细胞在内的所有细胞，以阻止癌细胞的生长和扩散。然而，化疗是不加选择地对所有快速分裂的细胞产生影响。所以化疗的目标是在产生治疗效果的同时最大限度地减少对正常组织的影响。在传统治疗上，具有细胞毒性化疗药物的剂量受到骨髓抑制或者其他快速分裂细胞组织的毒性的限制，如胃肠道的黏膜，即使新的靶向药物和免疫疗法也有其自身的毒性分布。将化疗药物的活性和毒性等相关治疗指标的药理原理，用于化疗药物的开发，可以确定其最大耐受剂量。抗癌药物的区别在于其狭窄的治疗指数，医学肿瘤学家的责任是在药物开发试验中区分活性和毒性，并在临床实践中平衡临床活性和毒性。在临床前药物开发后，活性药物被纳

入Ⅰ期临床试验，以建立安全性和在Ⅱ期临床试验中使用的最大耐受剂量。Ⅱ期临床试验的目的是在Ⅲ期临床试验中对当前治疗或安慰剂进行评估之前建立效率（表11.1）。

SACT的目标是通过对癌细胞细胞周期的作用及与DNA、RNA和细胞蛋白质的相互作用来杀死癌细胞或阻止其生长。不同的化疗药物可能在细胞周期的不同阶段具有活性或者影响细胞信号通路。在细胞周期的每个阶段之间都有一些检测点（图11.2），必须满足这些检测点才能进入下一个阶段，如果不满足，就会触发细胞凋亡或程序性细胞死亡。细胞周期检测点的一个关键部分是需要通过同源重组修复、碱基切除修复和错配修复（mismatch repair，MMR）途径来确保DNA的完整性。细胞生长信号通路由与细胞内

表11.1　临床试验

阶段	人数	目标	癌症类型	随机化	时间
0	10	首先在人群中，建立低剂量的安全性	通常任何	无	数月
Ⅰ	10～100	建立安全性和剂量	通常任何	无	数月
Ⅱ	>100	建立效率和安全性	通常有1～2个	偶尔	几个月至几年
Ⅲ	100～1000	将新的治疗方法与当前的护理标准进行比较	通常1个	经常	数年
Ⅳ	变量	许可证发放后的监督，以建立长期的有效性和安全性		无	数年

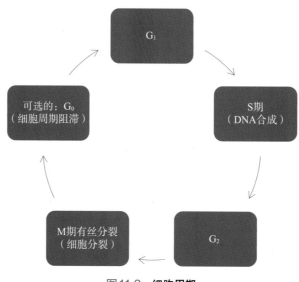

图11.2　细胞周期

激酶相关的细胞表面受体驱动，如促分裂原活化的蛋白激酶（MAPK）信号途径和核受体（如雌激素受体途径）驱动。这些途径已被用于靶向药物和免疫治疗的新疗法，这将在后面讨论。

化疗药物可根据其作用机制进行分类，在妇科癌症中具有活性的化疗药物包括铂类、紫杉烷类和蒽环类药物（表11.2）。然而，癌细胞的耐药性是通过上调其他途径产生的，这将导致基因抗性细胞克隆的生长，使化疗药物临床有效性丧失，并需要在可能的情况下改变治疗方案。

化疗药物剂量和疗程安排因每种药物的药代动力学和临床试验期间建立的给药方法而异。最常见的静脉注射细胞毒性药物的方案是每3周静脉注射1次，以便在下次给药前恢复毒性。剂量可以是固定的，也可以按体表面积、体重计算，或者对于卡铂，应用Calvert公式，使用血药浓度-时间曲线下面积（area under the curve，AUC）和肌酐清除率来计算卡铂的剂量。在每个SACT治疗周期之前，对患者进行毒性症状评估，然后可以支持性地更改药物，如添加额外的止吐药或调整化疗的剂量。毒性评估和不良事件的识别可以使用美国国立卫生研究院常见不良反应术语评定标准（CTCAE）制订的分级标准。有关管理和监测的进一步指导可从许可当局和英国获得电子药物指南中提供的产品特性摘要中获取。

反应评估是非手术癌症管理的一个组成部分，可以使用临床、生化和放射学方法。临床反应的评估将取决于患者的症状和体征。生化反应的评估将取决于妇科癌症的原发部位。浆液性卵巢癌可能分泌CA125，可用于评估对化疗的反应。国际妇癌组织定义了CA125反应标准并用于临床试验，并在临床试验中作为一线治疗期间生化进展和肿瘤复发反应的有效标志物。其他生化标志物有生殖细胞肿瘤中的甲胎蛋白（AFP）和人绒毛膜促性腺激素（hCG），还包括颗粒细胞肿瘤中的抑制素。循环肿瘤细胞和（或）循环肿瘤DNA（ctDNA）的作用正在评估中，并可能进入临床实践在未来作为一种诊断和反应评估工具。尽管PET/CT在宫颈癌中发挥着重要作用，并越来越多地用于管理其他妇科恶性肿瘤，但可以通过横断面成像（最常见的是CT和MRI）来评估放射学反应。临床试验中的放射学反应采用RECIST标准进行评估，并在临床试验之外的临床实践中提倡类似的报告格式。

个性化医疗和靶向治疗癌症的作用在癌症医学中具有越来越大的可能性。个体化医疗的目的是在降低潜在毒性的同时，考虑到患者的肿瘤生物学和对特定治疗的反应可能性，对个体患者使用一种管理策略。在妇科癌症中，通过引入PARP抑制剂，最初用于那些有种系*BRCA*突变的患者，后来用于所有患者。与传统的细胞毒

表11.2　不同类别的化疗药物

种类	作用机制	常用药物
铂剂	直接损伤DNA、放射增敏剂	顺铂、卡铂、奥沙利铂
紫杉烷类	干扰微管的形成，阻止有丝分裂	紫杉醇、多西紫杉醇
抗代谢物	干扰DNA和RNA的合成	吉西他滨、氟尿嘧啶、卡培他滨、培美曲塞、甲氨蝶呤
蒽环类药物	影响DNA的稳定性，影响DNA的损伤，通过产生自由基损伤细胞	多柔比星、多柔比星脂质体、表柔比星
拓扑异构酶抑制剂	干扰DNA的稳定性和修复途径	拓扑替康、伊立替康
烷化剂	直接损伤DNA	环磷酰胺、异环磷酰胺、达卡巴嗪
表鬼白毒素	DNA损伤	依托泊苷
其他	干扰转录和DNA修复	曲贝替定、艾日布林

性化疗相比，这些靶向药物具有不同的副作用和与癌症生物学相关的特殊作用机制。例如，神经营养酪氨酸激酶（neurotrophic tyrosine kinase，NTRK）融合阳性实体肿瘤，子宫肉瘤可以用拉罗替尼和恩曲替尼等药物为靶向。妇科癌症还有其他靶向抗癌治疗方法见表11.3。

抗血管生成药物用于治疗卵巢癌和宫颈癌，特别是单克隆抗体贝伐珠单抗联合化疗和作为诱导化疗后的维持剂。激素药物在那些具有潜在激素驱动因素的癌症中也有作用，如子宫内膜癌。

SACT可用于妇科癌症的辅助、新辅助和转移癌的治疗。辅助治疗的目的是通过降低复发风险来提高生存率，并在明确一旦肿瘤体积通过外科手术得到改善、肿瘤局部控制后用于针对更小的癌细胞群。新辅助治疗的目的是控制症状或缩小病灶体积，并可能减少极高风险的外科手术。它还可以在术后病理评估中提供潜在的疾病生物学指标和实现长期癌症治愈的可能性。新辅助治疗也具有肿瘤学上的优势，因为它可以在癌细胞对化疗药物最敏感时治疗癌症。在晚期、不可治愈的癌症环境中，SACT有两个主要目标，即改变病程，从而提高生存率，并改善症状（姑息）。

11.1.2 卵巢、输卵管和原发性腹膜癌的SACT

SACT是早期和晚期卵巢癌、输卵管癌和原发性腹膜癌患者治疗的重要组成部分。

表11.3 在妇科癌症中使用的靶向药物

种类	作用机制	药品	癌症类型
PARP抑制剂	抑制DNA修复途径	奥拉帕尼 尼拉帕尼 鲁卡帕尼	高级别浆液性卵巢癌
抗血管生成抑制剂抗体/酪氨酸激酶抑制剂（TKI）	靶向VEGF信号传导，防止血管生成，免疫调节	贝伐单抗 西地尼布（临床试验） 乐伐替尼	高级别浆液性卵巢癌 宫颈癌
抗PD-L1/抗PD-1	免疫疗法	帕博利珠单抗 纳武利尤单抗 多塔利单抗 西米普利单抗 阿维鲁单抗	子宫内膜癌 宫颈癌 卵巢癌试验中
MEK抑制剂	抑制MAPK通路中MEK	曲美替尼 比尼替尼	低级别浆液性卵巢癌
NTRK抑制剂	癌基因驱动的NTRK基因融合阳性癌症	拉洛替尼 恩曲替尼	任何NTRK基因融合阳性的癌症
抗雌激素-芳香化酶抑制剂、雌激素受体拮抗剂（SERM）	抑制绝经后妇女内源性雌激素合成	来曲唑 阿那曲唑 依西美坦 他莫昔芬 （选择性雌激素受体调节剂）	子宫内膜癌 卵巢癌 颗粒细胞肿瘤 低级别子宫内膜间质肉瘤
孕激素类	降低黄体生成素（LH）分泌和雌激素水平	醋酸甲地孕酮	子宫内膜癌

11.1.2.1　早期疾病（FIGO Ⅰ～Ⅱ）

以铂类药物为基础的早期疾病（FIGO Ⅰ~Ⅱ）化疗已被证明可以降低复发风险并提高总生存率。ICON1（International Collaborative Ovarian Neoplasm，国际卵巢肿瘤协作组）试验和行动试验表明，无复发生存期和总生存期均有显著改善。Cochrane 组的一项荟萃分析证实了这一益处，其中包括对 5 项前瞻性临床试验的分析，显示辅助化疗比术后观察更具有生存优势。化疗方案包括单剂卡铂，剂量为 AUC 5/6，或者使用卡铂和紫杉醇治疗 6 个周期，每 3 周安排 1 次。ESMO、NCCN 和英国指南推荐辅助化疗。有证据表明，各风险组均有受益，ESMO 的建议摘要见表 11.4。对非浆液性上皮性卵巢癌组织学的应答率低于浆液性，几乎没有数据来指导这些亚型的建议。

表11.4　根据组织学类型对辅助化疗的建议	
组织学类型	建议
浆液性肿瘤	高级别任何阶段≥Ⅰ A 低级别＞Ⅰ B/Ⅰ C1 阶段
黏液性肿瘤	膨胀＞Ⅰ B/Ⅰ C1 阶段 可选膨胀阶段Ⅰ A 扩展等级 1～2 级＞阶段Ⅰ B/Ⅰ C1
透明细胞肿瘤	可选的阶段Ⅰ A 和Ⅰ B/Ⅰ C1＞阶段 Ⅰ C2～Ⅰ C3
子宫内膜样的肿瘤	高等级（3 级）任何阶段＞Ⅰ A、 1～2 级可选阶段＞Ⅰ B/Ⅰ C1、 1～2 级推荐的Ⅱ A 阶段

11.1.2.2　晚期疾病（FIGO Ⅲ～Ⅳ）

初级减瘤手术是可能完全切除肿瘤病灶的标准治疗方式，患者的身体状况和肿瘤负荷使手术成为可能。然而，新辅助化疗后的减瘤手术已被证明不逊色于初级手术后的辅助化疗。对于晚期疾病，目前标准化疗方案为静脉注射卡铂 AUC 5/6 和紫杉醇 175mg/m^2，每 3 周 1 次，共 6 个周期。腹腔内化疗和腹腔热灌注化疗（hyperthermic intraperitoneal chemotherapy，HIPEC）可能发挥作用，但目前仅限于具有技术能力和临床试验的中心。添加第 3 种化疗药物没有生存获益。抗血管生成药物已作为晚期疾病辅助化疗后的维持治疗，贝伐珠单抗在英国被资助用于任何Ⅳ期或未完全切除的Ⅲ C 期疾病（残留病灶＞1 cm）的患者。当手术后 18 个周期（12个月）或手术不可行时，贝伐珠单抗维持治疗具有无进展生存优势。贝伐珠单抗每 3 周静脉注射 1 次，副作用包括高血压、蛋白尿、静脉和动脉血栓栓塞事件，以及包含少数消化道穿孔的胃肠道毒性。PARP 抑制剂作为辅助化疗后的维持治疗，将在本章后述讨论。

11.1.2.3　复发性疾病：重点关注高级别浆液性卵巢癌

患者在一线治疗后需要严格的监测常规，因为复发率很高，进一步手术和全身治疗可能是可行的。在合适的患者中应考虑二次减瘤手术，然后进行进一步的全身治疗。对复发提供进一步全身治疗的决定是基于症状、表现状态和影像学结果，而仅基于 CA125 升高而开始的全身治疗没有生存益处。对于那些需要进一步化疗的复发患者中，较长的无铂间隔期（TFI）的患者，建议再次使用铂重组联合治疗。对于那些无铂间隔期短（＜6 个月）或一线治疗中进展的患者，替代单药化疗同样有效，毒性更小。进一步化疗的选择取决于患者的各种因素，包括患者的选择、身体状态、既往治疗的毒性和任何超敏反应，以及治疗和无铂间隔时间。对铂化疗的反应率从 50%～60% 下降至小于 20%。铂化疗耐药可能是肿瘤固有的，进展可能发生在早期，或在第一次或随后的铂化疗之后发展。表 11.5 汇总了国际妇癌组织类别，并根据对进一步铂化疗的反应概率进行了定义。

表11.5　基于无铂间隔期的分类	
分类	定义
对铂敏感	铂类化疗结束后 12 个月以上的复发

续表

分类	定义
部分铂敏感	化疗结束后6～12个月复发的
对铂耐药	化疗结束后不到6个月进展的
铂难治	在化疗期间或化疗结束后1个月内的进展

复发性疾病的联合铂化疗选择包括卡铂和聚乙二醇脂质体多柔比星（PLD）、吉西他滨或紫杉醇。不同的治疗方案是可能的，但在一般情况下，患者需接受6个周期的铂类化疗，并在中途进行影像学反应评估。每种方案都显示了9～12个月的渐进式自由生存获益。贝伐珠单抗联合铂类治疗并继续作为维持治疗有利于无进展生存期并在复发性卵巢癌的环境中提高应答率，但在临床实践中的可应用性将取决于当地的资金安排。

无铂间隔期较短的患者通常接受单药化疗，最有效的选择包括每周紫杉醇、PLD和吉西他滨。事实证明，随着贝伐珠单抗的加入，对这些药物的反应率会增加。然而，反应率一般较低，约为20%，进一步的剂量密集的铂类化疗可对一些患者有作用。例如，顺铂的剂量密集方案已经显示了高反应率的证据。激素治疗在复发性卵巢癌中也有作用，特别是在后期治疗中。使用他莫昔芬或芳香化酶抑制剂（AI，如来曲唑、阿那曲唑、依西美坦）的激素治疗已显示出适度的总体反应率和疾病控制的证据。数据主要来自一系列反应率为15%的回顾性病例，在Paragon II期试验中，阿那曲唑显示35%的患者有临床获益，但ESGO-ESMO共识指南声明强调了不确定的获益。激素治疗确实在颗粒细胞肿瘤等非上皮性卵巢肿瘤中发挥作用，并由ESMO推荐。

11.1.3　PARP抑制剂对卵巢癌的作用

PARP抑制剂改变了晚期高级别铂敏感性卵巢癌药物治疗的前景。DNA修复涉及多种途径，这些途径可能受到癌症的影响，并通过SACT加以利用（图11.3a）。

由于种系或体细胞突变，约50%的高级别浆液性卵巢癌患者在通过同源重组（HR）DNA修复方面存在缺陷（图11.4）。缺陷DNA修复是通过铂类化疗诱导交联和DNA损伤的重要靶点，也可以通过PARP抑制剂加以利用。例如，BRCA1几乎没有什么影响，但当与另一种缺陷结合时，会导致细胞死亡。PARP是一种DNA修复途径酶，需要通过碱基切除修复途径修复DNA中的单链断裂。PARP抑制剂阻止了这一过程，并导致双链DNA断裂。在该通路中存在种系或体细胞缺陷的患者中，通过BRCA1或BRCA2突变或参与同源DNA修复的其他蛋白的丢失，DNA不能继续修复导致细胞死亡（图11.3b）。

患者可以通过检测BRCA1和BRCA2胚系和肿瘤突变，以预测未来的癌症风险和指导个体癌症管理。在DNA修复途径中有其他突变导致同源重组修复缺陷（HRD）。评估HRD的方法各有不同，这可以通过肿瘤下一代测序或专有检测进行。例如，在PAOLA-1试验中使用了Myriad Genetics myChoice分析来指导一线化疗后的维护治疗和基础医学下一代测序可以评估同源重组途径基因的突变和杂合性缺失（LOH）。

PARP抑制剂被引入作为复发性卵巢癌患者铂类化疗后的一种维持治疗，随后被证明可以改善III期或IV期高级别浆液性卵巢癌、输卵管癌或原发性腹膜癌患者一线治疗后的预后。在BRCA突变或同源重组修复的患者中，疗效更为明显，但在没有同源重组修复的患者中也可以看到临床获益。奥拉帕尼是临床试验中首次使用的PARP抑制剂，在具有胚系或体细胞BRCA突变的和铂敏感复发治疗后的患者中表现出非常显著的无复发和总生存期获益。无论BRCA或同源重组修复状态如何，尼拉帕尼被许可作为首次化疗后的维持治疗或随后的铂敏感性复发治疗，鲁卡帕尼被许可作为一种铂敏感化疗复发后的维持治疗。与单独使用PARP抑制剂相比，奥拉帕尼联合贝伐珠单抗作为以铂类为基础的化疗后的维持治疗具有疗效，并已在英国被批准用于同源重组修复阳性的患者。

PARP抑制剂确实有与其使用相关的不良事件。血液学毒性包括贫血、中性粒细胞减少和

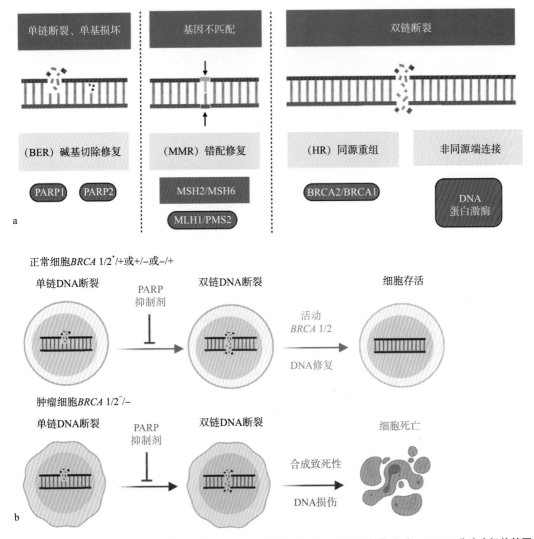

图11.3　妇科肿瘤相关 DNA 修复通路蛋白（a）。PARP. 多腺苷二磷酸核糖聚合酶；*BRCA*. 乳腺癌相关基因。PARP 抑制剂对具有 *BRCA* 突变的卵巢癌细胞的影响（b）（由 BioRender.com 创建）

血小板减少，这些是常见的，所以需要改变使用剂量。这里还存在一些与某些药物相关的特殊毒性。例如，尼拉帕尼与高血压相关，在开始使用时需要定期监测血压，而鲁卡帕尼可导致肝功能紊乱。PARP 抑制剂还可能产生一些全身症状，包括疲劳、恶心和食欲缺乏，尽管这通常是短暂的。患者还需要接受被告知使用 PARP 抑制剂治疗会增加骨髓增生异常和急性髓系白血病（MDS/AML）的风险，这是罕见但有严重毒性的。2020 年发表的一项针对 5000 多例接受 PARP 抑制剂治疗的患者的系统综述报告显示，MDS/AML 的风险显著增加，OR 为 2.63（0.73% *vs*.0.41%），在 SOLO2 试验的长期数据中，在铂类药物预处理的 *BRCA* 突变患者中使用 PARP 抑制剂使 MDS/AML 的发生率从 4% 上升至 8%。

11.1.4　低级别浆液性卵巢癌的靶向治疗

低级别浆液性卵巢癌（low grade serous ovarian cancer，LGSOC）是一种罕见的卵巢癌亚型，通常发生在较年轻的患者，并随着 RAS-MAPK 信号通路的改变伴有不同的分子发病机制，如图 11.5 所示。治疗以手术和减瘤为主，因为对以铂类为基础的化疗的反应通常低于 25%，而高级别浆液性癌为 60% ～ 70%。激素疗法可作为一线治

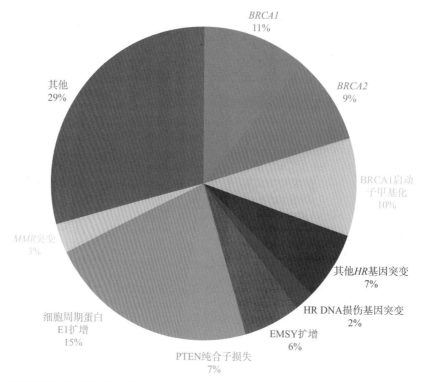

图11.4　高级别浆液性卵巢癌的*HR*改变频率。约50%的人可能有同源重组修复缺陷（改编自 Konstantinopoulos等.）

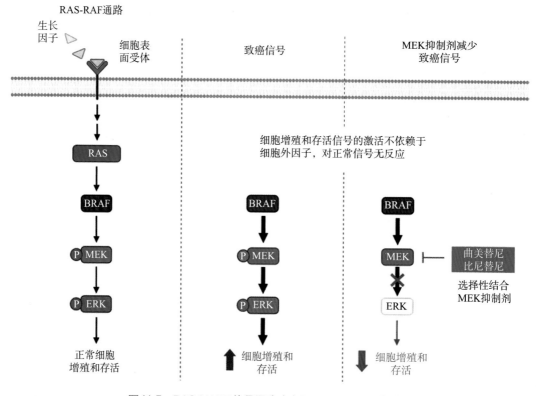

图11.5　RAS-MAPK信号通路（由BioRender.com创建）

疗的一部分，在辅助化疗后的回顾性研究中显示了生存获益。在复发病例中，铂类和其他化疗的反应率较差。

在这种情况下，MEK抑制剂已经被开发和试验。首先，ENGOTov11/ MILO研究显示，与化疗相比，使用比尼替尼没有明显的益处。然而，LOGS试验显示，与医师选择的化疗或激素治疗相比，使用曲美替尼在疾病的无进展和总生存期方面差异具有统计学意义。总体缓解率也大幅提高，约为26%，而对照组只有6%。特别是进一步的化疗显示紫杉醇的反应率为9%，PLD为3%，拓扑替康为0%。用来曲唑进行激素疗法的有效率为13.6%。然而，MEK抑制剂最常见的毒副作用是腹泻、恶心、皮疹和心脏功能的改变。进一步的试验，包括与其他治疗方法的结合，目前正在进行中。

11.1.5　子宫内膜癌的系统性抗癌治疗

SACT和放疗是早期和晚期子宫内膜癌患者管理的关键组成部分。目前，风险分层是基于病理结果，包括组织学类型、分级和是否存在脉管浸润（LVSI）。虽然目前在临床实践中还没有常规应用，但在未来可能利用分子病理学进一步证实这一方法，以评估POLE和p53突变状态及错配修复缺陷的存在可能是可行的。2020年ESGO/ESTRO/ESP指南中定义了风险组，并在表11.6中进行了总结。

表11.6　ESGO-ESMO预后风险组

风险组	病理分型
中-高危组	Ⅰ期子宫内膜样癌＋弥漫LVSI，无论级别和浸润深度 ⅠB期子宫内膜样癌＋高级别，无论LVSI状态 Ⅱ期子宫内膜癌
高危组	Ⅲ～ⅣA期，无残留病灶 Ⅰ～ⅣA期，非子宫内膜样肿瘤（浆液性癌、透明细胞癌、未分化癌、癌肉瘤、混合性癌），肌层浸润，无残留病灶

续表

风险组	病理分型
晚期转移组	Ⅲ～ⅣA期，有残留病灶 ⅣB期
改编自Concin等。	

无论是否进行了完全淋巴结分期的中高风险组患者都可以考虑进行化疗，尤其是对于伴有严重LVSI的高级别病变。应就辅助化疗的益处向晚期、转移和高危人群的患者提供咨询。

PORTEC-3试验研究了具有高危风险特征的患者，比较了放疗与同步放疗及4个周期的卡铂和紫杉醇辅助化疗。该试验证明，与单纯放疗相比，化疗的总体生存期获益，最明显的是在浆液性癌和Ⅲ期患者中。目前正在进行的研究具有复发风险的分子亚型，以及如何针对风险制订辅助治疗。例如，辅助化疗在Ⅰ期和Ⅱ期透明细胞癌中的获益尚未在临床试验中得到一致的证实。在英国的实践中，如果推荐患者化疗，将采用4～6个周期的卡铂AUC5/6和紫杉醇175mg/m^2，每3周1次，然后进行外照射和腔内照射（阴道近距离放疗）。

对于晚期子宫内膜癌，经多学科小组专家评估后应考虑减瘤术后进行化疗。寡转移性肿瘤的患者应考虑进行局部控制，包括手术、放疗（包括立体定向放疗）或其他消融技术。对于无法切除病灶的患者，SACT可以改善患者的症状，同时提高总生存率。全身治疗方案包括以铂类为基础的卡铂和紫杉醇联合化疗，与之前使用的顺铂、多柔比星加紫杉醇相比，疗效并不逊色，同时毒性更小。除了一线治疗外，还缺乏高质量的数据，应该考虑对患者进行临床试验。有效的化疗药物包括紫杉醇、蒽环类药物和对于长时间无铂间隔的高级别浆液性子宫内膜癌，可以考虑再次使用铂类药物。

另外，也可以考虑基于激素的治疗。这可能有很高的反应性，特别是对激素受体阳性，低级别的癌症。下一章将对此进行更详细的讨论，并在国际指南中进行提倡。

11.1.6 子宫内膜癌的免疫治疗

免疫疗法已经彻底改变了恶性肿瘤的治疗方法，临床试验一直在研究免疫治疗在妇科癌症中的作用。Waldman已经详细回顾了免疫治疗。总之，免疫治疗或检查点抑制的目的是利用患者的免疫系统来靶向治疗癌症。Chen和Mellman在癌症免疫周期中总结指出，癌细胞产生新的抗原，这些抗原可以被免疫系统识别，但肿瘤通过上调免疫检查点通路来避开免疫系统的识别。程序性细胞死亡蛋白（PD-1）、程序性细胞死亡蛋白配体1（PD-L1）和细胞毒性T淋巴细胞相关蛋白4（CTLA-4）靶向药物是临床应用的首选。抗PD-1药物：帕博利珠单抗、纳武利尤单抗、多塔利单抗。抗PD-L1药物：阿替唑珠单抗、德瓦鲁单抗、阿维鲁单抗。目前，免疫疗法已经被证明，在MMR缺陷、晚期子宫内膜癌和晚期宫颈癌中具有疗效和临床益处（图11.6）。

在林奇综合征中，子宫内膜癌可通过种系防御或MMR蛋白的散发性突变与错配修复缺陷相关。免疫治疗已被用于研究在进行铂类化疗后的复发或转移性子宫内膜癌患者。多塔利单抗，一种PD-1靶向药物，已经显示出高反应率和抗肿瘤活性。帕博利珠单抗、纳武利尤单抗已经在错配修复缺陷肿瘤中显示出有效性，在美国已被FDA许可用于错配修复缺陷或高不稳定性微卫星（MSI-H）癌症或具有高肿瘤突变负担（TMB）

的肿瘤。

癌症的免疫治疗是一个迅速发展的领域，正在与靶向药物联合进行研究。在LEAP-001（NCT03884101）试验中，帕博利珠单抗联合乐伐替尼，一种靶向TKI的多激酶，正在被研究联合用于有MMR能力或缺陷的晚期子宫内膜癌患者。

由于免疫治疗的作用影响免疫系统，其毒性特性与常规化疗有很大的不同。靶向PD-1、PD-L1和CTLA-4的抑制剂可能导致影响任何器官的广泛的免疫相关不良事件。这可能是轻微的，只需要对症治疗，亦可能出现危及生命的器官功能障碍，那将是致命的。这通常会导致皮疹、内分泌系统失调、肺炎、结肠炎，很少有致命的影响，如心肌炎。免疫相关的副作用可能会在免疫治疗期间或治疗后的任何时间发生，并可能对生活质量产生重大影响。免疫相关的副作用需要来自肿瘤科专家和医学专家的管理。

11.1.7 宫颈癌、外阴癌和罕见的妇科癌症

全身抗癌治疗在宫颈癌、外阴癌和其他较罕见的妇科癌症（如非上皮性卵巢癌、生殖细胞肿瘤和妊娠滋养细胞疾病）的治疗中也发挥了不可或缺的作用。生殖细胞肿瘤常用的治疗方案是博来霉素、依托泊苷和顺铂联合治疗4个周期。对于妊娠滋养细胞肿瘤（GTN），甲氨蝶呤用于低危疾病；而依托泊苷联合使用甲氨蝶呤、放线

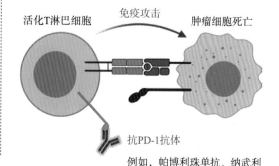

图11.6　检查点抑制剂的作用（由BioRender.com创建）

菌素-环磷酰胺和长春新碱（EMACO方案）用于高危GTN。在妇科癌症的同步放化疗治疗方案中化疗可使用放射增敏剂。治疗由国家和国际指南指导，如ESMO和NCCN。

11.2　结论

化疗和其他全身抗癌治疗是结合手术和放疗治疗妇科癌症的关键组成部分。传统的铂类化疗和紫杉烷类化疗在妇科癌症的治疗中有重要的作用。靶向治疗的作用已经确立，治疗方法包括PARP抑制剂和其他蛋白激酶抑制剂，尤其是在卵巢癌中。免疫治疗已经彻底改变了癌症的治疗，并在子宫内膜癌中发挥了不断进步的作用，未来的工作正在与其他药物联合进行。治疗中需要权衡药物的毒副作用，这可能与剂量有关，但也可能是不可预测的和危及生命的。在患者的SACT管理及如何提高癌症患者的生存期中还有很多工作要做。

■ 要点

1. 在癌症患者的治疗中，早期和晚期肿瘤的化疗均应适当考虑。

2. 个性化抑癌药物正在发展，其旨在限制毒性的同时最大限度地提高疗效。

3. PARP抑制剂已经改变了卵巢癌患者的应用前景，并被推荐用于铂敏感疾病的患者。

4. 免疫治疗在妇科癌症中的作用不断发展，最适用于错配修复缺陷子宫内膜癌患者。

（译者：叶佳佳）

第12章

妇科恶性肿瘤的激素治疗

Anastasios Tranoulis，*Indrajit N. Fernando*

12.1 引言

在本章中，讨论了激素治疗（hormonal therapy，HT）在妇科恶性肿瘤中的作用，重点是子宫内膜癌（EC）、子宫肉瘤和卵巢癌（OC）。大多数妇科癌症，包括EC、OC、低级别子宫内膜间质肉瘤（low grade endometrial stromal sarcomas，LG-ESS）、子宫平滑肌肉瘤（uterine leiomyosarcomas，u-LMS）和颗粒细胞肿瘤（granulosa cell tumours，GCT）等都不同程度地表达雌激素受体（oestrogen receptor，ER）和（或）孕激素受体（progesterone receptor，PR）。为此，激素治疗（包括一线治疗）在晚期或复发性疾病的特定患者的治疗中具有既定的作用。各种药剂已被用于治疗晚期或复发性疾病及在有选择希望保留其生育能力的早期EC女性中。从历史上看，孕激素治疗一直是应用最广泛的激素疗法，并且仍然是首选的一线激素疗法。孕酮通过减少ER和增加雌二醇脱氢酶而起到抗雌激素的作用；因此，导致抑制子宫内膜腺体的生长和基质蜕膜。目前使用的抗雌激素药物有选择性雌激素受体调节剂（selective oestrogen receptor modulators，SERM）或下调剂（selective oestrogen receptor down-regulators，SERD）和芳香化酶抑制剂（aromatase inhibitor，AI）。SERM和SERD（如他莫昔芬和氟维司群）通过阻断介导雌激素作用的雌激素受体（oestrogen receptor，ER）来发挥抗增殖作用。AI，如阿那曲唑、来曲唑和依西美坦，可限制脂肪组织中芳香酶对雌激素肿瘤的暴露，尤其是在绝经后女性中。最后，包括哺乳动物雷帕霉素靶蛋白（mTOR）抑制剂在内的靶向治疗最近已成为一种有希望的治疗选择，尤其是与激素疗法联合使用。鉴于免疫治疗的最新进展，本章还介绍了HT和mTOR抑制剂联合使用的作用。

12.2 子宫内膜癌

子宫内膜癌（EC）是发达国家中最常见的妇科生殖道恶性肿瘤。根据雌激素依赖性，有两种病理亚型。Ⅰ型（雌激素相关）代表最常见的EC类型，通常与肥胖和糖尿病有关。Ⅰ型EC最常见的特征：①子宫内膜样组织学；②较低等级；③高PR表达；④年龄较小；⑤子宫肌层侵犯较少；⑥基因畸变（微卫星不稳定，DNA错配修复缺陷，K-ras/b-catenin/PI3K突变）。Ⅱ型EC的特点：①非子宫内膜样组织学（浆液性，透明细胞）；②*P53*突变；③Her2/neu的过度表达；④非整倍体。

无拮抗雌激素是Ⅰ型EC及其前体子宫内膜增生的最重要危险因素。ER/PR表达与组织学分化分级相关，1、2和3级EC表达ER（＋）和（或）PR（＋）的比例分别为70%、55%和41%。值得注意的是，最近对癌症基因组图谱计划（cancer genome atlas project，TCGA）的分析证实了激素表型的存在，其特征是与子宫内膜样组织学相关的ER/PR的显著表达。鉴于这一证据，激素治疗（包括孕激素、SERMS/SERDS和AI）已在EC中进行了广泛的研究，并有各种反应。有趣的是，随着免疫疗法的最新进展，激素治疗与mTOR抑制剂的联合治疗也已成为一种有吸引力的选择。

12.2.1 激素治疗作为早期子宫内膜癌患者生育力保存的治疗方法

对于处于育龄期并希望保持生育能力的EC患者，可以考虑保留生育能力的治疗。绝经前EC患者的保守治疗标准：①1级高分化子宫内膜样肿瘤；②MRI未见子宫肌层侵犯的FIGO期ⅠA期肿瘤；③标本无淋巴血管浸润；④无腹腔内疾病或附件肿块的证据；⑤妊娠欲望强烈；⑥排除不孕症。一项荟萃分析纳入了28项研究，包括1038例早期EC或非典型复杂增生（atypical complex hyperplasia，ACH）女性，评估了单药治疗或联合激素治疗保留生育能力治疗后的肿瘤和生殖结局。该研究报道，口服孕激素治疗的女性的完全缓解率（complete remission rate，CRR）为71%，妊娠率为34%，活产率为20%。相应地，使用左炔诺孕酮宫内节育器（levonorgestrel-releasing intrauterine device，LNG-IUD）的女性的CRR为76%，而妊娠率和活产率分别为18%和14%。最后，孕激素和LNG-IUD的联合治疗可获取87%的CRR，妊娠率和活产率分别为40%和35%。鉴于这些发现，全身性或局部孕激素可安全地用于符合上述保留生育标准的特定ACH或早期EC年轻女性。LNG-IUD似乎是有效的，并且避免了全身性孕激素的副作用。口服孕激素联合LNG-IUD似乎是最有效的治疗方式，然而，需要进一步的研究来证实这一观点。

二甲双胍最近已成为EC的潜在治疗选择，因为它可以预防癌症复发并增加放射敏感性。有限的数据表明，Ⅰ型子宫内膜癌肥胖患者使用二甲双胍后癌症复发的风险较低。Mitsuhashi等报道了ACH和早期EC女性在使用醋酸甲羟孕酮保留生育能力时使用二甲双胍抑制疾病复发。正在进行的试验调查了孕激素与饮食调整或二甲双胍在这种情况下的联合用药，但是这仍然被认为是实验性的。

12.2.2 激素治疗作为子宫内膜癌手术治疗后的辅助治疗

EC的标准治疗包括手术后辅助放疗和（或）化疗，具体取决于肿瘤特征。目前认为孕激素在子宫内膜癌的辅助治疗中没有作用。一项纳入9项随机试验的Cochrane评价探讨了在先前因明显的早期EC接受过手术的女性中使用辅助孕激素治疗与无辅助孕激素治疗的效果。给予孕激素辅助治疗的女性没有总体生存率的好处，而主要的副作用包括血栓栓塞和心血管疾病事件。值得注意的是，纳入研究中的大多数女性为高危EC，通常为ER/PR阴性。因此，未来的研究应侧重于具有低/中风险ER/PR阳性EC的女性，以确定激素治疗在此类肿瘤中的预后作用。这应该包括患有3期和4期ER/PR阳性肿瘤的子宫内膜癌患者，她们可能适合也可能不适合辅助化疗。

12.2.3 激素治疗作为晚期和复发性子宫内膜癌的治疗

基于孕激素的激素治疗长期以来一直用于对抗与晚期和复发性EC相关的雌激素过多症。妇科肿瘤组（Gynaecological Oncology Group，GOG）研究表明，CRR为24%；然而，由于PR的下调，这种反应很可能不能持续。相反，由于他莫昔芬被证明可以上调PR表达，因此假设他莫昔芬预处理可以增加肿瘤对孕激素的反应。由于他莫昔芬与PR表达量上调有关，两项Ⅱ期临床试验评估了黄体酮和他莫昔芬的组合。报告的CRR分别为27%和33%。总体而言，接受孕激素/他莫昔芬联合治疗的女性报告的CRR为19%～37%，而对于接受他莫昔芬单一疗法的患者，CRR 10%～53%。目前尚无3级证据支持将其作为单独孕激素的替代品。通过抑制芳香化酶或直接抑制ER来减少循环雌激素的相反策略则不太成功。AI在晚期/复发性EC中表现出极少的活动。报道的CRR在9%～31%变化。Ayoub等评估了在化疗中加入孕激素和他莫昔芬，结果显示，与单独化疗相比，联合用药的CRR更高。他莫昔芬和孕激素的组合可以被认为是一种治疗选择，但与单独使用孕激素相比，仍然尚无3级证据支持。芳香化酶可被视为EC中的二线激素治疗选择。但是，应该注意的是，它们并未在EC中获得正式许可。抗雌激素治疗晚期/复发性

EC的疗效有待进一步提高。目前，激素治疗的选择主要基于ER/PR状态，这需要将未来研究的重点转移到纳入更多额外的生物标志物，以改善从激素治疗中获益最多的女性的选择。

为了提高激素治疗联合靶向串扰信号通路的药剂和（或）二甲双胍的组合功效，有专家已经进行了研究。在EC中，雌二醇信号通过ERα介导，能够激活MAPK信号通路，进一步触发下游分子ERK和AKT（PIEK/AKT/mTOR通路的一部分）。PR信号也部分通过MAPK和PI3K/AKT/mTOR通路发挥作用。因此，测试了激素治疗和mTOR抑制剂和或不和二甲双胍的组合。Fleming等进行了一项随机II期临床试验，在患有复发性或转移性EC的女性中，比较了每周静脉注射替西罗莫司25 mg与每周1次替西罗莫司联合醋酸甲地孕酮80 mg BD方案3周与他莫昔芬20 mg BD方案3周。结果显示，在替西罗莫司治疗中加入醋酸甲地孕酮和他莫昔芬的联合治疗并没有增强活性，而联合治疗与过量的静脉血栓形成有关。Slomovitz等在患有复发性EC的女性中进行了依维莫司和来曲唑的II期临床试验。试验报道的RR为32%。Soliman等评估了在依维莫司和来曲唑治疗中加入二甲双胍的效果，产生了50%的临床获益和28%的总体反应。一项评估瑞博西尼和来曲唑联合治疗复发的ER阳性EC疗效的II期临床试验显示，12周的PFS为55%，而45%的患者在12周内的PFS为零。复发的ER阳性EC的12周PFS为55%，而45%的1级或2级子宫内膜异位症患者得到了较好收益，且无进展证据。45%的1级或2级子宫内膜异位症患者获得了可观的收益，至少在24周内没有进展的证据。很少有正在进行的临床试验旨在进一步研究靶向治疗和二甲双胍在晚期/复发EC治疗中的作用。ENGOT-EN3-NSGO/PALEO 1：1随机试验旨在评估来曲唑与来曲唑/帕博西尼在ER阳性晚期或复发性EC中的疗效，而GOG 3007试验旨在评估依维莫司加来曲唑与他莫昔芬加MPA的有效性。最后，MD安德森癌症中心小组目前正在进行一项单臂II期临床试验（NCT01797523），以评估依维莫司＋来曲唑＋二甲双胍在这种情况

下的治疗作用。希望一旦我们完成III期临床试验，其中一些新疗法可能会变得有益。

12.3　子宫肉瘤

12.3.1　子宫平滑肌肉瘤

研究发现，40%～70%的子宫平滑肌肉瘤（u-LMS）患者的ER/PR呈阳性。ER/PR似乎在调节子宫平滑肌的生长和重塑中起着关键作用，因此，它们的激活似乎在子宫平滑肌肉瘤（u-LMS）的肿瘤发展中起着重要作用。纪念斯隆－凯特琳癌症组报道，在43例高级别子宫限制性LMS女性中，ER/PR表达与生存结局相关。两项II期临床试验对激素疗法的作用研究很少。一项单臂II期研究调查了27例免疫组织化学证实ER和（或）PR表达的不可切除的u-LMS患者，每日2.5mg来曲唑对预后的影响。12周PFS为50%。具有最长PFS率的患者是那些肿瘤强烈且弥漫性表达ER和PR（＞90%）的患者。此外，一项开放标签II期研究调查了来曲唑2.5 mg/d与完全切除u-LMS且既往没有任何化疗的观察者的预后情况。来曲唑组患者12个月和24个月时的无进展百分比为100%，而观察组患者12个月时为80%，24个月时为40%。尽管这些结论令人鼓舞，但由于研究的早期结束和患者人数少，无法得出强有力的结论。在少数回顾性研究中报道了类似的情况。Thanopoulou等报道了一项回顾性研究，纳入了16例ER/PR阳性晚期u-LMS女性，接受一线来曲唑治疗和二线依西美坦（83%）或来曲唑（17%）治疗。一线治疗的中位PFS为14个月，与高级别u-LMS相比，低级别u-LMS患者PFS延长（20个月vs.11个月）。与弱ER阳性u-LMS患者比较，中/重ER阳性u-LMS患者PFS延长（20个月vs. 2个月）。

孕激素是第一批在转移性u-LMS治疗中被探索的激素调节剂之一；尽管如此，由于AI具有较高的治疗指数，目前仍是一线治疗的首选激素药。此外，AI在孕激素耐药u-LMS中显示出在二线治疗中的活性。ER和PR表达似乎是一个预后因素，

AI 可能发挥积极的治疗作用，尤其是在具有强烈（>90%）ER/PR 表达的 u-LMS 中。尽管有这些有希望的证据，但在获得更可靠的数据之前，不能常规推荐激素治疗作为辅助治疗。只有在 ER/PR 阴性的选定病例中，才可以考虑 HRT。卵巢保留似乎与更差的肿瘤学结局无关，但大多数中心不建议保留卵巢，特别是在激素敏感的 LMS 中。

12.3.2　低级别子宫内膜基质肉瘤

低级别子宫内膜基质肉瘤（LG-ESS）通常为 ER 阳性和 PR 阳性（70%~80%）。鉴于这种高表达，已对局部和主要是晚期或复发性的 LG-ESS 使用孕激素或 AI 的激素治疗进行了研究，且患者有不同的反应。由于缺乏随机或前瞻性研究，这些证据主要来自小型队列研究。

孕激素可诱导 LG-ESS 女性的持久缓解，应在手术治疗后或复发时使用。也有报道称，即使在孕激素治疗进展后，也会有对 AI 的反应。因此，激素治疗联合孕激素或 AI 被认为是转移性或复发性 LG-ESS 的一线治疗。6 项回顾性研究纳入了 40 例接受孕激素治疗的晚期或复发性 LG-ESS 女性，结果显示，总体缓解率约为 50%，其中约 15% 的女性为最佳缓解。相应地，7 项回顾性研究报道，在接受 AI 治疗的 50 例入组女性患者中，约 90% 的患者经历了临床获益，其中约 2/3 的病例有客观缓解。就局部 LG-ESS 而言，现有证据确凿，反应可能持久，没有可靠的数据支持常规实施佐剂激素疗法。根据 ESMO-EURACAN 指南，虽然辅助激素疗法不是 LG-ESS 的当前标准，但在这种情况下，它可能是另一种选择，可以考虑用于 ER/PR 阳性疾病。HRT 和他莫昔芬均禁用于 LG-ESS 病例。卵巢保留与较高的复发率相关，因此，它可能仅在知情的患者中是一种选择。

12.4　卵巢癌

12.4.1　上皮性卵巢癌

上皮性卵巢癌（EOC）中靶向雌激素信号传导得到了令人信服的证据支持，表明大多数卵巢肿瘤表达 ER/PR，雌激素触发卵巢癌（OC）细胞增殖和迁移。Sieh 等的研究表明，约 3000 名患有浸润性 EOC 的女性接受了中枢激素受体检测，ER 和 PR 的表达与亚型特异性生存相关，子宫内膜样癌和低级别浆液性癌的阳性率最高，高级别浆液性癌的阳性率居中，在黏液癌和透明细胞癌中阳性率最低。鉴于这一证据，激素治疗，特别是他莫昔芬和 AI，可能是转移性/复发性 EOC 的宝贵治疗选择。许多 II 期试验报道了复发性/转移性 EOC 女性的中度 RR 和预后获益；尽管如此，根据所使用的不同治疗方式，报道的 RR 存在很大差异。

Peleari 等最近的一项荟萃分析，评估了激素治疗对 EOC 结果的影响。总临床获益率（CBR）为 43%。在亚组分析中，报道的 CBR 分别为他莫昔芬（43%）、AI（41%）、孕激素（39%）和他莫昔芬+孕激素（40%）。值得注意的是，在对化疗耐药或 ER/PR 状态进行分层后差异无统计学意义。最后，作者比较了 6 项随机对照试验的生存结果，证明死亡风险显著降低（OR = 0.69）。这一证据表明，激素治疗可能会在转移性/复发性 EOC 患者中产生小而有限的临床益处。与 EC 类似，患者对激素治疗的选择主要基于 ER/PR。尽管如此，在缺乏其他强有力的预测标志物的情况下，随着包括抗血管生成剂和 PARP 抑制剂在内的新型治疗方式的广泛传播，激素治疗的使用，尤其是在高级别浆液性 EOC，将仅限于标准系统治疗已经走到尽头且没有其他选择的患者。目前正在进行的 II 期试验评估激素治疗与 mTOR 或 CDK4/6 抑制剂的组合。来曲唑和依维莫司在铂类耐药/难治性 EOC 女性中的研究目前正在招募患者（NCT0218850），而另一项来曲唑+瑞博西尼在复发性 ER（+）EOC 女性中的试验正在进行中（NCT02657928）。

鉴于显著的 ER/PR 表达和铂类耐药性，低级别浆液性 EOC 似乎代表了具有更高报告临床反应的 EOC 亚组。MD 安德森癌症中心小组（Anderson Cancer Centre group）的一项回顾性研究纳入了 203 名患有 II~IV 期低级别浆液性 EOC 的女性，这些女性在主要治疗后接受了维持性激素治疗，结果表明，与监测组相比，激素治疗的PFS更好（64.9个月 *vs.* 26.4个月）；尽管如此，两组间的OS没有显著性差异（102.7个月 *vs.* 115.7个月）。在另一项观察性研究中，在患有低度浆液性EOC的女性进行减瘤手术后，使用激素治疗代替化疗，3年PFS和OS分别为79%和92.6%。尽管大型随机试验有必要提供更可靠的数据，但现有证据表明激素治疗是一种相对有效的治疗方式，目前处于临床实践中晚期/复发性低级别EOC治疗的前沿。

12.4.2　颗粒细胞肿瘤

颗粒细胞肿瘤（granulosa cell tumour，GCT）被归类为性索间质瘤，绝大多数病例表达ER/PR。性激素分泌异常分别与雌激素过多或玻璃质化等临床症状相关。基于这些考虑，在复发性GCT中使用了不同的激素治疗模式。对于激素疗法如何抑制GCT中的肿瘤生长，已经提出了可能的作用机制：①通过抑制促性腺激素或内源性类固醇间接作用于肿瘤；②对肿瘤的直接影响；③前两种机制的结合。最近一项荟萃分析评估了成人型卵巢GCT妇女对激素治疗的临床反应。激素治疗是在复发的多次治疗后给予的（中位数2，范围1～7）。总的临床RR为71%，而完全和部分RR分别为25.8%和45.2%。阿那曲唑和来曲唑产生了完全缓解和部分缓解。这些AI及醋酸甲羟孕酮或醋酸甲地孕酮与他莫昔芬和己烯雌酚交替使用的反应率为100%。醋酸甲地孕酮、亮丙瑞林加他莫昔芬、戈舍瑞林和亮丙瑞林的反应率分别为66.7%、50%、50%和30%。这种情况的罕见性使得随机对照研究几乎不可能进行，因此必须使用来自此类荟萃分析的数据来指导治疗。然而，来自小型队列研究的现有证据表明，激素治疗在GCT中的活性水平适中，而迄今为止的最佳可用数据支持在复发性GCT女性中使用AI或GnRH-激动剂。

12.5　总结

对于某些患有复发性或转移性子宫内膜癌

的女性，激素治疗是一种有吸引力的治疗选择。对于希望保留生育能力的早期子宫内膜癌患者，它也是首选治疗方法。目前认为激素治疗对子宫内膜癌辅助治疗无作用；然而，对PORTEC3试验的事后分析表明，具有特定分子特征的亚组患者可能受益于辅助性激素治疗。正在进行的PORTEC 4a试验仍在确认上述观点。激素治疗在治疗子宫肉瘤和颗粒细胞瘤中的作用仍存在争议。鉴于许多肿瘤类型的罕见性，该证据来自 Ⅱ 期研究和病例系列研究。最近，激素治疗补充了靶向治疗，包括mTOR抑制剂，这是免疫治疗的可喜发展。主要挑战仍然是如何更好地识别最有可能对激素治疗做出反应的女性。额外标志物或特征的开发，以及对ER/PR通路生物学的更好理解对于改善女性妇科癌症的反应和设计新的靶向治疗至关重要。

■ 要点

1. 口服孕激素和（或）使用左炔诺孕酮宫内节育器（LNG-IUD）进行激素治疗是希望保留生育能力的早期子宫内膜癌女性的首选治疗方法。

2. 目前不常规推荐激素疗法作为子宫内膜癌的辅助治疗。然而，它可能会被考虑用于具有特定分子谱的选定患者。

3. 激素治疗对于患有复发性或转移性子宫内膜癌的特定女性来说是一种有吸引力的治疗选择。

4. 激素治疗可作为晚期/复发性低级别EOC的相对有效的治疗方式。

5. 它在治疗子宫肉瘤和颗粒细胞肿瘤中的作用仍然存在争议，因为不同研究的反应率差异很大。

6. 激素治疗最近补充了靶向疗法，包括mTOR抑制剂。

7. 开发其他标志物或特征，以及更好地理解ER/PR通路生物学对于改善妇科癌症女性的反应和设计新的靶向治疗至关重要。

（译者：彭　俊）

第13章
与妇科肿瘤学相关的放射治疗方案和并发症的管理

Beshar Allos，*Indrajit N. Fernando*，*Nawaz Walji*

13.1 放射治疗的介绍

放射治疗（放疗）主要利用电离辐射来治疗侵袭性癌症，也可用于治疗一些侵袭前肿瘤和良性疾病。放疗的目的是通过提供高剂量的辐射来根除癌症，同时尽量减少对周围健康组织和器官的影响，这些器官被称为危险器官（OAR）。

妇科恶性肿瘤通常采用外束放疗（EBRT）和近距离放疗。同步放化疗（CCRT）与EBRT同步进行化疗，是晚期宫颈癌治疗的标准护理。先进的放疗技术，如图像引导放疗（IGRT）、强度调制放疗（IMRT）或体积调制弧治疗（VMAT）已经在很大程度上取代了其他技术，包括适形放疗或虚拟模拟和常规放疗。腔内治疗（ICBT）和阴道近距离放疗（VBT）常用于宫颈癌、子宫内膜癌和阴道癌的治疗；间质近距离放疗（ISBT）在宫颈癌的治疗中获得了越来越大的吸引力，但也可用于治疗外阴和阴道癌。

13.1.1 辐射物理学

辐射剂量以"Gy"为测量单位，其中1Gy等于1J/kg。大多数放疗是通过X线（光子）进行的，这是电磁光谱的一部分。光子是通过在一个称为直线加速器的机器内与重金属目标（如钨）碰撞而产生的（图13.1）。这些光子随后被作为一束光束指向产生治疗性组织电离的治疗目

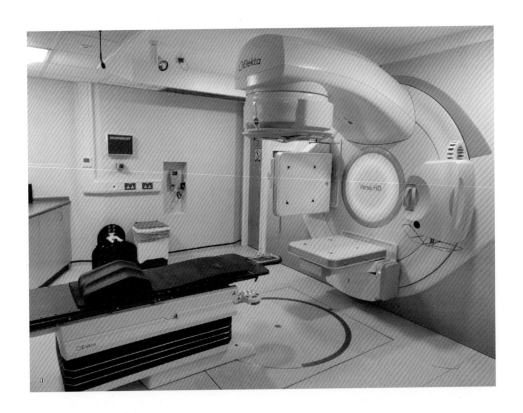

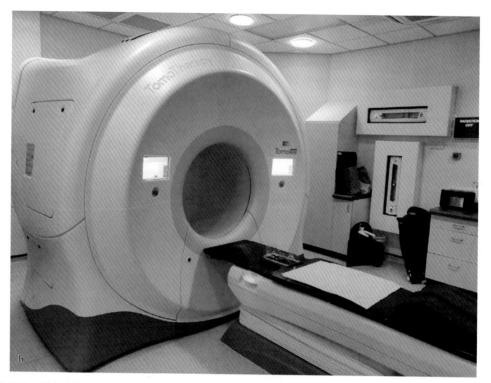

图13.1　放疗室的直线加速器（a）和放疗单元（b）。两者都为IMRT。直线加速器围绕治疗床旋转360°，因此能够通过圆弧线或固定位置向多个方向传递多束光束。断层治疗使用一种连续的360°螺旋扇形束技术来传递电离辐射

标。更高的能量光子与更大的组织穿透有关，通常，盆腔需要6～10MV的光子能量。治疗性照射也可以通过电子、质子和中子等微粒来传递。质子束治疗（PBT）使用回旋加速器进行治疗。其主要优点是，它可以用于治疗深层肿瘤，一旦光束达到峰值（称为布拉格峰值），就会迅速出现剂量下降，从而减少对周围的剂量。PBT主要用于儿科癌症、前列腺癌和成人中枢神经系统癌症的治疗；未来的治疗适应证可能会扩大，包括在妇科癌症中的应用，随着环转子的增加，以及在其他癌症部位PBT获益的一些试验结果。随着回旋加速器可用性提高，以及一些研究PBT在其他癌症部位的益处的试验结果的出现，未来的治疗适应证可能会扩大，包括其在妇科癌症中的应用。高能电子是在直线加速器中产生的。电子主要用于治疗超级癌症（通常深度不超过3cm），因为电子束会被组织迅速衰减。它们主要用于治疗外阴肿瘤的背景下管理妇科恶性肿瘤。近距离

放疗包括将一个密封的放射源放置在靠近肿瘤附近或直接进入肿瘤中，以传递一定剂量的辐射。它利用了平方反比定律（辐射剂量与距离源的平方成反比），允许向肿瘤提供非常高剂量的放疗，而相对保留周围的OAR。它包括用伽马射线进行治疗。

13.1.2　放射生物学

放疗通过不可修复的DNA损伤导致细胞死亡，导致不受控制的细胞分裂的停止，这是侵袭性癌症的标志。这种细胞杀伤也会影响正常细胞，从而导致放疗引起的副作用。电离辐射成功杀死癌细胞的能力围绕着放射生物学的五个"R"：放射敏感度、修复、粒子数再增、再氧合和再分配（表13.1）。

肿瘤内在放射敏感性被认为是最重要的因素，然而，为了获得最佳的治疗结果，所有的五个"R"需要优化。例如，在宫颈癌治疗中，延

表13.1 放射生物学的5个"R"

放射生物因素	机制	临床意义
放射敏感度（Radiosensitivity）	肿瘤细胞和正常细胞具有不同的放射敏感性	不同的组织学类型对辐射的反应不同——鳞状细胞癌和淋巴瘤相对于黑色素瘤或胶质瘤更敏感
修复（Repair）	并非所有DNA损伤都是不可修复的，迟发性组织（通常是非/低增殖细胞）在DNA修复方面是有效的	一些肿瘤细胞可以修复DNA损伤，导致治疗失败
粒子数再增（Repopulation）	一旦放疗开始，急性反应组织中存活的细胞可以以更快的速度再生	尽量减少总体治疗时间和避免治疗间隔有利于减少这种现象
再氧合（Reoxygenation）	肿瘤细胞通常是缺氧的，但存活的细胞随着时间的推移会再氧化，从而提高放射敏感性	确保患者不贫血可改善放疗的结果。总的治疗时间同样不应太短，以免细胞再氧化
再分配（Redistribution）	在放疗期间，细胞在细胞周期的不同阶段之间重新分布。静止期的细胞相对耐辐射	在放疗过程中，细胞从静止期重新分布到活跃细胞周期，在活跃细胞周期中，细胞对放射更敏感，从而增加细胞杀伤

长总治疗时间超过56天与较差的结果（由于再生的影响）相关，治疗期间血红蛋白浓度低于120g/L（再氧合的效果）也是如此。

如果总辐射剂量不超过耐受性剂量，正常细胞比癌细胞在亚致死DNA损伤后的修复能力更强。因此分割放疗（将总剂量的辐射分成多个分次的小治疗）是有利的，因为它允许正常细胞在分次治疗间再生和修复，也允许氧化和再分配癌细胞进入活跃的细胞周期，这两个提高癌症的放射敏感性接受放疗。放疗通常提供的剂量为每部分1.8～2Gy。

另一个需要考虑的概念是OAR的长期健康状况，这取决于该组织/器官自身的耐受性范围。任何给定OAR的耐受剂量是器官在伤害发生前能接受的最大剂量，可能导致功能损伤。耐受性剂量是基于每部分使用2Gy的剂量。评估辐射副作用的另一个参数是一个特定器官的TD5/5。这是一个估计的剂量，在放疗后5年内发生晚期效应的概率为5%。在评估OAR的晚期影响可能性时，需要考虑许多因素，包括分次剂量小、组织体积、总剂量、同时使用化疗和已存在的患者共病（如糖尿病、结缔组织疾病、炎性肠病、存在粘连）。在妇科放疗中，在计划治疗时必须考虑膀胱、直肠和小肠的耐受性剂量，以避免长期毒性。

13.2 放疗毒性

盆腔放疗，包括EBRT和近距离放疗，会引起不必要的副作用，其程度取决于肿瘤相关的和患者相关的因素。这种发病率可能会造成长期的身体和心理损害。广义上来说，放疗相关的副作用分为早期反应（在治疗后90天内发生）和晚期反应（可在治疗结束后数月或数年发生）。主要的OAR为膀胱、直肠和小肠（表13.2）。

表13.2 放疗对正常器官早期和晚期的影响

器官	早期影响	晚期影响
膀胱和输尿管	放射性膀胱炎——尿频、尿急、排尿困难	膀胱功能障碍瘘管血尿
直肠	放射性直肠炎——频发、急症、腹泻	放射性直肠炎排便习惯改变肠瘘管狭窄
小肠	恶心、呕吐	肠瘘管狭窄肠病
骨		骨质放射性坏死
淋巴结		淋巴水肿
皮肤	红斑、脱屑	毛细血管扩张纤维化

续表

器官	早期影响	晚期影响
阴道	黏膜炎——出血、分泌物	瘘管狭窄
卵巢		不孕症 更年期提前
脊髓		脊髓病
肾		肾衰竭
全身性		性欲丧失 继发性癌症

13.2.1 放疗剂量-分级

标准的放疗是每日1次，每周5天，每部分处方1.8 ~ 2Gy，通常持续5 ~ 7周。剂量处方包括总剂量（以"Gy"为单位）、将分次提供的剂量，以及提供治疗所需的总时间长度。在使用放疗时，引用2Gy分次放射的等效剂量（EQD2）每个分次超过2Gy。这种EQD2方法有助于将不同的剂量/分剂量计算合理化为一个可比的标准。

处方的总剂量因治疗目的而异。通常，45 ~ 50.4Gy的剂量用于妇科癌症的辅助治疗，目的是治疗显微镜下的潜在区域，以防止疾病复发。相反，对于根除肿瘤的根治性治疗需要剂量超过60Gy。例如，对于晚期宫颈癌，推荐EQD2为80 ~ 85Gy。

低分级放疗需要在更少的分剂量上使用超过2Gy的治疗。减少处方的总剂量，以保持每部分2Gy的等效剂量（EQD2）。先进的放疗技术，如IGRT与IMRT或VMAT，使得使用低分割放疗向宏观疾病区域提供更高的辐射剂量成为可能，而不延长整体治疗时间。

姑息性放疗，如控制出血或治疗疼痛，通常采用1个、5个或10个部分的低分割放疗，这对患者来说更方便。

13.3 放疗治疗计划和实施

EBRT和近距离放疗是妇科放疗的两种主要技术，其中EBRT是最常用的治疗方式。EBRT从规划过程开始。在患者处于治疗体位时，使用2 ~ 3mm的被治疗区域切片，对骨盆（如果治疗主动脉旁淋巴结，则对腹部进行CT扫描）进行计划CT扫描。静脉造影剂可协助勾画淋巴结轮廓。在每次后续治疗中，都需要使用外侧和前方的文身来保持患者的位置和对齐，并且在整个治疗过程中患者必须被舒适地固定住。使用膀胱充盈方案来减少治疗过程中的排便量。使用灌肠来尽量减少肠胀气对放疗计划的影响。

规划CT扫描用于描绘目标体积。肿瘤区（GTV）是通过在计划的CT扫描上描绘肿瘤而创建的。诊断性MRI扫描，或在放疗计划位置进行的MRI扫描，可以与计划CT扫描融合，以帮助勾画GTV。任何怀疑与癌症有关的肿大淋巴结都被划分为单独的GTV，以同时进行综合增强（SIB）治疗。在术后放疗中，GTV并不存在。

GTV发展到包括潜在的微观疾病区域，以形成临床靶区（CTV）。可以在CTV外增加一个外边区域，以考虑可能影响CTV形状或位置的内部器官运动；这被称为内靶区（ITV）。ITV外增加一圈外边区域，以考虑日常照射的不确定性，称为计划靶区（PTV）；如果没有ITV，PTV外边区域也可以解释内部器官运动。PTV是计划放射治疗的目标，以在考虑OAR的情况下提供治疗剂量，OAR也在计划CT扫描中进行了描述。放疗的目的是提供的辐射剂量足以根除宏观和微观疾病的区域，而不超过靠近PTV的OAR的剂量耐受性限制。

IGRT与IMRT或VMAT结合允许在光束头内使用多叶准直器（MLC），可使PTV有更高的剂量一致性，其位置可以随着机架的移动而及时变化，将不同强度和形状的光束传递到PTV（图13.2）。这也使多个PTV能够被治疗到不同的剂量水平，包括在单一计划内增加剂量（SIB），从而允许维持治疗时间，并避免了对多个阶段治疗的需要。这种更精确的放疗也会导致更低的OAR剂量，从而降低了治疗的早期和晚期影响的风险。IMRT的缺点是它将使得能用一个更大的组织整体接受低剂量辐射的体积，即"低剂量

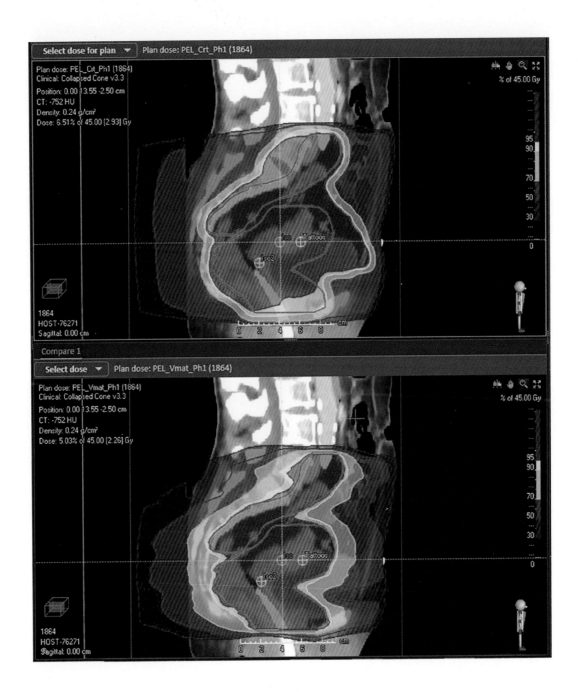

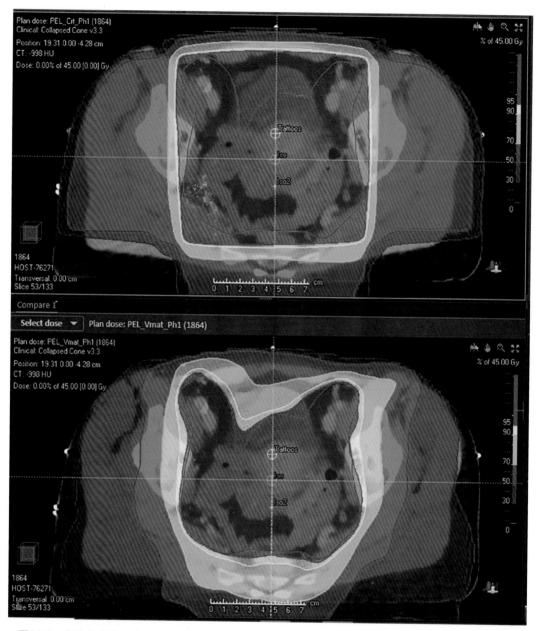

图13.2　根治性宫颈癌放疗计划的轴位（a）和矢状位（b）CT片，目的是治疗宫颈、子宫、宫旁和盆腔淋巴结。绿色的区域显示PTV。红色区域表示高剂量区域。上面的CT图表示标准的四维平面。下面的CT片表示用IMRT计划的同样的PTV，并且证明了IMRT在减少暴露于较高剂量放疗的正常组织的数量方面所带来的益处

浴"。这一现象的长期后果尚不清楚，但这些风险被IMRT的预期益处所抵消，有待前瞻性的长期研究结果来证实。

13.4 近距离放疗

近距离放疗是妇科癌症治疗的一个重要组成部分。近距离放疗提供剂量＞80 Gy，治疗晚期宫颈癌，同时尽量减少OAR所接收的剂量。宫颈癌的近距离放疗失败与较差的预后相关。

在宫颈癌的治疗中，近距离放疗通常是在CCRT之后或接近结束时进行的，CCRT允许最大限度的肿瘤收缩和更小的近距离放疗治疗量。近距离放疗是单独使用ICBT或联合使用ISBT进行的。在CCRT的最后一周进行的骨盆MRI扫描有助于评估治疗反应和辅助近距离放疗计划，包括评估是否需要ISBT。

ICBT是最常用的近距离放射疗法。ICBT常用的两种应用链系统包括串联和卵形或串联和环形设计。ISBT包括将空心导管直接插入肿瘤，并指出CCRT后残留的疾病不太可能仅用ICBT充分覆盖。

在置入近距离放疗的敷药器之前，患者必须进行血检，并接受适当的治疗，以纠正由CCRT引起的贫血或低镁血症。嗜中性粒细胞减少症的患者需要使用抗生素治疗。涂药器通常在全身麻醉或脊髓麻醉下插入手术区域，可以给予轻度镇静。在膀胱截石卧位下进行检查，以评估肿瘤的反应，然后将Foley导管插入膀胱。经腹或经直肠超声可用于引导串联涂抹器插入子宫内膜腔。一旦串联和卵形/环状涂抹器到位，则插入输送ISBT的空心导管（图13.3）。

图像引导近距离放疗（IGBT）被认为是近距离放射治疗的标准护理方法。插入导管后，MRI显示导管结构并描绘残留肿瘤，其被称为高危CTV（HR-CTV）和OAR。可能需要进行CT扫描来勾画出任何插于ISBT的导管。根据对HR-CTV和OAR的描述，制订了一个优化治疗的计划，并规定治疗HR-CTV的剂量（图13.4，

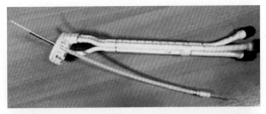

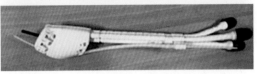

图13.3　一款上药器，用于ICBT和ISBT
上图显示了一根间隙针放置的串联和卵形设置。下图是相同的上药器，但有一个额外的阴道帽，这意味着阴道内部疾病也可以用ISBT治疗

图13.5）。此外，如果不使用IGBT治疗，剂量处方可以给到ICRU推荐的点A。

患者通常使用3～5个组分的IGBT进行治疗。如果进入治疗部位具有挑战性，敷药器可以保持在原位，只要间隔超过6小时，患者可以在单次插入时进行两次或多次分剂量。在这种情况下，必须谨慎，以确保涂抹器没有移动，在每次治疗前重复CT扫描可以帮助确定OAR接受的剂量。

ISBT也被用于治疗原发性阴道癌和由子宫内膜癌或宫颈癌引起的阴道转移瘤。通常，这是在EBRT或CCRT之后完成的，尽管在某些情况下，ISBT可能被用作主要的治疗方式。通常在经直肠超声引导下，使用会阴部模板将空心导管插入肿瘤。在放置导管后，需要进行MRI和（或）CT扫描，以描绘出目标体积和OAR，并协助制订治疗计划。治疗通常分为4～6次，2～3天完成，每次间隔为6小时。治疗阴道癌的ISBT也可以通过使用会阴模板将放射性种子直接置入肿瘤来进行。

VBT用于中或中高危子宫内膜癌的辅助治疗；它也可用于使用EBRT治疗子宫内膜癌和阴道癌。治疗使用阴道圆柱体，通常近距离插入放疗套件。距离施药器表面5 mm，根据治疗指征，治疗通常分为2～3次。

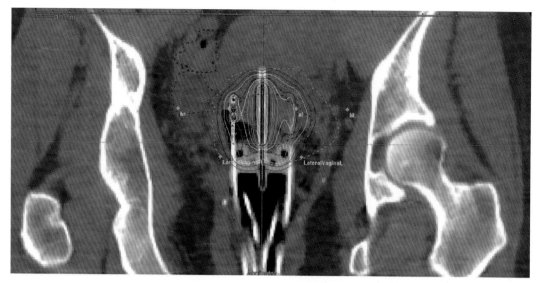

图13.4　利用双侧间质针进行ISBT治疗CCRT后大面积残留病变的冠状CT扫描图

HR-CTV 用淡红色虚线表示

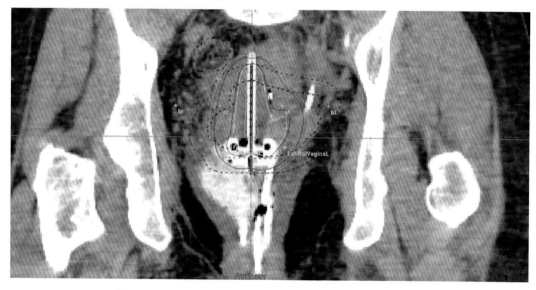

图13.5　斜间质穿刺ISBT治疗盆腔侧壁病变的冠状CT扫描图

HR-CTV 再次用浅红色虚线表示

13.5　子宫内膜癌的放疗

大多数被诊断为子宫内膜癌的患者表现为器官局限性疾病，因此继续进行手术作为主要的治疗方式。放疗在子宫内膜癌治疗中的主要作用是降低盆腔复发的风险；辅助放疗并不能提高总生存率。

术后患者可根据最终组织学评估的参数［肿瘤分级，FIGO分期和是否存在淋巴管间隙侵犯（LVSI）］分为4个风险组。表13.3根据组织学特点和辅助治疗方案总结了不同风险分级。

虽然能有效降低疾病复发的风险，但EBRT可能与膀胱长期代偿功能的迟发性症状风险增加相关。

VBT为治疗中度风险疾病和已进行淋巴结

表13.3　子宫内膜癌术后风险分级及可能的辅助治疗方案

风险分级	组织学特点	辅助治疗方案
低风险	• 低等级（1或2级），1A期，无或局灶性LVSI	无辅助治疗
中风险	• 低等级（1或2级），1B期，无或局灶性LVSI • 高评分（3级），1A期，无或局灶性LVSI • 非子宫内膜样组织学（浆液、透明细胞、未分化、癌肉瘤、混合型），1A期（无肌层侵袭）	VBT 无辅助治疗
中高风险	• 1期 　子宫内膜样病变伴大量LVSI，不论浸润程度和深度 • 1B期，3级子宫内膜样肉瘤，无论LVSI状态如何 • 2期	EBRT 仅VBT（进行淋巴结清扫）
高风险	• 3A～4A期，无残留病变 • 非子宫内膜样组织学（浆液，透明细胞，未分化，癌肉瘤，混合型），1～4A期伴有子宫内膜浸润，无残留病变	CCRT和辅助化疗 序贯辅助化疗 EBRT
发展性/转移性	• 1～4A期伴有残留病变 • 4B期	序贯辅助化疗 EBRT包括 SIB到肉眼残留病变 高剂量EBRT治疗不能包括 疾病的姑息治疗

清扫的中危疾病提供了同样有效的选择。

对于未进行淋巴结清扫的中度高危疾病和高危疾病患者，推荐使用EBRT辅助治疗。处方剂量为45～50.4Gy，25～28次；EBRT后，6～12Gy的VBT可用于宫颈受累的患者。

PORTEC3试验比较了CCRT术后的辅助化疗和仅进行的放疗对高危子宫内膜癌的辅助治疗。实验组患者接受27次48.6 Gy的剂量，同时接受两个周期的顺铂化疗，随后接受4个周期的紫杉醇和卡铂辅助化疗。事后分析显示，以3级不良事件增加为代价，统计学上显著的生存优势为5%。浆液性癌症和3期疾病的差异有统计学意义。由于实验组包括了同步化疗和辅助化疗，目前尚不确定总生存期获益是由于CCRT、辅助化疗还是两者兼有。因此，在进行辅助化疗后再进行EBRT的做法为3期疾病患者和非子宫内膜样组织学患者的标准护理。

对由于疾病阶段或患者合并症而不能手术的子宫内膜癌患者的管理，是一个挑战。一些患者可能会接受降期化疗，以使癌症可手术。其中

这种方法是不可行的，去根治性放疗可能提供一种治疗选择，并可在早期提供良好的疾病控制。治疗包括骨盆EBRT治疗45～50.4Gy，25～28次，然后ICBT处方21～28Gy，3～4次。在选定的患者中，如果疾病局限于子宫内膜，可以考虑仅基于近距离放疗，同样具有较高的局部控制率，但这种做法是罕见的。

13.6　宫颈癌的放疗

ⅠA1～ⅠB2期患者接受初次手术治疗；Ⅱ～ⅣA期疾病患者接受初次放化疗治疗。ⅠB3～ⅡA期疾病患者可通过手术或CCRT治疗，生存率相当。决定是否采用手术或放疗是基于肿瘤大小、组织学（鳞状细胞癌或腺癌）和患者的共病等因素。

对于存在淋巴结阳性疾病、参数扩散或阳性边缘等高危特征，术后需要辅助CCRT（如果化疗禁忌或单独放疗）。如果存在以下一个或多个中度危险因素，则考虑单纯放疗：深层间质浸

润；存在淋巴血管间隙侵犯；肿瘤长径＞4cm，腺癌组织学类型。在这种情况下，如果患者有有限的共病，那么可以同时增加化疗。递送到骨盆和淋巴结的可接受的剂量计划包括45～50.4Gy，25～28次。

原发性CCRT涉及原发肿瘤和淋巴结的EBRT，然后是ICBT和ISBT（如有提示）。这两个阶段的总治疗时间总共不应超过56天，以免对局部控制或治愈率造成不利影响。通过IMRT技术提供的EBRT的典型剂量范围：在5～5.5周，25～28次，每次45～50.4Gy。受累的盆腔或腹主动脉旁淋巴结可通过同时综合促进（SIB）或连续促进提高至55～57.5Gy。

如果患者的WHO表现状态为0～1，且肾功能正常，则同时给予5～6个周期的顺铂40 mg/m^2，每周1次化疗。在EBRT中加入化疗已被证明可以改善总生存期、无进展生存期，并降低局部和远处复发率。然而，早期和一些晚期的毒性都随着化疗的增加而增加。如果化疗有禁忌证，则单独进行放疗。

13.7 外阴癌的放疗

外阴癌治疗的基石是外科手术。晚期癌症的手术可能与显著的发病率相关。EBRT，伴或不伴化疗，为非手术治疗的晚期患者和仅涉及盆腔淋巴结的4B期疾病的患者提供了一种替代治疗选择。

术后可给予辅助放疗，以减少局部复发的风险。虽然缺乏数据，但已发表的证据表明，辅助EBRT降低了切缘闭合或阳性患者局部复发的风险。存在两个或两个以上的腹股沟淋巴结或囊外扩散，是辅助EBRT的另一个指征。GROINSS-V-Ⅱ研究正在评估EBRT在前哨淋巴结阳性疾病中的作用。中期分析表明，在存在微转移性疾病（≤2mm）时，EBRT的辅助治疗可能有作用。在这类患者中，腹股沟复发率为3.8%，毒性最小。这种做法目前尚未得到广泛采用。

整个外阴、双侧腹股沟淋巴结链和盆腔淋巴结至髂总血管分叉。5周内给予25次45～50Gy。没有证据表明在辅助治疗中同时增加化疗，但根据宫颈癌治疗的数据，一些中心每周同时使用顺铂治疗的实践有所不同。

不能手术的患者接受EBRT作为标准治疗，需要对原发肿瘤和受累淋巴结进行更高的治疗剂量。越来越多的IMRT使用SIB方法提供这一方法，即微观疾病的潜在区域25次接受45 Gy，宏观疾病区域25次接受60 Gy的剂量。良好的反应率来自于EBRT，通常都有完整的临床和病理反应。

CCRT提高了外阴癌的前列腺癌外放射治疗的无复发和总生存率。WHO PS 0-1和肾功能正常的患者通常同时使用每周顺铂治疗；替代方案包括顺铂和氟尿嘧啶（5-FU）或丝裂霉素C和5-FU治疗。

复发性疾病通常可以通过更彻底的手术来切除。然而，在不能接受EBRT的患者中，CCRT是一种手术替代方案，并提供良好的长期疾病控制。

13.8 阴道癌的放疗

原发性阴道癌是罕见的，因此缺乏高质量的发表证据来指导阴道癌的管理。早期Ⅰ期癌症可以考虑进行手术治疗。放疗是主要的治疗方法。

一般来说，发生在阴道上1/3的癌症的治疗方法类似于宫颈癌，而发生在阴道下1/3的癌症的治疗方法类似于外阴癌。治疗标准通常采用EBRT，然后进行近距离放疗（阴道或间质治疗）。ISBT为EBRT术后的大体积残留疾病提供了一个更好的治疗选择。不能手术切除的小的或浅表的癌症可以单独用ISBT治疗。在近距离放疗不可行的情况下，可以使用SIB或使用多个治疗阶段。

顺铂化疗可以与EBRT一起使用，数据来自宫颈癌经验。这种联合治疗，使用70～80Gy的EQD2似乎具有生存优势。

13.9　放疗的姑息治疗

姑息性EBRT可单独用于治疗转移性疾病或局部疾病患者的出血或疼痛等症状，否则不能用于手术或根治性放化疗。典型的剂量包括一次8Gy、5次20Gy或10次30Gy。由于主要目的是控制症状，较少重视保护OAR，简单的放疗计划可以通过常规放疗提供。

13.10　总结

放疗是一种重要的治疗方法，管理妇科恶性肿瘤可使用不同的方式，包括EBRT和近距离放疗。放疗作为宫颈癌和外阴癌的主要治疗方法，具有良好的反应和结果，特别是同时增加化疗，但这必须与治疗相关的毒性相平衡。因此，对于那些不能手术或无法切除的患者，这是一个很好的替代手术的方法。辅助放疗可降低子宫内膜癌局部复发的风险，并被广泛应用于子宫内膜癌。晚期恶性肿瘤的姑息性放疗可以很好地缓解症状、缓解出血和疼痛等症状。

■ 要点

1.大多数放疗是使用由线性加速器产生的高能兆伏X线或在近距离放疗期间通过放置在涂抹器中的放射性同位素进行的。这两种技术通常都用于妇科癌症。

2.辐射剂量的分级是为了使正常细胞在中间重新填充和修复，同时也通过再氧化和将癌细胞重新分配到活跃的细胞周期来提高靶肿瘤的放射敏感性。

3.治疗性EBRT技术的进步使IMRT成为护理的标准，因为它提供了更精确的放疗靶向PTV治疗，同时也降低了OAR的剂量。

4.放疗对OAR的早期和晚期影响，包括对膀胱、胃肠道和阴道的影响，可以对患者的生活质量产生实质性的长期影响。

5.当考虑根治性非手术治疗时，CCRT联合顺铂化疗被广泛接受为宫颈癌和外阴癌的金标准治疗。

6.根据平方反比法的原理，近距离放疗可以向局部区域提供高剂量的辐射，从而也使对周围OAR的剂量最小化。它是宫颈癌根治性治疗的一个重要组成部分。

7.IGBT被认为是提供近距离放疗的标准护理方法，即单独使用ICBT或联合使用ISBT。

8.辅助治疗子宫内膜癌的治疗是基于术后风险分层，范围从手术随访到辅助CCRT。

9.姑息性EBRT是一种重要和有用的治疗方法，帮助缓解妇科癌症症状，特别是出血和疼痛，不适合根治性治疗。

（译者：丁桂凤）

第14章
妇科肿瘤学中的姑息治疗

Seema Singhal，*Milind Arolker*，*Rakesh Garg*

14.1 引言

世界卫生组织将姑息治疗视为一种"改善危及生命的疾病患者及其家属的生活质量（QoL）的方法"。它通过早期识别、正确评估和治疗疼痛及其他问题来预防和减轻痛苦，无论是身体、心理或精神上的痛苦。它是肿瘤学综合护理的一个重要组成部分。

姑息治疗应纳入癌症患者的治疗轨迹，从最初的治疗到生命的结束，并应为死者家属提供丧亲支持。已发表的报道支持对癌症患者的早期整合姑息治疗。一个全面的癌症护理系统应该最完美地整合姑息治疗，为每例患者的需要量身定制。ASCO建议"晚期癌症患者应在确诊后8周内转介到姑息治疗服务"。在多学科方法的背景下进行的整体早期整合似乎是对改善癌症患者及其直接照顾者生活质量最有益的。这应该包括临床和社会方面，如设定现实的期望，了解病程，应对现实，以及从治疗性护理到生命结束护理的平稳过渡，在生命结束时尽量减少无益福利和积极的干预。

提供姑息治疗服务的妇科癌症患者不是一个医师的努力，需要积极接受所有提供者，包括妇科肿瘤学家、放射肿瘤学家、医学肿瘤学家和姑息治疗专家及其他支持性护理，应该整合到所有领域的医疗保健。

本章将从姑息治疗专家和妇科肿瘤医师的角度来处理晚期妇科癌症的特殊外科和非手术问题的管理。

14.2 姑息治疗服务的现状

全球约有4000万人需要姑息治疗服务。在这些患者中，78%的患者生活在中低收入国家。世界卫生组织报告显示，全世界只有39%的国家报告在初级卫生保健环境中提供姑息治疗服务，40%的国家报告在初级卫生中心/社区环境中提供姑息治疗服务。中低收入国家的这一比例降至15%。据报道，只有44%的国家可以获得口服吗啡，而在没有专门资金来缓解的国家，这一比例不足15%。根据Taylor等（2016年）的一项研究，1/3患有妇科癌症的女性将在没有被转介给姑息治疗专家的情况下死亡。其中50%的患者在其生命的最后6个月里接受了手术或化疗。专业姑息治疗服务的可获得性已有所不同，这取决于综合癌症中心的资源，而其他非专业医院的资源有限或没有获得。同样，培训选择也很有限，大多数妇科肿瘤学研究员缺乏接触实际的临终护理和对护理目标的了解。根据在妇科肿瘤学会（SGO）成员中进行的一项调查，尽管97%的受访者认为姑息治疗服务是一种必要的合作，但只有48%的人适当地利用了它。42%的应答者认为，当预期寿命低于6个月时，姑息治疗专家应该参与其中，而30%的受访者认为在复发时应该进行合作。7%的受访者认为，在疾病的所有阶段都需要姑息治疗来控制症状，主要是疼痛控制。根据Alexandre Buckley de Meritens等研究显示，大多数妇科肿瘤学家认为自己有能力进行临终讨论，并担心家属错误地解释为如果提供姑息治疗服务，就会放弃对患者的护理。

14.3 提供姑息治疗服务

姑息治疗服务包括门诊姑息治疗诊所（与综合癌症护理中心或独立单位相结合）、住院患者咨询服务、家庭姑息治疗服务和门诊姑息治疗服务。这些目标可通过美国临终关怀与姑息医学协会所列出的范畴来达成，包括"与患者和家庭照顾者建立融洽关系，症状困扰和功能状态管理，探索对预后的了解和教育，厘清治疗目标，评估和支持应对，协助医疗决策，与其他医疗服务提供者协调"。

遵循这些领域的服务很可能是由初级保健团队和姑息治疗专家共同提供的，但他们各自提供的服务是不同的。

初级姑息治疗　①疼痛、焦虑、压力、抑郁等症状的基本管理；②有关痛苦、目标、治疗方法和预后的沟通技巧。

专科姑息治疗　管理更复杂的症状，包括难治性疼痛、复杂的神经精神症状、解决与家人、工作人员和治疗团队的冲突。设定切合实际的期望。

14.4　妇科癌症患者接受姑息治疗的时机

姑息治疗在整个癌症治疗范围内的综合整合是迫切需要的。癌症患者在诊断时早期整合姑息治疗仍然是提高生活质量的标准。它增强了治疗团队成员之间及姑息治疗医师和患者之间更好的融洽关系。虽然姑息治疗团队的作用在早期疾病的最初诊断阶段可能不大，但患者的诊断较晚，纳入姑息治疗医师将有助于提高生活质量。

据报道姑息性化疗持续到妇科癌症晚期是意义不大的。不仅末次化疗时间缩短、生命终止时间缩短，而且患者的生活质量也有所下降。这引起了一个重要的关注，即及时决定最佳支持治疗和适当的护理目标，并与患者和家属保持良好沟通的关系。

由于在现有的妇科教学和培训课程中缺乏姑息治疗教学的整合，因此所有姑息治疗医师参与患者治疗时，需要识别各种触发因素（图14.1）。

触发器可以被标记为主要和次要。主要的触发因素包括"频繁入院、因难以控制症状而导致的入院、复杂的护理要求和功能下降"。次要触发因素包括"转移性或不可治愈的癌症、长期耗氧、从长期护理机构入院及有限的社会支持"。这些触发器将有助于确定姑息性医师参与的防御需要。

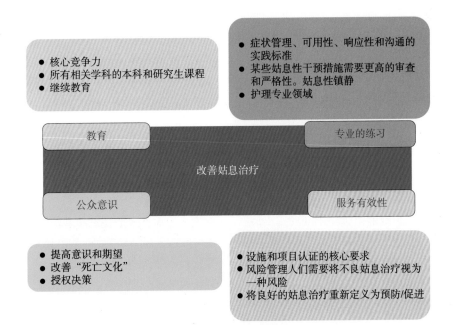

图14.1　姑息治疗的整合策略

14.5 症状管理

姑息治疗包括所有的管理领域，包括身体、社会、心理和精神。妇科癌症患者在癌症的不同阶段可能表现出各种症状。这些症状都可以有不同的表现，因此需要在患者出现新发症状的情况下，进行高度的怀疑评估。症状管理的基本原则包括"逆转可逆性"，而由晚期疾病引起的症状需要支持性护理，以改善生活质量。

14.5.1 晚期妇科癌症中的出血

出血是妇科癌症患者常见的问题之一。它可能是由于肿瘤或肿瘤新血管生成侵犯血管，或全身性病理，如血小板减少、血小板功能障碍、凝血功能障碍，或与治疗相关的不良反应。约10%的病例出现终末期出血，导致体积、血液迅速流失，随后死亡。泌尿生殖系统、胃肠道和呼吸道是妇科癌症患者最常见的出血部位。

治疗是不同的，需要根据预期寿命和生活质量进行个体化设定。第一步是建立护理、特定治疗方案的益处和风险的目标和基本的复苏。出血应根据持续时间、发病、严重程度、心血管衰竭及最重要的心理社会问题进行评估。应识别和纠正可逆的原因，可以采取旨在纠正贫血的治疗方法。任何导致出血倾向的全身药物都可以停止。输血应根据治疗目标和患者的期望来决定。应尽一切努力来控制出血。

治疗措施

（1）阴道填塞和局部药物：阴道填塞对阴道或宫颈出血的初始控制很有用。可用福尔马林或1:1000肾上腺素溶液浸泡的滚筒纱布舒适地填塞阴道管。Monsel糊状物（亚硫酸铁）已被用于控制宫颈和阴道肿瘤的出血。外阴肿瘤出血可通过可吸收明胶或胶原蛋白黏附敷料来控制。感染的伤口在取伤口拭子进行培养和敏感性后，应使用适当的抗生素治疗。

（2）放疗：止血放疗通常用于控制肿瘤出血。短期姑息性低分级3-D CRT，剂量为20～25Gy，每日5 Gy，耐受性良好，有良好的

反应率。放疗可在24～48小时控制出血，但在治疗计划和分娩过程中，它需要患者躺在手术台上。低分级放疗的疗程可以进一步延长，间隔2～4周，以给予44.40Gy，这取决于患者的耐受性和临床情况。

（3）经皮动脉栓塞：用颗粒（如聚乙烯醇）、机械装置（如线圈）或液体（如胶水、酒精）栓塞供血肿瘤的动脉。

（4）内镜手术：对于那些有泌尿生殖系统或胃肠道出血的患者，可以考虑进行内镜手术，如膀胱镜检查或直肠镜检查。出血血管可通过烧灼术、氩血浆凝血、血管夹、激光治疗注射肾上腺素或硬化剂来处理。

（5）手术方法：可逐个考虑结扎大血管或切除出血组织。

全身治疗 抗溶药物如氨甲环酸和氨基己酸注射剂已成功用于控制大出血。在控制急性发作后，维持口服剂量可持续5～7天。并发症包括色觉异常、过敏反应和血栓形成。

血尿可能是由于对尿路血管的侵犯或与烷基化疗相关的出血性膀胱炎，或感染，或放射性膀胱炎 最初的治疗是用冷盐水冲洗膀胱，膀胱镜引导下清除凝块，应用收敛剂和凝固出血血管。对于难治性病例，可考虑输注1%明矾或给予PGE2和硝酸银。福尔马林已被用作最后的有效手段，效果很好。

对于绝症患者，提前讨论出血的风险及患者是否需要进行干预是很重要的。患者及其家属可能会因为出血而感到精神不安。因此，对患者和家属提供咨询和心理支持是很重要的。为了护理患者，一个训练有素的卫生专业人员应在场，如果可能，可以给予压力或填充物。可以考虑使用氧气支持和使用镇静药甚至麻醉药。为了避免出现大出血造成的视觉冲击，应鼓励使用吸力、深色衣服、毯子和毛巾，同时使用皮下咪达唑仑等快效镇静药。

14.5.2 恶性腹水

恶性腹水最常见于女性的晚期卵巢癌、乳腺癌和晚期子宫内膜癌的妇科恶性肿瘤。它

的存在与不良预后相关，并对患者的生活质量有巨大的影响。根据英国的HES统计数据（2007～2008年），约有28 000个卧床日被恶性腹水占据。这些患者经常出现疲劳、恶心、下肢肿胀、不适、厌食、呼吸困难、便秘、尿频。恶性腹水形成的病理生理学原因包括淋巴引流管阻塞、血管通透性增加和肿瘤侵犯引起的肝静脉阻塞。

晚期癌症患者腹水的管理可能从简单的程序，如轻敲以缓解症状，高度病态的细胞减灭手术和靶向治疗。管理的目的是提高这些患者的生活质量，延长生存期，而不造成过度的发病率。

穿刺术通常用于立即缓解的第一次干预措施 它可能是一个一次性的程序或连续的引流。通常，每次发作时都要引流1～2L的脓液，并仔细监测患者的生命体征。在腹水迅速积聚的情况下，可以考虑放置一个快速输液管数小时甚至几天。对于那些需要经常引流的患者，永久性隧道导管引流或腹膜静脉分流是首选的选择。

药物包括利尿剂、免疫剂，通常用作机械干预的辅助手段 螺内酯和呋塞米是临床实践中最常用的利尿剂，尽管有数据表明，血清/腹水白蛋白梯度（SAAG）比值＜1.1mg/dl的恶性腹水可能对利尿剂没有反应。免疫药物卡妥索单抗已用于大量预处理的化疗难治性病例，腹腔输注减少了重复穿刺的要求。它是一种针对上皮细胞黏附分子（EpCAM）和CD3抗原的双特异性抗体。然而，由于物流问题，它在临床实践中应用不足。其他药物包括腹腔注射贝伐珠单抗治疗。腹水可能是鉴别可能从贝伐珠单抗治疗中获益显著的卵巢癌患者亚群的一个预测因子。在最近的一项Ⅱ期临床试验（ANZGOG-1101）中，对28天内腹水快速再积聚的化疗耐药上皮性卵巢癌患者腹腔注射贝伐珠单抗，发现与干预前的历史队列相比，有更长的无穿刺时间。

尽管有这些各种各样的治疗和姑息治疗的选择，但对于接近生命尽头的晚期癌症患者而言，腹水的管理仍然不完善，需要进一步的研究和新的治疗方案。

14.5.3　呼吸困难

美国胸科学会将其解读为"一种呼吸不适的主观体验，由定性不同的感觉组成，在妇科肿瘤学中进行不同强度的姑息治疗"。呼吸困难不是一种个体的表现，而是由生理、心理、社会和环境因素等多种因素共同作用的结果。但最重要的是，ATS强调呼吸困难本身只能被经历过它的人感知。妇科恶性肿瘤患者呼吸困难的原因可能是由于多种原因，如胸腔积液、肺转移、淋巴管性癌病、恐慌发作、感染或贫血。

这是一个非常痛苦的症状，不仅对患者，还对患者的家人。管理的目的是识别和治疗发现的任何可逆的原因，并提供症状缓解。

非药物管理

（1）非药物管理包括对患者的安慰和支持。对情况的完整解释和治疗计划可以减轻患者的压力和焦虑。

（2）通过教患者在安静的房间里保持冷静，放松肩膀和背部，练习噘起嘴唇呼吸，并让患者集中精力呼吸，可以缓解恐慌的发作。

（3）呼吸肌肉加强运动可能帮助慢性病患者的努力不足。

（4）用风扇对准患者的脸可以缓解疼痛。

药理学治疗

（1）氧气：如果患者缺氧，吸氧可能会有帮助，尽管使用是有争议的。对于有创通气的作用，应与正在从治疗性转向姑息性目的的患者和护理人员进行彻底的解释，以避免不必要的手术，并留出时间重新考虑决定。

（2）苯二氮䓬类药物：这些可能通过作用于中枢GABA受体而有助于缓解呼吸困难，也可能有助于恐慌症发作。其副作用包括睡眠障碍。短效苯二氮䓬类药物，如劳拉西泮是首选。

（3）阿片类药物：虽然阿片类药物缓解呼吸困难的作用机制尚不完全清楚，但它们是治疗难治性呼吸困难的首选药物。其作用机制被认为是由于抑制呼吸中枢，减少呼吸驱动，减少焦虑。

外科手术管理

（1）胸腔积液需要治疗性胸腔穿刺1～1.5L的液体。

（2）胸膜固定术是指通过在脏胸膜和壁胸膜之间的胸膜腔内添加化学制剂而部分消除胸膜腔的手术，可使用的药物有滑石粉、四环素、化疗药物，如顺铂、多柔比星、丝裂霉素、米托蒽醌、5-呋喃尿嘧啶。

（3）留置胸膜导管可用于患者或护理人员的重复轻击。

14.5.4 恶性肠梗阻

恶性肠梗阻（MBO）可见于晚期癌症患者，通常在疾病进展的晚期。MBO通常与胃肠道癌和卵巢癌有关。

14.5.4.1 病理生理学

各种病理生理因素是导致癌症患者肠梗阻的原因。常见的病因和病理因素如下所述。

（1）肠腔的外部压迫：这与原发性或转移到腹部的肿瘤引起的肠外压迫有关。这也可能发生在由于粘连和虚弱（由于既往手术/放疗）或没有腹部复发或转移的患者。

（2）腔内阻塞：这种类型的肠梗阻是由原发性肠肿瘤引起的，其腔内生长导致肠闭塞。有时，肿瘤内出血或肿瘤病变水肿可导致肠梗阻。

（3）壁内病变导致腔内阻塞：由肠壁肿瘤引起的血浆肠炎等情况会导致肠梗阻和肠道活动减少。

（4）腹膜后淋巴结推动幽门窦/十二指肠。

（5）动力性肠梗阻或功能性肠梗阻可能是由于肠系膜或肠壁肌肉和神经的肿瘤膨胀、腹腔丛恶性病变、副肿瘤神经病变、极性假性肠梗阻（CIP）和副肿瘤假性梗阻引起的肠道运动障碍。

这些症状可能包括不能进食、顽固性恶心和呕吐、疼痛、痉挛、呼吸急促、呼吸困难、低热、脱水和顽固性便秘。部分梗阻可表现为改变排便习惯或稀便。

血液检查可能显示血小板计数增多、血液黏稠、低白蛋白、电解质紊乱，如低钾血症、低氯血症和代谢性碱中毒。腹部X线片可显示多个气液面，肠袢扩张，膈肌下气体。腹部和骨盆的增强计算机断层扫描可以显示疾病的程度、腹水、癌变，并提供有关梗阻的信息，如梗阻水平、部分/完全梗阻及梗阻部位的数量。

14.5.4.2 管理

多学科团队的方法是必要的。

保守治疗　第一道治疗是保守治疗，包括肠道休息、水合作用、静脉输液以纠正脱水和电解质紊乱，可以插入鼻胃管以缓解症状。肠外营养机构可用于等待更明确的治疗方案的患者，但在接近生命结束患者的应用中存在争议。

医疗管理　在抗痉挛药物如东莨菪碱和阿片类药物的帮助下，缓解疼痛是至关重要的。止吐药可以缓解呕吐并使人感到舒适。类固醇通常用于减少肠壁水肿和缓解压力症状。如果没有完全梗阻的嫌疑，可以使用甲氧氯普胺等促动力学药物。奥曲肽是一种生长抑素类似物，可减少分泌物、充血和腔内压，从而证明对症状有益。如果症状在保守治疗或药物治疗下消失，患者可以在同样的治疗下出院。卵巢癌的自然病史的特点是在疾病的晚期肠梗阻程度逐渐增加，非手术治疗变得越来越困难。

对于对医疗管理无效的患者　可选择经皮减压胃造口管（PDGT）或经皮内镜胃造口术（PGT）等微创治疗。在选择手术治疗前，也可以考虑使用支架。

手术管理　MBO手术应在考虑患者状态、疾病部位、治疗意图、患者预期和预期生存结果后仔细决定。由于营养不良和潜在疾病，大多数患者可能不适合手术。彻底的术前咨询应针对高发病率、死亡率和治疗失败，这是通过术后至少60天的口服摄入量来衡量的。1/3的患者可能因疾病进展而出现再次梗阻。手术治疗存在出院率低和住院死亡率高的风险。姑息性手术的禁忌证包括癌性病变导致的肠梗阻，广泛腹水，弥漫性转移性癌伴多水平肠梗阻，梗阻累及回肠近端、空肠和十二指肠，长期梗阻，肿瘤恶病质、低血清白蛋白、既往多次腹部手术和快速发展的化疗耐药疾病。手术的结果是可变的，84%的患者可能进行手术矫正，74%计划进行手术的患者可能成功进行姑息性治疗。并发症发生在22%的病例中，可能包括小肠皮瘘管、脓肿、细菌性腹膜炎和血栓栓塞。与手术相关的死亡率在15%～25%。手术矫正后接受化疗的患者生存期为9～10个月，而不适合术后姑息性化疗的患者生存期为2～3个月。

14.5.5　疼痛

疼痛仍然是晚期妇科癌症患者的重要和主要症状之一。疼痛不仅仅是身体上的问题，还需要遵循"总疼痛"的概念（图14.2，表14.1）。

医师和患者之间缺乏知识仍然是疼痛处理不当的因素之一。如果不及时和最佳地管理，就会导致生活质量较差。疼痛的类型和性质取决于疾病的严重程度。一个彻底的临床评估是至关重要的。如果有可能，成像也应该是疼痛评估的

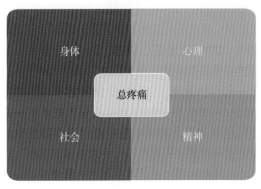

图14.2　总疼痛

一部分。已经描述了各种疼痛评估的工具（图14.3）。

妇科癌症患者，疼痛是由于疾病本身，疾病的程度（局部侵袭、转移）和化疗/放疗的副作用（神经病变）引起的。

疼痛评估的基本原则：相信患者的表现、对疼痛的全面评估、确定各种疼痛领域和组成部分、寻找疾病状态的概述、确定各种诱发和复发因素、评估和再评估。

使用WHO癌症疼痛管理镇痛阶梯可以有效地完成疼痛管理（图14.4）。此外，各种神经丛阻滞如腹下神经丛阻滞被用于癌症患者的疼痛。

14.5.6　对其他症状的管理

除上述症状外，晚期妇科癌症患者还可能出现营养不良、脑受累、深静脉血栓形成、水肿、神经系统表现、便秘、精神错乱、恶心、呕吐、代谢、电解质紊乱等症状。

晚期妇科恶性肿瘤可发展为膀胱阴道瘘、直肠阴道瘘。瘘管的形成可能是由于晚期疾病侵袭或手术、放疗和化疗等治疗的副作用。这些病理交织不仅会导致全身性的紊乱，而且也会扰乱患者的心理和社会状况。患者可能表现为出血、阴道分泌物、尿/便失禁等。治疗需要了解瘘管发展的潜在条件，以及是否可以提供治疗性干预措施，这些都需要进行评估。大多数情况下，需要一些姑息性干预来处理症状。如果手术干预不可行，应提供良好的护理，以保持卫生/护肤，从而防止进一步恶化。使用尿布和定期的护肤护理是很有用的。

表14.1　总疼痛的概念和组成部分

情绪痛苦（情感）	社会疼痛（行为）	身体的疼痛（生理）	精神上的痛苦
● 焦虑 ● 抑郁 ● 愤怒 ● 悲伤 ● 社会孤立 ● 害怕痛苦 ● 疾病经历	● 财务担忧 ● 失业 ● 对家庭未来的担忧 ● 无法工作 ● 失去角色和社会地位	● 疾病（癌症） ● 治疗 ● 与癌症无关	● 内疚 ● 后悔 ● 害怕死亡 ● 发怒 ● 失去信仰/与信仰斗争 ● 寻找意义

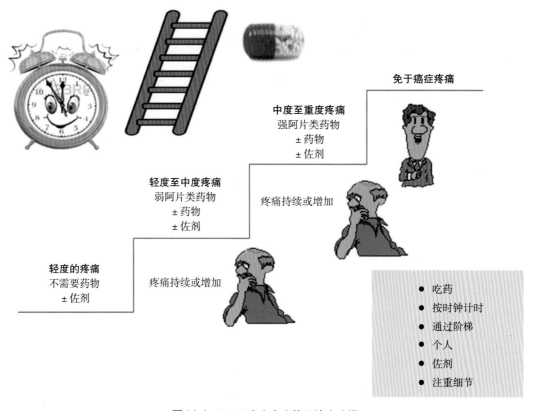

一维疼痛量表

- 视觉模拟评分（VAS）
- 数字评分法（NRS）
- 语言分级评分
- 面部表情疼痛等级量表法

多维疼痛量表

- 麦吉尔疼痛问卷
- 简易疼痛量表（BPI）
- 疼痛温度计（PT）
- 记忆性疼痛评估卡
- 威斯康星州的短暂痛苦问卷调查
- 埃德蒙顿症状评估系统（ESAS）
- 多维疼痛量表筛选中文版-（MPI-SC）
- 神经性疼痛量表
- 利兹评估神经性症状和体征（LANSS）

图14.3　疼痛评估量表

免于癌症疼痛

中度至重度疼痛
强阿片类药物
± 药物
± 佐剂

轻度至中度疼痛
弱阿片类药物
± 药物
± 佐剂

疼痛持续或增加

轻度的疼痛
不需要药物
± 佐剂

疼痛持续或增加

- 吃药
- 按时钟计时
- 通过阶梯
- 个人
- 佐剂
- 注重细节

图14.4　WHO癌症疼痛管理镇痛阶梯

子宫颈癌和卵巢癌有时可能由于输尿管上的直接浸润或压迫而导致输尿管阻塞。在预测生存率良好的情况下，应尝试采用支架置入术或转移术，如肾造口术来缓解输尿管梗阻。

妇科癌症容易增加血栓发作，如深静脉血栓形成。在初始阶段使用抗凝药物，包括低分子量肝素和口服抗凝药物仍然是标准的护理。在生命结束时是否继续抗凝仍存在争议。

14.6 临终关怀

不仅要考虑一个好的生活，也要考虑一个"好的死亡"。患者及其家属需要为这一生命阶段做好准备并得到支持。患者需要所有舒适的护理，包括良好的症状管理，即使是现在。需要定期评估和重新评估身体和心理症状，并提供相应的管理。在这个阶段，应该避免不必要的检查、成像或药物治疗。这也需要诚实和共情地与患者和直接护理人员进行沟通。患者需要温和的日常护理，如体位、排尿和肠道相关问题。谵妄和躁动仍然是令患者和护理人员最不安的症状，也常见于绝症患者。这些都需要舒适的护理，并且在此时可能需要镇静。

14.7 结论

对于妇科癌症患者，姑息治疗需要与抗癌和疾病改善治疗密切结合。管理妇科癌症的团队需要进行良好的协调，并需要有一个全面的方法来提供最佳的护理目标。对症状表现有全面和适当的了解，他们的管理选择需要有效地建议患者在决策过程和治疗坚持。理解和尊重患者的愿望、期望和态度走向临终护理对于提供令人满意的治疗经验和提高生活质量的结果至关重要。

■ 要点

1. 姑息治疗需要与妇科癌症患者的抗癌和停用药物的治疗密切结合。

2. 癌症患者在诊断时早期整合姑息治疗仍然是提高生活质量的规范。

3. 姑息治疗应包括所有的管理领域，包括身体、社会、心理和精神方面。

4. 不仅要考虑一个好的生活，也要考虑一个"好的死亡"。

5. 通过对症状表现的全面和正确的了解，需要他们的管理方案，以在决策过程和治疗依从性中有效地咨询患者。

（译者：鲜　艳　阿仙姑·哈斯木）

第 15 章

妇科肿瘤免疫组织化学的临床解读

William Boyle，*Matthew Evans*，*Josefa Vella*

15.1 引言

20世纪下半叶将免疫组织化学（免疫组化，immunohistemistry，IHC）引入组织病理学，改变了这一专业的现状，使其能够对以往常规染色无法可靠区分的实体进行更精细、更精确的区分。自动化免疫组织化学染色现已成为病理实验室的标准。

免疫组化是通过使用与抗原结合的抗体来检测细胞中存在的抗原（蛋白质）的过程。首先将一抗应用于与其抗原结合的组织中，然后应用针对一抗的二抗。通过酶反应检测二抗的结合位点，酶反应会导致不溶性深棕色反应终产物沉积，从而使一抗的结合位点在显微镜下可见。免疫组织化学染色是阳性还是阴性的解释涉及目标抗原的亚细胞定位或分布的知识（即细胞膜的、细胞质的或细胞核的），因此只接受真正的染色。

为了获得有效的结果，旨在测试所涉及抗体特异性的控制是必不可少的。特异性对照包括阳性对照和阴性对照。阳性对照是已知对测试中使用的特定抗体呈阳性的组织切片，并包含在每批进行染色的载玻片中，以确保阳性染色的缺失不是由于染色过程中的技术故障。阴性对照由未应用一抗的测试样品部分组成，因此不应看到阳性反应。如果在阴性对照中看到阳性，这表明免疫反应是非特异性的，测试不能有效解释。

15.2 免疫组化的目的

免疫组化在肿瘤病理学中有三大用途，如下所述。

15.2.1 帮助做出诊断

- 免疫组化可以帮助对肿瘤类型进行分类。例如，从形态学上可能无法准确诊断分化不良的子宫内膜癌。然而，通过使用免疫组化检查其各种蛋白质的表达，通常可以将其分类为子宫内膜癌或浆液性癌。

- 它可以帮助确定恶性肿瘤的起源。例如，网膜中的腺癌沉积物可能已从身体的任何部位转移。通过确定其蛋白质表达模式，通常可以确定最有可能来自哪个组织。

- 在特定情况下，它可以帮助识别潜在的种系癌症易感综合征的存在。目前唯一常见的例子是 MMR 免疫组化，可用于筛查子宫内膜癌患者的林奇综合征。

15.2.2 提供预后信息

- 它可以帮助确定肿瘤的内在侵袭性。例如，在某些肿瘤中，Ki-67 表达的程度可粗略预测肿瘤复发和（或）转移的可能性。

- 它可以帮助识别肿瘤样本中的不良预后特征。例如，通过常规染色很难准确诊断淋巴管浸润。然而，使用内皮免疫组化标志物（如 CD31）可以确认肿瘤结节位于血管内，并且进一步表明可能需要更积极地治疗肿瘤。

15.2.3 提供预测信息

它还可以提供预测信息，以确定患者对特定治疗的反应程度。例如，对子宫内膜癌中激素受体的存在进行免疫组化检测可能会直接将激素操纵作为不适合手术的患者的主要治疗工具。另一个例子是 MMR 免疫组化，除了筛查林奇综合征外，还可用于确定转移性子宫内膜癌患者是否可能对免疫检查点抑制剂产生反应。

在本章中，我们将按女性生殖道部位讨论免疫组化在妇科病理学中的应用。

15.3　卵巢

卵巢肿瘤最常分为恶性肿瘤、性索间质瘤、生殖细胞肿瘤、神经内分泌肿瘤和卵巢转移瘤。

15.3.1　恶性肿瘤

五种最常见的卵巢癌类型是高级别浆液性癌、低级别浆液性癌、子宫内膜样癌、透明细胞

癌和黏液性癌。原发性卵巢肿瘤的免疫特征取决于其特定的上皮亚型。主要卵巢癌组织型的免疫特征见表15.1。

15.3.1.1　p53

p53是由TP53基因编码的肿瘤抑制因子。TP53是人类癌症中最常见的突变基因。TP53可发生多种突变，从而导致p53蛋白的多种表达模式。"异常"染色是用于描述任何异常染色模式的术语（图15.1）。

● p53野生型表达是p53表达的正常模式，其特征是细胞核染色比例可变且强度可变。

表15.1　原发性输卵管卵巢癌的免疫影响

类型	p53	WT1	ER	Napsin A	AMACR
高级别浆液性癌	异常型	+	±	−	−
低级别浆液性癌	野生型	+	+	−	−
子宫内膜样癌	野生型	−	+	−	−
透明细胞癌	野生型	−	−	+	+
黏液性癌	野生型	−	−	−	−

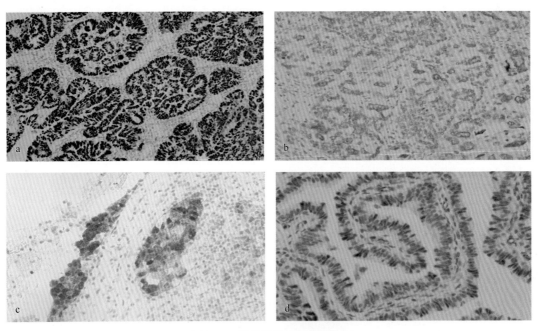

图15.1　最常见的p53染色模式

a. p53过度表达；b. p53无表达；c. p53细胞质；d. p53野生型

- p53过表达是p53异常表达的最常见模式，定义为至少80%的肿瘤细胞核呈强核染色。

- p53无效表达是下一个最常见的异常p53表达模式，定义为肿瘤细胞核无染色。

- p53细胞质染色是一种不常见的异常p53表达模式，被定义为在80%以上的肿瘤细胞中，在没有强核染色的情况下主要是细胞质染色。

15.3.1.2 WT1

据报道，90%以上的子宫外高级别浆液性癌都有WT1核表达。相反，起源于子宫内膜的浆液性癌通常为WT1阴性。这有助于区分浆液性癌的起源是子宫内还是子宫外，然而，这一规则并不是绝对的，因为据报道，高达20%的真正子宫内膜起源的浆液性癌表达WT1。

15.3.2 性索间质瘤

性索间质瘤构成多种多样的肿瘤，鉴别诊断可能很广泛。抑制素和钙视黄素是证明性索间质分化最有用的免疫组织化学标志物。细胞角蛋白经常在性索间质肿瘤中表达，偶尔会导致与癌的诊断混淆；然而EMA表达在性索间质瘤中很少见，因此可能有助于做出这种区分。表15.2中提供了最常见实体的免疫概况摘要。

15.3.3 生殖细胞肿瘤

大多数类型的生殖细胞肿瘤都很罕见。表15.3中提供了更常见肿瘤类型的免疫概况总结。

15.3.4 神经内分泌肿瘤

卵巢神经内分泌肿瘤分为神经内分泌肿瘤和神经内分泌癌。神经内分泌肿瘤是低度和中度恶性肿瘤，分别称为类癌和非典型类癌。神经内分泌癌是高级别肿瘤，包括小细胞神经内分泌癌（SCNEC）和大细胞神经内分泌癌（LCNEC）。突触素、嗜铬粒蛋白和CD56是最常用的免疫染色来证明神经内分泌分化。在SCNEC中可能看不到神经内分泌分化的免疫组织化学证明。应该注意的是，虽然免疫染色Ki-67被用作胃肠道和胰腺神经内分泌肿瘤的预后标志物，但在女性生殖道神经内分泌肿瘤中的类似用途尚未得到验证。

15.3.5 转移

卵巢转移性肿瘤最常见的起源部位是胃肠道、乳腺、子宫内膜和子宫颈。免疫组化在帮助区分原发性卵巢癌和转移性癌方面发挥着重要作用，转移性癌在形态学上可能类似于原发性卵巢癌。这种区别对预后和治疗具有重要意义。免疫

表15.2 卵巢性索间质瘤的免疫功能

类型	抑制素	钙视黄素	WT1	EMA	细胞角蛋白
成人型颗粒细胞瘤	+	+	±	−	±
幼年型颗粒细胞瘤	+	+	±	±	+
支持间质细胞瘤	+	+	+	−	+

表15.3 卵巢生殖细胞肿瘤的免疫活化

类型	SALL-4	OCT3/4	SOX2	CD117	CD30	Glypican 3	AFP	hCG
无性细胞瘤	+	+	−	+	−	−	−	−
卵黄囊肿瘤	+	−	−	±	−	+	+	−
胚胎癌	+	+	+	−	+	−	−	−
绒毛膜癌	±	−	−	−	−	−	−	+

组化可以很好地了解转移性腺癌的起源，但其并非完全可靠；始终需要临床和放射学相关性。细胞角蛋白7（CK7）和细胞角蛋白20（CK20）的表达模式对于广泛确定可能的起源组织非常有帮助（表15.4）。更具体的标记可以与CK7和CK20一起使用或（特别是如果组织有限）在CK7和CK20之后使用，以缩小起源组织的范围（表15.5）。与腺癌不同，鳞状细胞癌不表达可用于确定其起源部位的标志物。因此，转移性鳞状细胞癌起源部位的确定基本上完全取决于临床和放

表15.4　报道表达CK7和CK20的各种组合的恶性肿瘤的比例

类型	n	CK7 + /CK20 + （%）	CK7 + /CK20- （%）	CK7-/CK20 + （%）	CK7-/CK20- （%）
肾上腺皮质肿瘤	10	0	0	0	100
膀胱，尿路上皮癌	24	25	63	4	8
乳房，导管癌	20	0	95	0	5
乳房，小叶癌	6	0	100	0	0
子宫颈，鳞状细胞癌	15	0	87	0	13
结肠，腺癌	20	5	0	95	0
子宫内膜，腺癌	10	0	100	0	0
胃肠道，类风湿性肿瘤	15	0	13	7	80
头和颈部，鳞状细胞癌	30	0	27	6	67
肾，肾细胞癌	19	0	11	0	89
肝，胆管癌	14	43	50	0	7
肝，肝细胞癌	11	0	9	9	82
肺，腺癌	10	10	90	0	0
肺部，类癌瘤	9	0	22	0	78
肺，小细胞癌	7	0	43	0	57
肺，鳞状细胞癌	15	0	47	0	53
间皮瘤	17	0	65	0	35
神经内分泌癌（所有部位）	9	56	0	44	0
食管，鳞状细胞癌	14	0	21	0	79
卵巢，腺癌	24	4	96	0	0
胰腺，腺癌	13	62	30	0	8
前列腺，腺癌	18	0	0	0	100
唾液腺肿瘤	9	0	100	0	0
皮肤，梅克尔细胞癌	9	0	0	78	12
胃，腺癌	8	13	25	37	25
胸腺，胸腺瘤	8	0	0	0	100
甲状腺，癌变	55	0	98	0	2

注：CK7和CK20的表达模式是一个有用的初步工具，可以确定癌的可能起源部位。这里卵巢腺癌是指所有卵巢亚型的集合体。

表15.5 报道的表达更多特异性定位标记的恶性肿瘤的比例

部位	CDX2	ER	GATA3	PAX8	TTF1
结肠	+	±	-	-	-
肺	-	-	-	-	±
上胃肠道	±	-	-	-	-
胰胆管道	±	-	±	-	-
妇科道	±	+	-	+	-
乳房	-	+	+	-	-
肾细胞癌	-	-	±	+	-
甲状腺	-	-	-	+	+
尿路上皮癌	-	-	±	-	-

注：一般来说，妇科癌（不包括鳞状细胞癌）呈阳性或ER和PAX8阳性，但这肯定不是绝对的。

射学相关性。然而，可以使用HPV状态来区分典型的hrHPV阳性部位（如女性下生殖道、口咽）和典型的hrHPV阴性部位（如皮肤、肺、食管、其他头颈部部位）。在这种情况下，p16是没有用的，因为非hrHPV驱动的癌症经常过度表达p16。HPV ISH更有帮助，但需要注意的是女性下生殖道癌症可能为hrHPV阴性，而被认为与hrHPV无关的癌症可能HPV ISH呈阳性。

15.3.6 腹膜假黏液瘤

大多数腹膜假黏液瘤病例起源于大肠（通常是阑尾）。在大多数情况下，上皮CK20染色呈阳性，CK7呈阴性。

15.4 输卵管

高级别浆液性癌是输卵管中最常见的恶性肿瘤，具有与卵巢相同的免疫特征。已知输卵管高级别浆液性癌及大多数所谓的"卵巢"高级别浆液性癌起源于输卵管中的浆液性上皮内癌（serous intraepithelial carcinoma，STIC）。

15.5 子宫体

子宫内膜癌的分型可提供预后信息并确定临床管理策略。不同类型的子宫内膜癌因其组织形态学表现而得名。最常见的子宫内膜癌类型：①子宫内膜样癌；②子宫浆液性癌；③透明细胞癌。

子宫内膜癌通常可以根据显微镜下的外观进行分型，而免疫组织化学用于形态不明确的病例（表15.6），或用于区分子宫内膜癌和组织学模拟物，如宫颈内膜腺癌（图15.2）。使用免疫组织化学指导治疗的作用也有限，如在无法耐受

表15.6 常见类型子宫内膜癌的预期免疫组织化学结果

类型	ER	Vimentin	PTEN	p53	Napsin A	AMACR
子宫内膜样	+	+	丢失	野生型	-	-
浆液性	-	-	保留	突变型	-	-
透明细胞	-	-	保留	野生型	+	+

注：免疫表型通常反映了癌症类型的生物特性。例如，子宫浆液性癌产生于萎缩的子宫内膜上皮，该上皮获得了肿瘤抑制基因TP53的功能丧失性突变。这表现为p53的异常表达，即TP53编码的蛋白质。p53表达异常的情况与输卵管卵巢高位浆液性癌的情况相同。

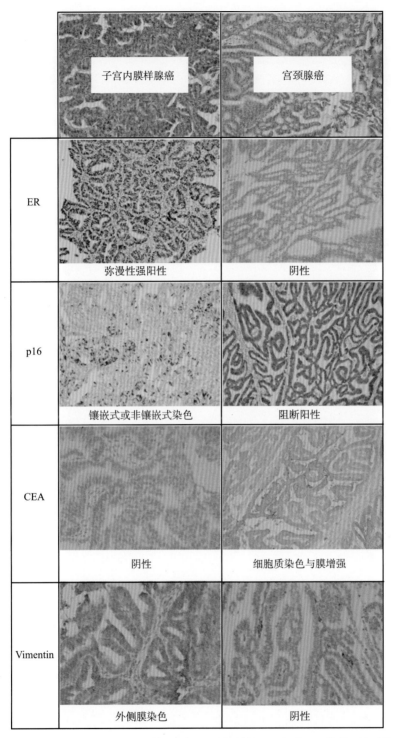

图15.2　区分子宫内膜样腺癌和HPV相关性宫颈腺癌可能需要一组免疫组织化学，特别是在子宫内膜活检标本上，显示了ER、p16、CEA和vimentin在这两种腺癌中的典型表达

化疗的表达激素受体的晚期癌症患者中使用激素调节剂。

未分化癌、去分化癌和癌肉瘤是临床少见的具有临床侵袭性的子宫内膜癌亚型，具有特定的组织学诊断标准。这些肿瘤显示上皮分化完全或部分丧失。在癌肉瘤中，这表现为细胞学恶性间充质成分。从假定的上皮成分（或从共同的祖细胞）分化的转变导致不存在妇科道癌中预期的免疫标志物的表达。PAX8、ER、PR、泛CK、CK8/18的表达缺失在未分化或肉瘤成分中很常见，据报道PAX8丢失更可靠。

随着我们对子宫内膜癌分子基础的理解不断加深，子宫内膜癌的分类也在不断发展。基于癌症基因组图谱（TCGA）中定义的基因突变识别的分类系统将补充并在未来取代现有系统，作为根据亚组做出治疗决策的证据出现。免疫组织化学通过检测继发于特定基因突变的异常抗原表达来应用于这种情况。优先鉴定肿瘤的分子特征解决了一些众所周知的肿瘤分类问题，如观察者之间在病理分型上的分歧，以及预后与表观肿瘤分级不一致的癌症发生率。$TP53$突变是浆液性癌的驱动突变，但可能作为其他癌症（包括子宫内膜样癌）的继发事件发生。无论肿瘤的形态学表现如何，通过异常$p53$表达检测到$TP53$突变都意味着预后不良。异常MMR蛋白表达的检测与中度预后相关，无论肿瘤形态如何，肿瘤行为都类似于子宫内膜样癌。

15.5.1 错配修复免疫组织化学

除了在肿瘤分类中的作用外，MMR免疫组织化学还用于筛查患有林奇综合征的子宫内膜癌女性，并预测对免疫检查点抑制剂治疗的反应。

MMR包含几种蛋白质成分，主要是MLH1、MSH2、PMS2和MSH6，它们参与纠正DNA复制过程中产生的碱基错配和插入/缺失错配。MMR活性缺陷见于25%～30%的子宫内膜癌，通常是由于编码这些蛋白质的基因的偶发突变或由MLH1启动子高甲基化介导的体细胞表观遗传沉默所致。由MMR基因的遗传突变引起的

林奇综合征占子宫内膜癌的3%～5%。

在存在错配修复缺陷的情况下，一种或多种MMR蛋白的表达缺失。四种主要的MMR蛋白以异二聚体形式出现，MLH1与PMS2配对，MSH2与MSH6配对。虽然MLH1和MSH2可以通过与其他蛋白质形成异二聚体在细胞中稳定存在，但PMS2和MSH6只能在MLH1和MSH2分别存在的情况下才能稳定存在于细胞中。因此有4种典型的异常MMR IHC模式（图15.3）。在子宫内膜癌中，MLH1和PMS2表达的缺失通常是MLH1启动子高甲基化引起的，但由于MLH1的种系突变而不太常见。为此，对显示MLH1和PMS2缺失的肿瘤进行MLH1启动子高甲基化检测。

15.6 子宫间充质肿瘤

通常需要一组免疫组织化学指标来区分子宫中出现的间充质肿瘤。本部分内容对较常见的肿瘤类型的免疫表型进行了简要总结，提供了较常见的肿瘤类型的免疫表型。

- 与子宫内膜间质肿瘤不同，平滑肌肿瘤通常呈SMA、desmin和h-caldesmon阳性（尽管后者可能显示平滑肌分化区域）。

- 子宫内膜间质结节和低级别子宫内膜间质肉瘤通常呈强弥漫性CD10阳性。

- 高级别子宫内膜间质肉瘤通常呈局灶性CD10阳性，并且通常呈细胞周期蛋白D1阳性。

- 免疫组织化学通常对腺肉瘤的诊断没有帮助，腺肉瘤通常显示CD10和ER间质染色，与正常子宫内膜间质和子宫内膜息肉一样。

- 类似于卵巢性索肿瘤（UTROSCT）的子宫肿瘤通常表达抑制素、calretinin、WT1和MelanA的某种组合。平滑肌标志物CD10、CD117和CK频繁表达。

- 胃肠道间质瘤通常对DOG1、CD34和CD117呈阳性。

- PEComas通常对HMB45、MelanA、MiTF、SMA、desmin和h-caldesmon呈阳性。

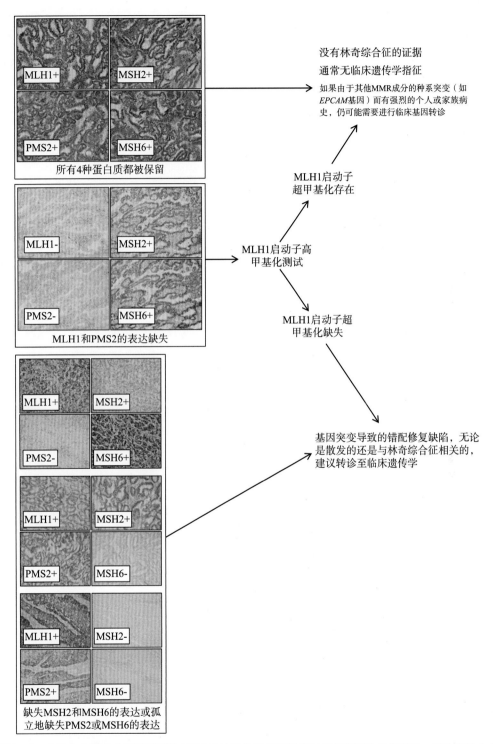

图15.3　在子宫内膜癌中可能遇到的MMR表达异常的例子及其对患者管理的各自影响。评估恶性上皮细胞的染色情况，背景基质的任何染色都作为内部阳性对照

15.7　外阴

15.7.1　乳房外佩吉特病

尽管根据HE染色可以强烈怀疑乳房外佩吉特病（extramammary Paget's disease，EMPD）的诊断，但很难将其与黑色素细胞病变（包括黑色素瘤）和外阴上皮内瘤变（vulval intraepithelial neoplasia，VIN）区分开来。因此，在做出明确诊断之前需要进行免疫组织化学检查（表15.7，图15.4）。此外，EMPD分为原发性疾病和继发性疾病。原发性EMPD出现在外阴皮肤本身，而继发性EMPD代表从潜在的内脏恶性肿瘤扩散。免疫组织化学对于区分这一点至关重要（表15.8）；继发性EMPD的发现应促使仔细寻找潜在的恶性肿瘤，尤其是在结直肠或泌尿道中。

表15.7	区分EMPD、黑色素细胞增殖和VIN的有用标志物		
疾病	CAM5.2	p63	S100ER
EMPD	+	-	-
VIN	-	+	-
黑色素细胞病变	-	-	+

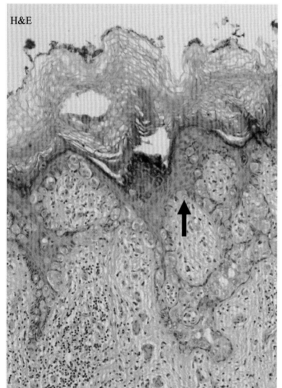
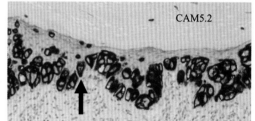
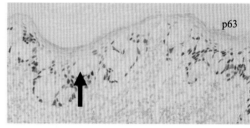
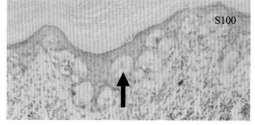

图15.4　外阴切除术标本的苏木精-伊红染色显示Paget细胞散布在整个表皮中（箭头）。它们是大细胞，有丰富的苍白细胞质。Paget细胞（箭头CAM5.2呈阳性，p63和S100呈阴性。p63和S100为阴性，这支持EMPD的诊断。p63对表皮的背景鳞状上皮细胞有染色作用。表皮中的背景为鳞状上皮细胞，但不包括Paget细胞

表15.8　区分原发性和继发性EMPD及确定继发性EMPD起源位点的有用标志物组合

疾病	Cytokeratin 7	GCDFP-15	HER2	Cytokeratin 20	CDX2	Uroplakin
原发性EMPD	+	+	±	-	-	-
原发性EMPD，结直肠	-	-	-	+	+	-
原发性EMPD，尿路上皮	+	-		+		-

15.7.2　外阴鳞状肿瘤

外阴上皮内瘤变（VIN）是外阴鳞状细胞癌的原位癌前病变。VIN和鳞状细胞癌都分为HPV相关亚型和HPV非依赖亚型。

HPV非依赖性VIN（也称为分化VIN）是不太常见的VIN亚型。它在苏木精-伊红染色上通常很微妙，很难与非肿瘤性鳞状上皮的反应性变化（如慢性创伤或炎症性疾病）区分开来。因此通常需要免疫组织化学来确诊。p53和Ki-67是最有用的标记。

正常情况下，p53在上皮基底层显示不同强度的核染色；在HPV非依赖性VIN中，在基底层和副基底层中存在均匀的强核染色或核染色缺失。

通常，Ki-67仅在正常静息上皮的基底层显示染色；在不依赖HPV的VIN中，这种染色超出了基底层。然而，这是很差的特异性，并且也见于反应性非肿瘤病症。

HPV相关VIN是更常见的VIN形式。它分为VIN1、VIN2和VIN3，它们与进展为鳞状细胞癌的风险增加有关。免疫组织化学在这种情况下的使用与宫颈鳞状瘤变相同，见下文。

15.8　子宫颈

15.8.1　宫颈鳞状瘤变

宫颈鳞状细胞瘤包括原位前体宫颈上皮内瘤变（CIN）和浸润性鳞状细胞癌。CIN分为CIN1、CIN2或CIN3，CIN1被认为是低等级，CIN2和CIN3被认为是高等级。

p16是这种情况下最有用的免疫组织化学标

志物。p16抑制细胞周期进程，其表达可通过两种主要机制上调：间接地，通过增殖活跃的高危型HPV（hrHPV）感染，这是大多数CIN和宫颈鳞状细胞癌病例的潜在病因；直接地，通过任何形式的细胞压力（如细胞周期快速进展，DNA损伤）。

因此，p16过表达可用作增殖活跃的hrHPV感染的替代标记；因为宫颈高度鳞状瘤变通常由增殖活跃的hrHPV驱动，p16过表达可用于支持高度鳞状瘤变的诊断。然而，它并不完全特定于增殖活跃的hrHPV感染，因为它在任何细胞应激状态下都会上调。因此，不受限制地使用p16免疫组织化学会导致误诊：必须仅在其特异性最大化的非常特殊的情况下使用它，并且使用非常严格的定义"过度表达"标准。许多组织会显示一些p16染色，但这当然不一定表示hrHPV感染，只有一种称为"阻断阳性"的非常特殊的染色模式与继发于增殖活跃的hrHPV感染的p16过表达一致（图15.5）。这需要：

（1）基底层和副基底层上皮细胞的强连续核（±细胞质）染色。

（2）向上延伸的染色至少涉及上皮的下1/3。

（3）水平面上至少有6个相邻的细胞受累。

任何小于此值的都被认为是"非阻断"染色，并且不提供增殖活跃的hrHPV感染的证据（图15.6）。

需要强调的是，大多数CIN病例仅根据形态学就可以准确诊断和分级；p16免疫组织化学仅在少数具有挑战性的病例中起支持作用。p16免疫组织化学在下述3种情况下很有用：①形态学鉴别诊断介于良性病变（如未成熟鳞状化生、萎缩）和高级别CIN。上皮细胞中的p16阻断阳

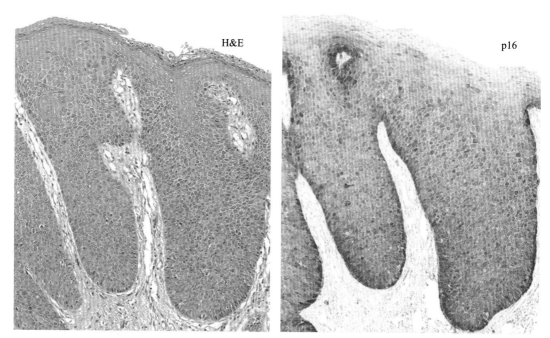

图15.5 苏木精-伊红染色显示鳞状上皮的成熟度丧失。p16免疫组化显示强烈的核和细胞质染色，在水平面远远超过6个细胞，在垂直面至少有2/3的上皮细胞。这是阻断阳性，支持高等级CIN的形态学诊断

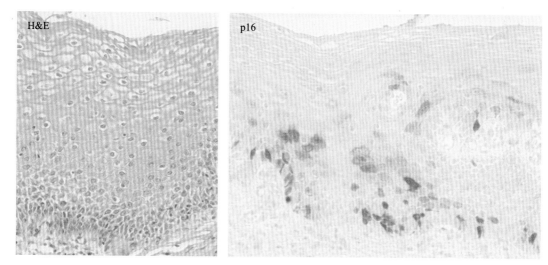

图15.6 苏木精-伊红染色显示鳞状上皮细胞含有考伊尔细胞。p16显示整个上皮细胞中分散的细胞核和细胞质染色（"马赛克模式"）。这远远没有达到阻断阳性的定义，表明没有潜在的增殖活跃的hrHPV感染

性支持高级别CIN的诊断，尽管形态学评估仍需要将其分级为CIN2或CIN3。这是p16免疫组织化学有用的最常见情况。②形态学上存在CIN，但由于混杂因素（如萎缩或上皮脱落），不能将其分类为低级别或高级别。需要强调的是，如果可能，必须根据形态学对CIN进行分级。p16免疫组织化学只能作为最后的手段用于支持低级别或高级CIN。此设置中的p16阻断阳性有利于高级别CIN，但这不是绝对的。③形态学表明没有瘤变或只有低级别CIN，但漏掉高级别CIN的风险很高（如由于细胞学上的高级别核异常）。需要强调的是，这里使用p16是为了避免忽视高度病变的区域，如果绝对没有高度CIN的形态学证据，p16阻断阳性不应支持高度CIN的诊断。

浸润性鳞状细胞癌分为HPV相关和HPV非依赖性亚型。因此，为了分类目的，通常在宫颈鳞状细胞癌中常规进行p16免疫组织化学。

15.8.2　宫颈腺瘤

宫颈腺瘤包括高级别宫颈腺上皮内瘤变（high grade cervical glandular intraepithelial neoplasia，HGCGIN，也称为原位腺癌，AIN）和浸润性腺癌。大多数病例与HPV相关，但与宫颈鳞状瘤变不同的是，相当一部分病例与HPV无关。HPV非依赖性腺癌分为多种亚型，这些亚型通常需要相当广泛的免疫组织化学组来进行分类。

HGCGIN有时很难与宫颈腺上皮细胞的反应性变化区分开来，因此经常进行p16免疫组织化学检查以进行确认。细胞中强烈的、连续的、弥漫性的核（±细胞质）染色提示潜在的增殖活跃的hrHPV感染，进而支持HGCGIN的诊断。这种染色模式被称为"异常的弥漫性阳性"（图15.7）。

15.8.3　HPV原位杂交

p16是一个很好但不完全敏感或特异的hrHPV感染替代标记。在需要更明确地确定hrHPV状态的情况下，HPV原位杂交（in situ hybridisation，ISH）很有意义。这类似于免疫组织化学，但ISH使用的不是与感兴趣的蛋白质结合的抗体，而是使用与特定核酸序列结合的抗体。因此，HPV ISH用于突出肿瘤细胞中hrHPV核酸的存在。虽然它通过PCR显示与hrHPV状态高度一致，但它仍然不完全敏感。

它最常用于预计hrHPV阳性但未显示p16过表达的病变。例子之一是显示非阻断p16染色的子宫鳞状细胞癌，因为只有一小部分宫颈鳞状细胞癌是真正的hrHPV阴性，HPV ISH阴性应该考虑该肿瘤实际上是一种（罕见的）原发性子宫内膜鳞状细胞癌。

15.9　未分化恶性肿瘤

在某些情况下，肿瘤的分化程度可能非常低，以至于无法仅根据苏木精-伊红染色将其归类为任何特定的肿瘤类型。在这里，免疫组织化学对于准确分类至关重要。

从理论上讲，人们可以从一开始就对此类肿瘤样本使用大量免疫组织化学染色，以便快速做出诊断。然而，这通常不是推荐的做法，因为它成本高昂并且可能耗尽肿瘤样本，尤其是在活检的情况下。因此，建议使用一系列较小的连续免疫组织化学组以逐步方式对此类肿瘤进行亚分类。未分化恶性肿瘤的初始组应尝试将其归入广泛的肿瘤家族（表15.9）。

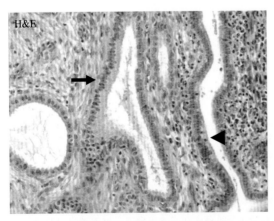
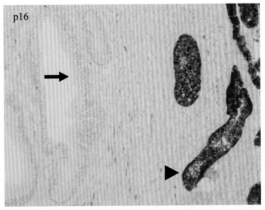

图15.7　苏木精-伊红染色显示明显的良性宫颈内膜腺体，其上皮细胞具有非染色基底核和丰富的黏液细胞质（箭头）；这与腺体形成对比，其中上皮细胞具有更多的高色素核，有丝分裂的数字和细胞质黏液的损失（箭头）。p16免疫组化显示良性上皮细胞完全阴性（箭头）；不典型腺体显示强烈、连续、弥漫的核和细胞质染色（箭头）。这支持了HGCGIN的诊断

表15.9 用于将未分化的恶性肿瘤归入广泛的肿瘤家族的有用的初始免疫组化小组

肿瘤	泛细胞角蛋白（AE1/3，CAM5.2）	EMA	S100（MelanA，HMB45）	CD45（LCA）	OCT3/4
癌细胞	+	+	-	-	-
黑色素瘤	-	-	+	-	-
淋巴瘤	-	-	-	+	-
生殖细胞肿瘤	-	-	-	-	+
性脐带间质瘤	-	+	-	-	-
肉瘤	±	±	±	-	-

注：没有单一的标志物可用于诊断肉瘤；通过使用特定肉瘤的标志物，以及使用分子测试，可以排除其他可能性，诊断为肉瘤。

一旦将肿瘤归入广泛的肿瘤类别，就可以使用更具体的标志物来做出诊断，如本章前面部分所述。

15.10 浆液细胞学

经常对胸膜或腹膜液进行取样，以确定转移性恶性肿瘤的性质和起源部位。腹膜液也经常被取样以确定妇科恶性肿瘤的阶段，特别是输卵管卵巢和原发性腹膜恶性肿瘤。

浆液细胞学评估可能具有挑战性。正常存在的间皮细胞在形态学上可能经常难以与转移性腺癌区分开来。如果细胞学检查有恶性肿瘤的嫌疑，通常会从液体中产生称为细胞块的固体颗粒；然后，这可用于初始免疫组化组以区分间皮细胞和转移性腺癌（表15.10，图15.8）。

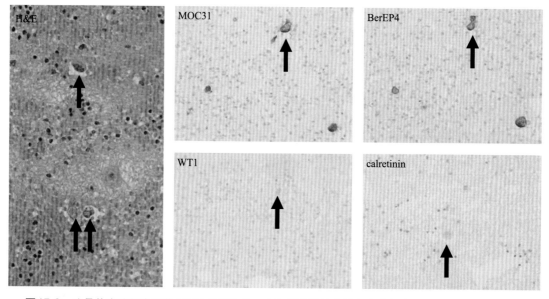

图15.8 这是从胸腔积液样本中产生的细胞块。它包括大量的血液和炎症细胞及一些大的非典型细胞（箭头）。需要用免疫组织化学法来确定这些细胞是代表转移性腺癌还是间皮细胞。非典型细胞（箭头）对MOC31和BerEP4呈阳性，对WT1和calretin呈阴性。这表明它们代表转移性腺癌。进一步的免疫组化与转移性子宫内膜浆液性癌一致

表15.10 许多标志物可用于区分间皮细胞和转移性腺癌，但一般应使用两个间皮细胞和两个腺癌标志物组成的小组

类别	MOC31	BerEP4	Calretinin	WT1
间皮细胞	-	-	+	+
转移性腺癌	+	+	-	±

注：WT1常被用作间皮细胞标志物，但需要注意的是，WT1在低级别卵巢浆液性癌和高级别子宫外浆液性癌中也呈阳性。

一旦初始小组确定样本含有转移性腺癌，就可以使用进一步的标记来确定其起源部位和亚型。

15.11 总结

免疫组织化学是一种识别肿瘤组织样本中特定抗原的方法，以帮助做出诊断、提供预后信息，有时还可以预测对特定药物治疗的反应。免疫组织化学不能替代组织学；但是，在选定的情况下可以用作辅助调查。没有一种免疫标志物是完全敏感和特异的，因此在具有诊断挑战性的病例中通常需要一组几种标志物。在这些情况下，病理学家会酌情选择标志物，以解决特定的难题，如对形态不明确或分化差的肿瘤进行分型，或确定转移灶的起源部位。免疫组织化学在子宫内膜癌的诊断中发挥着越来越大的作用：反射测试将成为标准做法，以确定与新出现的分子分类相关的抗原表达谱，并筛查林奇综合征患者。

免疫组织化学的解释通常很简单，然而，在某些情况下，需要了解特定的染色模式。例如，p53的异常过表达、无效表达或纯细胞质染色暗示潜在的*TP53*突变，因此可用于支持输卵管卵巢高级别浆液性癌或子宫浆液性癌的诊断，而可变强度染色（野生型）见于正常组织和非浆液性肿瘤。不同模式的p16染色可用于宫颈和外

阴的癌和前体病变，以确定与高危型HPV相关的可能性。

病理学家在他们的报告中和在肿瘤委员会会议上展示免疫组织化学结果并提供解释性建议。了解免疫组织化学原理及其在女性生殖道肿瘤中的应用将有助于临床医师优化决策和患者护理。

■ 要点

1. 免疫组织化学是组织学的重要辅助手段，有助于确定诊断、肿瘤起源部位，并提供预后和预测信息。

2. p53的异常过表达、无效表达或纯细胞质染色暗示潜在的*TP53*突变，因此可用于支持输卵管卵巢高级别浆液性癌或子宫浆液性癌的诊断，而可变强度染色（野生型）见于正常组织、低级别和非浆液性肿瘤。

3. 对于转移性卵巢癌，CK7和CK20的表达模式有助于广泛识别起源组织；CDX2对结肠呈阳性，而GATA3提示从乳腺转移。

4. WT-1有助于区分浆液性癌的起源是子宫内还是子宫外，因为前者通常为WT-1阴性。

5. MMR免疫组织化学（MLH1、MSH2、PMS2和MSH6）用于筛查林奇综合征并预测对免疫检查点抑制剂治疗的反应。

6. 与子宫内膜间质肿瘤不同，平滑肌肿瘤通常对SMA、结蛋白和h-caldesmon呈阳性。低级别子宫内膜间质肉瘤CD10呈阳性，而高级别ESS显示CD10局灶性阳性并且通常对细胞周期蛋白D1呈阳性。

7. p16染色的不同模式可用于宫颈和外阴的癌和前驱病变，以确定与高危HPV相关的可能性。

（译者：彭 俊 张玉珍）

第16章

妇科癌症中的基因组学：临床医师需要知道些什么

Anca Oniscu，*Ayoma Attygalle*，*Anthony Williams*

16.1 引言

分子信息越来越多地应用于诊断实践和规划临床管理，如下一代测序等分子技术的可用性和成本的降低，使肿瘤的分子亚群分类的发展成为可能，而这已经超越了可以通过组织学或免疫组织化学来识别的特征。这些信息可以用多种方式来使用。特异性fc突变或基因组重排可能支持或接受特定肿瘤类型的诊断。潜在的治疗策略的有效性可以被预测，并确定可能被特定治疗靶向的分子病变。虽然获得关于诊断标本的广泛测序信息通常是不切实际的，但一系列特殊的调查可用于评估治疗方案和确定肿瘤的分子亚组。这些技术可在许多病理学实验室使用，并常规用于诊断实践。

16.2 卵巢肿瘤

16.2.1 卵巢癌

对潜在分子异常的研究有助于参考管状卵巢癌（TOC）的分类。由于基于形态学和免疫组织化学诊断的可靠性，基因组学在目前的诊断环境中价值有限，但在注入可能具有更广泛的遗传意义的治疗选择中发挥着重要作用。

16.2.1.1 高级别浆液性癌

高级别浆液性癌（HGS）约占所有TOC的70%。大多数起源于输卵管的菌毛端，由一种前体病变，即浆液性输卵管上皮内癌（STIC）引起。

（1）*TP53*突变：几乎所有的HGS和STIC都含有有害的*TP53*突变（TP53muts），这是发病机制中的驱动事件。功能增益（GOF）/非同义*TP53*突变比功能丧失（LOF）更常见（停止 - 增益、移码、剪接）突变。在约96%的病例中，免疫组织化学是检测*TP53*突变的可靠方法（图16.1），而在4%的病例中，尽管存在潜在的*LOFTP53*突变，但仍观察到野生型染色。虽然根据肿瘤是否存在GOF或LOF突变可能存在一些临床差异，但目前没有常规*TP53*突变分析的临床指征。

虽然形态学和免疫组织化学几乎可以在所有病例中进行诊断，但偶尔也会出现一些情况：形态学和野生型p53染色需要突变分析来区分HGS和低级别浆液性癌（LGSC）。这种诊断上的区别不仅可以决定是否选择原发性细胞还原手术，还可以决定维持PARP抑制剂治疗的合格性和有效性。

（2）同源重组缺陷：同源重组（*HR*）基因的突变导致无法修复双链DNA断裂。同源重组缺陷（HRD）不仅容易发生输卵管 - 卵巢HGS，而且这类肿瘤对铂治疗和PARP抑制剂治疗的敏感性增加。尽管*BRCA 1/2*基因更常受到影响，但其他*HR*基因（种系/体细胞）的突变，如*BRIP1*、*RAD51C*和*RAD51D*，尽管很少发生，但也与TOC风险的增加相关，可能具有治疗意义。

致病性*BRCA1*和*BRCA2*变异基因导致终生发生管状卵巢HGS的风险分别高达50%和20%。虽然主要是种系，但也有一些可能是体细胞的，并与肿瘤组织合并。种系BRCA检测在风险分层和遗传学咨询中的作用是公认的。最近PARP抑制剂治疗已被证明可以显著改善携带*BRCA1*/*BRCA2*突变的晚期HGS患者的无进展生存期，并已被批准用于这种临床环境中。对外周血

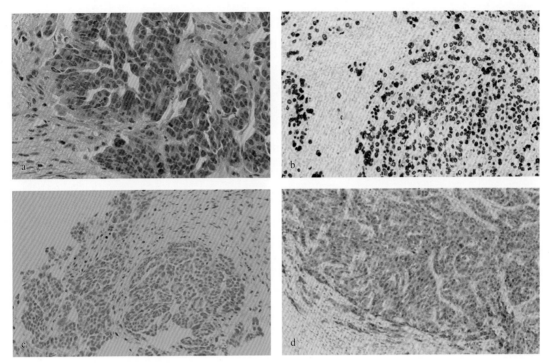

图16.1　高级别浆液性癌用苏木精−伊红染色（a）及p53抗体染色，显示了与TP53突变相关的3种异常染色模式：几乎所有细胞核都有强染色（突变型过表达模式）（b），核染色完全缺失（无突变型）（c）和细胞质染色异常（d）

（PB）进行的种系检测不能检测到少数体细胞病例，其中的突变被归类于肿瘤组织。相反，用于检测肿瘤中的*BRCA*变异（*tBRCA*）的靶向下一代测序（NGS, *tBRCA*）并不能识别大的基因组重排。后者占种系BRCA变异的少数，其检测需要多重连接依赖的探针扩增（MLPA），这是一种对外周血进行的技术。因此，需要同时进行种系和*tBRCA*检测来捕获所有致病变异。

16.2.1.2　低级别浆液性癌

低级别浆液性癌（LGSC）与HGS无关，临床病程缓慢，缺乏TP3突变，有相当一部分与浆液性交界性肿瘤相关。LGSC的MAPK通路突变频率较高，其中*KRAS*、*BRAF*、*NRAS*突变最为常见（图16.2）。虽然*BRAF*突变在高分期肿瘤中较少见，但*KRAS*突变与肿瘤复发相关。LGSC可能与*USP9X*和*EIF1AX*的突变相关，*USP9X*和*EIF1AX*是与mTOR调控相关的基因的突变。在试验环境中，这些分子改变为靶向治疗铺平了道路，如MEK抑制剂。然而，突变分析目前并不是常规进行的，但在上述罕见的区分HGS和LGCS存在问题的情况下可能有价值。

16.2.1.3　卵巢子宫内膜样癌

大多数卵巢子宫内膜样癌（OEC）起源于子宫内膜异位症，并表现出反映这一点的突变特征。分子谱分析在将血清黏液癌重新分类为具有黏液分化的OEC中发挥了重要作用。OEC和EEC有相似的分子改变，但频率不同。McConechy等在53%的OEC中检测到*CTNNB1*（WNT/连环蛋白通路）突变，33%的*KRAS*（MAPK通路），30%的*ARID1A*（SWI/SNF复合物），40%的*PIK3CA*突变，17%的*PTEN*突变（PI3K通路）。

TCGA对EEC转移的4种分子亚型也被提出用于OEC：超突变（POLE-EDM突变体）（3%～10%）、高突变（错配修复缺陷）（8%～19%）、TP53突变（17%～24%）和无特异性分子谱（58%～61%）。如果大型研究验证了较小

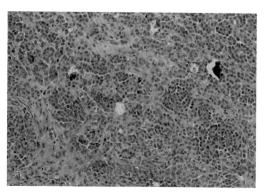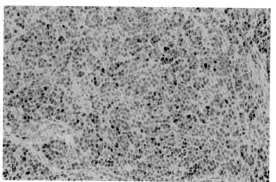

图16.2　用苏木精-伊红染色（a）及p53抗体染色（b）的低分化的浆液性癌，显示出可变核染色强度的野生型模式

系列的结果，分型可能在辅助治疗的决定中发挥作用。大多数OEC处于第一阶段，并与良好的结果相关，但是MMR缺陷肿瘤的免疫治疗和靶向改变的新疗法（如*ARID1A*突变的*ATR*抑制剂）正在少数复发患者中进行试验。

16.2.1.4　卵巢透明细胞癌

在西方，卵巢透明细胞癌（OCCC）占卵巢癌的10%。他们局限于卵巢，但晚期/复发性疾病的预后较差，需要新的治疗方法来改善预后。在50%的病例中发生了*ARID1A*突变。*PIK3CA*突变经常发生在携带*ARID1A*突变的肿瘤中。MMR缺乏症并不常见（2%）。免疫治疗和靶向治疗正在进行复发/难治性OCCC的试验。免疫组织化学是*ARID1A*突变的可靠替代物，以识别可能受益于*ATR*激酶抑制剂治疗的患者。

16.2.1.5　黏液性癌

大多数黏液性癌（MC）起源于边缘性肿瘤。最常见的异常，即*CDKN2A*和*KRAS*突变的拷贝数丢失，是存在于边缘性肿瘤中的早期事件。*TP53*突变在MC中发生的频率更高，这表明它随着疾病的进展而发生。*ERBB2*（*HER2*）扩增可能在少数含有*TP53*突变体的肿瘤中被检测到。

16.2.1.6　未分化性/去分化性癌

未分化性/去分化性癌是罕见的肿瘤，类似于子宫内膜。

16.2.2　性索间质肿瘤（SCST）

16.2.2.1　成人颗粒细胞瘤（AGCT）

复发性FOXL2错义突变（pCys134Trp），几乎可在所有AGCT中检测到，无临床意义，但可能有助于区分AGCT和卵泡膜细胞瘤，后者可能表达FOXL2抗原，但通常缺乏突变。

16.2.2.2　支持间质细胞瘤

支持间质细胞瘤（SLCT）有3种分子亚型（表16.1）。主要的*DICER1*突变组通常表现为雄激素表现，而*FOXL2*突变组经常表现为子宫出血，这是由于编码芳香化酶的*CYP19A1*上调所致。

16.2.2.3　微囊性间质瘤

这些肿瘤几乎总是良性的，在*CTNNB1*或*APC*中都存在相互排斥的突变。后者可能很少与家族性息肉病性大肠埃希菌有关。

16.2.2.4　幼年型颗粒细胞瘤和卵巢两性母细胞瘤

少数种系*DICER1*突变被检测到。

16.2.2.5　性索肿瘤伴环形小管

性索肿瘤伴环形小管（SCTAT），虽然罕见，但这些肿瘤通常发生在波伊茨-耶格（Peutz-

表16.1　支持间质细胞瘤分子亚型的特征

分子亚型	遗传学特征	年龄组	组织学特征
*DICER1*突变	在*DICER1*的RNase IIIb结构域热点突变	15 ~ 62岁 高达70%的种系（*DICER1*综合征）：年轻	总是中度至低分化（M-PD） 本组病例均表现为网状分化（RD）和异源因子（HE）
*FOXL2*突变	*FOXL2* c.402C > G（p. Cys134Trp）	绝经后	总是M-PD 未见RD和HE
*DICER1/FOXL*野生型	*DICER1/FOXL2*野生型	17 ~ 74岁	本组均为分化良好的肿瘤，未见RD和HE

Jeghers）综合征患者中，因为它们通常很小，双侧和多灶性突变，并有种系*STK11*突变。虽然非综合征病例，典型的单侧和更大，可能与卵巢外扩散相关，但与波伊茨 - 耶格综合征相关的病例通常是良性的。

16.2.3　高钙型小细胞癌

这些罕见的肿瘤在*SMARCA4*中存在一个失活的体细胞或种系突变，这是一个重要的*SWI/SNF*染色质重塑基因。靶向治疗可能为这些和其他侵袭性SMARCA4缺陷肿瘤提供希望。此外，如果发现了种系变异，应考虑向患有这些肿瘤的家庭提供咨询。

16.2.4　生殖细胞肿瘤

检测到高达80%的12号染色体异常与*KIT*突变/扩增在一个亚群中没有临床相关性。

绒毛膜癌：短串联重复序列（STR）DNA基因分型有助于区分非妊娠期绒毛膜癌、卵巢转移、子宫或输卵管妊娠期绒毛膜癌。

卵黄囊性肿瘤、胚胎癌、未成熟畸胎瘤、混合生殖细胞肿瘤均无临床相关分子改变。

16.3　子宫肿瘤

子宫肿瘤的分子分层，包括癌和子宫间质肿瘤，多年来一直是研究和临床试验的焦点。第一项焦点是在诊断为子宫内膜癌的患者中识别林奇综合征，第二项焦点是由于临床需要提供子宫

内膜癌的分子分类和随后的风险和治疗分层。

辅助技术，如免疫组织化学和荧光原位杂交（FISH），为病理学家提供了额外的信息，与形态学相结合，有助于对子宫肿瘤按已识别的分子亚型进行分层。

16.3.1　子宫内膜癌

子宫内膜癌根据其形态学特征进行分层，其分子亚型纳入WHO肿瘤分类。这些分子特征提供了对一些以前无法解释的变异的一个见解。使用免疫组织化学（如p53、ER、PR和MMR蛋白），必要时结合DNA突变（p53、POLE、MMR）和MLH1高甲基化检测有助于评估形态模糊或去分化/未分化型高级别实体形态的肿瘤（图16.3）。

新的WHO分类方法将子宫内膜癌分为几个不同的形态学和分子亚型。癌症基因组图谱的全面基因组分析提供了将子宫内膜癌分为4种主要亚型的分子分类，所有这些都具有临床重要性，因为它们具有预后和治疗价值：

（1）*POLE*突变组也被称为超突变。

（2）错配修复缺陷（MMRd）组，也被称为高突变。

（3）拷贝数低。

（4）拷贝数高（*p53*突变和浆液或浆液样肿瘤，解释Ⅱ型子宫内膜肿瘤）。

16.3.1.1　子宫内膜样癌

这是子宫内膜癌最常见的亚型，占子宫内

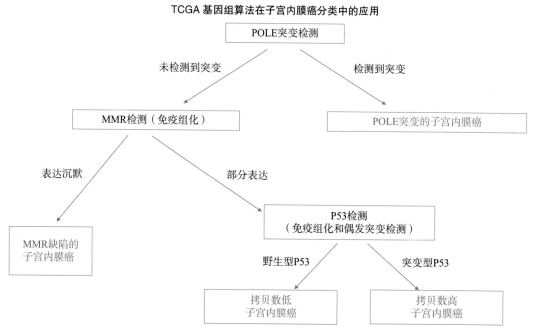

图16.3 结合免疫组织化学和DNA突变检测，将子宫内膜肿瘤分子分类纳入常规报告的诊断程序。*p53*突变（通常是亚克隆）可能发生在*POLE*突变和MMRd肿瘤的继发性事件，因此需遵循这种方法。由于（POLE）超突变和（MMRd）高突变基因型引起的突变不具有在拷贝数高的肿瘤中发生的主要驱动*p53*突变的预后影响

膜肿瘤的85%。一些分化模式被描述为如黏液状、鳞状桑葚、绒毛状或分枝乳头状，但这些没有诊断或治疗意义。在大多数病例中，维持不变的腺体结构和温和的核特征会提示病理学家为低级别肿瘤。任何具有核多形性和显著异型性的病例都应提示进行进一步的调查，因为这可能提示非子宫内膜样亚型和可能更具有侵袭性的分子亚型：*TP53*突变拷贝数高（图16.1）。

子宫内膜样癌及其前驱病变，子宫内膜不典型增生/子宫内膜上皮内瘤变，长期以来一直被认为是在内源性或外源性无对抗性雌激素刺激的背景下发生的。大多数低级别肿瘤，根据腺体形成的数量分为1级和2级，是具有相似分子表型的肿瘤：POLE、MMRd或拷贝数低变化，且预后普遍良好。相比之下，高级别/3级肿瘤可能显示*TP53*突变，近20%的病例被归类为拷贝数高或浆液性样肿瘤。

子宫内膜样癌中最常见的异常是PI3K-PTEN-AKT-mTOR、RAS-MEK-ERK和WNT-β-连环蛋白通路的改变（图16.4），提示MMRd

的微卫星不稳定性（MSI），MMRd和相对较高的POLE突变率。*ARID1A*突变已被描述，但患病率较低。PI3K-PTEN-AKT-mTOR通路的频繁激活已经引起了人们对靶向治疗领域的兴趣，临床试验正在评估mTOR抑制剂、PI3K抑制剂或AKT抑制剂的有效性。

特别具有临床价值的是子宫内膜癌中的*POLE*或*TP53*突变状态，因为这些患者可能受益于个体化的化疗方案。PORTEC-3试验已经证明了对子宫内膜肿瘤的分子分层的明确需求，因为它为高风险*p53*突变肿瘤提供了强大的预后价值，显示出改善的无复发生存（RFS），而POLE突变与良好的RFS相关。

Ⅰa类PI3K由一个催化亚基（p110）和一个可以与受体酪氨酸激酶（RTK）相互作用的调节亚基（p85）组成。AKT被募集到膜上，磷酸化并被mTORC2激活。AKT磷酸化并使TSC复合物失活，并允许进一步激活TORC1。RTK信号也激活RAS通路，ERK磷酸化并抑制TSC。

MMRd存在于20%～30%的子宫内膜样癌

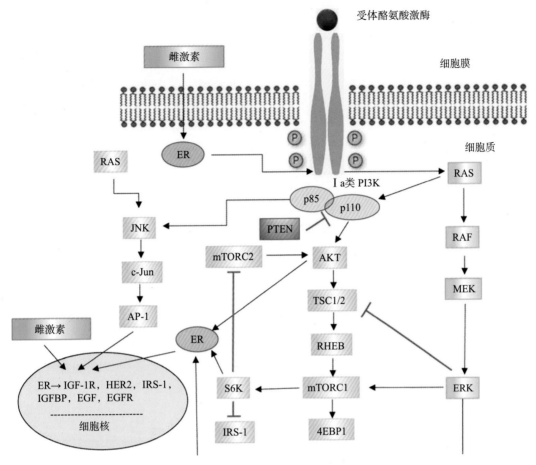

图16.4 子宫内膜癌中PI3K/AKT/mTOR通路的分子相互作用

箭头表示激活信号，红线突出显示抑制发生的地方。4EBP1.真核起始因子4E结合蛋白1；AP-1.激活蛋白1；EGFR.EGF受体；IGF-1R.胰岛素样生长因子1受体；IGFBP.胰岛素样生长因子结合蛋白；IRS-1.胰岛素受体底物1；JNK.c-Jun氨基端端激酶；mTORC1/2.mTOR复合物1/2；RHEB.RAS同系物富集于大脑；S6K.S6激酶；TSC.结节性硬化症蛋白

中，在散发性肿瘤中，MMRd状态是通过MLH1启动子的高甲基化导致的表观遗传沉默的结果。虽然MMR状态和临床结果之间没有明显的关联，但MMR状态可以预测晚期患者对新辅助化疗和免疫检查点抑制剂的反应。MMR检测也是一种鉴别林奇综合征患者的有效筛查方法，因为2%～3%的子宫内膜癌由于遗传易感性而具有家族性。林奇综合征的确诊会导致对家庭成员进行筛查，并有助于实施有效的预防措施，以防止受影响的家庭成员发生癌症。

错配修复防御可以通过使用肿瘤和正常组织DNA的聚合酶链反应（PCR）来检测，这可以通过比较肿瘤细胞与正常细胞中核苷酸重复

序列的长度发现微卫星的不稳定性（MSI）。当超过30%的测试微卫星区域表现出微卫星不稳定时，肿瘤是微卫星不稳定的。在不足30%的检测区域中没有不稳定或不稳定的肿瘤被归类为稳定或微卫星低。免疫组织化学是一种替代检测方法，目前是欧洲医学肿瘤学会和国家临床优化研究所（NICE）推荐的子宫内膜癌MMRd的检测方法。四种抗体在病理实验室中被广泛用于检测MLH1、PMS2、MSH2和MSH6的核蛋白表达的存在或缺失。由于这些蛋白质存在于复合物中，其中一个标志物的丢失会导致其异源二聚体伴侣的不稳定。因此，甲基化沉默或种系突变导致的MLH1表达缺失也会导致免疫组化过程中PMS2

的缺失（图16.5）。如果肿瘤中MLH1和PMS2表达缺失，但MSH2和MSH6表达保留（图16.6），则需要进一步的分子检测，以调查MLH1启动子高甲基化的存在，并确认肿瘤的散发性，然后将患者转介到临床遗传学服务部门，以调查在

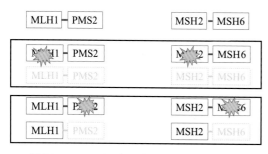

图16.5 MMR蛋白丢失的免疫组化模式。由于这些蛋白质以异质二聚体复合物的形式存在，上游部分的缺乏会导致下游异质二聚体配子的不稳定和失活。因此，MLH1的缺失会导致MLH1和PMS2的表达缺失，而MSH2的缺失会导致MSH2和MSH6的表达缺失。然而，异质二聚体的下游配子之一（PMS2或MSH6）的异常不影响上游异质二聚体的表达（它可能与其他蛋白质形成复合物）

MLH1或PMS2中潜在的种系突变。

另外，MSH2缺失的肿瘤也通常显示MSH6的缺失。与MSI不同，MMR IHC也可以帮助识别可能携带种系突变的基因。例如，一个显示MSH2和MSH6核表达缺失但保留MLH1和PMS2表达的肿瘤更有可能携带种系MSH2突变（图16.7）。

由于用于测试微卫星不稳定性的商业试剂盒的设计可能出现假阴性结果，因此建议免疫组织化学进行错配修复防御性测试。这些试剂盒已被开发用于检测结直肠肿瘤中的微卫星不稳定性，由于林奇综合征检测扩展到子宫内膜肿瘤，它们在子宫内膜肿瘤中的应用直到近年来才被探索。在子宫内膜样肿瘤中，如果仅进行MSI检测，则微卫星或微卫星稳定将被遗漏（图16.8）。

有时，当MSI和MMR IHC状态不匹配、p53染色不明确或种系检测未在任何MMR基因中发现致病性突变时，可以考虑进行POLE突变检测。在临床遗传学进行生殖系检测的患者中，缺乏生殖系突变也可能是由于双体细胞存在MMR基因。

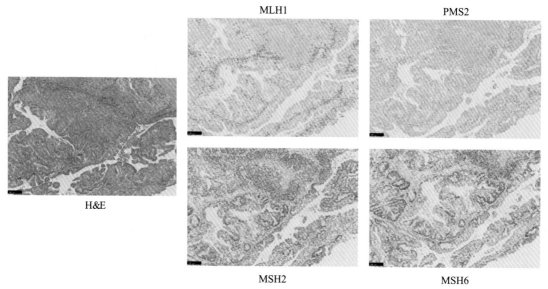

H&E

MLH1

PMS2

MSH2

MSH6

图16.6 子宫内膜癌MLH1、PMS2、MSH2和MHS6抗体染色。MLH1和PMS2的核染色丢失可能是MLH1甲基化导致*MLH1*基因失活或突变的结果。这导致MLH1蛋白及其下游异质二聚体PMS2缺乏表达

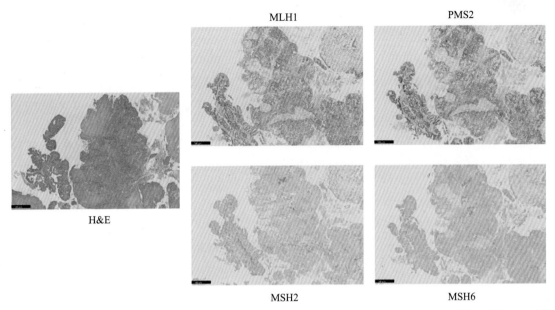

图16.7 子宫内膜癌用MLH1、PMS2、MSH2和MHS6抗体染色。MSH2和MSH6有核染色缺失。这种模式很可能与林奇综合征有关，因此此类患者应推荐临床遗传学服务，考虑生殖细胞系检测

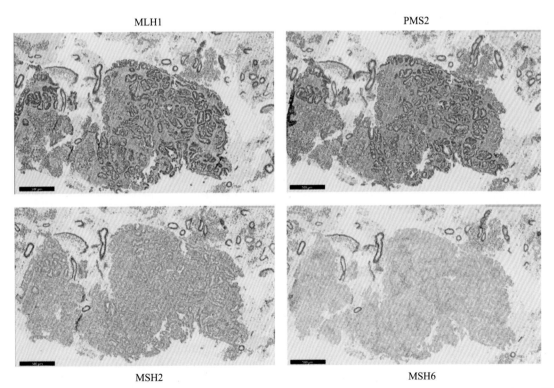

图16.8 一例35岁患者的肿瘤伴MSH6缺失和MSH2弱表达。MSH6和（或）MSH2核表达缺失应提示转介到临床遗传学服务，以调查这些基因导致生殖细胞系突变的可能

16.3.1.2 子宫内膜浆液性癌

这些肿瘤是侵袭性肿瘤，预后不良，其特征是拷贝数改变率高。超过85%的肿瘤存在 *TP53* 基因突变。在日常实践中，这一点被免疫组织化学证实。当肿瘤显示强烈的核染色或缺乏核染色时，也可观察到突变表型，同时也报告为零异常表型。偶尔表达模式可能显示核和细胞质染色，最近被认为是另一种突变表型（图16.1）。然而，由于染色强度和分布的变化，建议在这种情况下进行染色突变检测来指导这些患者的管理。

除了 *TP53* 突变外，其他涉及浆液性癌发病机制的分子事件还包括 *PPP2R1A*、*FBXW7*、*SPOP*、*CHD4* 和 *TAF1* 的体细胞突变；*ERBB2*、*MYC* 和 *CCNE1* 的扩增和（或）过表达（cyclin-E）；以及 p16 的过表达。PI3K通路的改变尤其是 *PIK3CA* 的突变（在17% ~ 43%的肿瘤中）和 *PTEN* 和 *PIK3R1* 的突变频率较低。

16.3.1.3 子宫内膜透明细胞癌

透明细胞癌是一种罕见的肿瘤，约占子宫内膜肿瘤的5%。尽管p53 IHC与激素ER状态和Napsin A一起具有诊断效用，且大量的研究报道，*TP53* 是透明细胞癌中最常见的突变基因，在31% ~ 50%的病例中发生体细胞突变，在高达34%的病例中表现出p53异常蛋白表达。在透明细胞癌中发生突变的其他癌症基因有 *PPP2R1A*、*PIK3CA*、*FBXW7*、*PTEN*、*KRAS*、*ARID1A*、*SPOP* 和 *POLE*（高达6%）。MSI或MMR蛋白异常表达的报道高达19%，在26%的病例中观察到 BAF250A（*ARID1A*）表达缺失。

16.3.1.4 癌肉瘤

这些肿瘤具有双相形态和具有上皮和间充质分化的免疫表型。然而，尽管显示出免疫表型差异，但这两种成分在分子改变上非常相似，这形成了公认的概念，即这些形态变化是由于上皮间充质相互作用和转分化。基因组研究显示，基于其分子表型，约70%的癌肉瘤类似于子宫浆液性癌，30%更类似于子宫内膜样癌，这解释了有时遇到的IHC差异。一些子宫内膜样癌类型可能显示MMRd或 *POLE* 突变，并遵循子宫内膜样癌的TCGA分类。

16.3.2 子宫肉瘤，主要关注于常见的肿瘤，如平滑肌肉瘤和子宫间质肉瘤

16.3.2.1 平滑肌肉瘤

这些都是来自子宫肌层平滑肌的恶性肿瘤。它们是最常见的子宫肉瘤，其形态从具有平滑肌束排列的梭形细胞类型到高级别肿瘤多形性，对低级别或平滑肌成分没有形态学识别。在这种情况下，如免疫组织化学这样的辅助测试可能有助于识别提示平滑肌肌动蛋白、结蛋白或钙连蛋白阳性的平滑肌分化的表型。这些肿瘤中通常描述的分子异常是 *TP53*、*RB1*、α-珠蛋白生成障碍性贫血/X连锁精神发育迟滞综合征（ATRX）和中介体复合物亚基12（MED12）的突变和缺失，但它们不是特异性的，在高级别肿瘤中，免疫组织化学没有区分性，检测不提供诊断价值。

16.3.2.2 子宫间质肉瘤

子宫间质肉瘤（ESS）可根据其形态学和分子表型分为低级别和高级别间质肉瘤。低级别ESS在很大比例的病例中与基因重排导致 JAZF 1-SUZ12 融合显著性相关。其他的融合已经被描述过，这些融合涉及 *PHF1* 基因与不同的伴侣。

高级别ESS也被描述为一些基因重排，如 *YWHAE-NUTM2A/B* 融合 或 *ZC3H7B-BCOR* 融合。根据融合表现的形态和免疫表型可能显示变异，一部分 *YWHAE-NUTM2A/B* 肉瘤显示 Cyclin D1 KIT、CD56或CD99的免疫组织化学阳性，而 *ZC3H7B-BCOR* 融合肉瘤可能显示Cyclin D1、CD10和可能的ER和PR阳性。证明融合可能有助于诊断目的。此外，伴有 *YWHAE* 重排转移的高级别ESS预后相对较好，可能对蒽环类药物治疗有反应。

16.4 宫颈肿瘤

16.4.1 子宫颈上皮性瘤变

大多数宫颈上皮性肿瘤与高危型HPV感染相关，WHO 2020分类系统区分了HPV相关（HPVA）肿瘤和HPV独立（HPVI）肿瘤。虽然大多数宫颈癌是鳞状细胞癌，其中HPV独立肿瘤很罕见，但腺癌的相对和绝对发病率都在增加，在宫颈癌筛查良好的人群中占肿瘤的25%。约15%的宫颈内膜腺癌与HPV无关。这些肿瘤包括胃、透明细胞中肾和子宫内膜样肿瘤，它们具有明显的分子改变。针对这些特异性异常，可以识别预测性生物标志物和特异性治疗干预，其中感兴趣的领域包括ERBB2（HER2）突变和PD-L1表达。

16.5 外阴和阴道肿瘤

16.5.1 瓣膜鳞状上皮瘤

大多数（90%～95%）的恶性外阴肿瘤为鳞状细胞癌（SCC）。本文描述了两种不同的发病途径，HPV相关（HPVA）和HPV独立（HPVI），它们在流行病学、临床特征、前体病变、组织学和分子特征上有所不同。这两类肿瘤可以通过结合形态学、补充免疫化学和HPV检测来实现区分。有各种各样的测试方法在组织中检测HPV的策略和靶点，包括HPV DNA、HPV E6/E7 mRNA或细胞蛋白表达的改变，特别是p16蛋白的过表达。p16与HPV E7蛋白结合后的互补过表达伴随Rb蛋白降解，免疫组织化学可能检测到混淆的核和细胞质染色。

约65%的外阴鳞状细胞癌通过HPV独立途径产生，并表现出更多的侵袭性行为。许多这些肿瘤的特征是*TP53*突变，这可能通过免疫组化核染色的异常模式来识别。HPVI肿瘤的一部分具有野生型*TP53*，一些肿瘤显示*NOTCH1*和*HRAS*突变。

16.5.2 恶性黑色素瘤

黑色素瘤是发生在外阴的第二大最常见的恶性肿瘤，占原发性外阴恶性肿瘤的10%。原发性外阴黑色素瘤与紫外线暴露引起的肿瘤相比是罕见的，且在老年时被诊断。多达40%的女性存在区域或远处转移，与皮肤和非妇科黏膜黑色素瘤相比，黑色素瘤预后相对较差。有关黑色素瘤内分子改变的信息已经扩大了治疗选择和提高了生存率。外阴阴道黑色素瘤不同于皮肤黑色素瘤和其他黏膜来源的黑色素瘤，其*KIT*突变为20%～44%。检测*KIT*的改变可以帮助晚期疾病患者接受酪氨酸激酶治疗。*BRAF*突变通常在躯干和四肢的黑色素瘤中检测到；这种突变率在外阴黑色素瘤中通常较低，尽管在最近的系列中发现更频繁，可能是由于更敏感的检测方法。激活突变，如最常见的*V600E*突变，在外阴黑色素瘤中较少出现，可使用BRAF抑制剂治疗。

16.5.3 间充质肿瘤

广泛的软组织肿瘤可能发生在外阴和阴道，大多数是不常见的。诊断是通过形态学评估和免疫组织化学来实现的，但一系列肿瘤具有特征性的遗传异常，识别它们可能有助于诊断和直接靶向治疗。

良性间充质肿瘤通常具有二倍体核型或单一特征染色体重排，而恶性肿瘤可分为两大类：具有简单核型的肉瘤，与复发性突变或易位相关；具有多重染色体异常的复杂核型肉瘤，除了*TP53*或*RBI*等基因的功能突变缺失外，缺乏复发性突变。

16.6 总结

妇科癌症包括大量和多样化的肿瘤。在分子信息的基础上已经进一步确定了亚群，这可能对确定管理有价值。随着分子和临床试验数据的积累，挑战是将研究纳入诊断实践，使日益个性化的治疗及时和成本有效。

■ 要点

1. 分子信息支持对特定癌症类型的识别，识别肿瘤的亚组，并告知管理策略。

2. *TP53* 突变可通过免疫组织化学检测到，在STIC、高级别浆液性癌中很典型，还有一些子宫内膜癌和外阴癌。

3. 同源重组防御性，包括 *BRCA1* 和 *BRCA2* 突变，在高级别浆液性癌中很常见，并指导治疗管理。

4. 卵巢子宫内膜样癌与子宫内膜癌有相似的分子改变，尽管频率不同。

5. 支持性间质细胞瘤根据 *DICER1* 和 *FOXL2* 突变可分为3个分子亚组。

6. 子宫内膜癌被分为4个分子亚组，它们可以在诊断实践中使用实用的分子分类法来识别。

7. 通过免疫化学方法可以检测到MLH1、PMS2、MSH2和MSH6蛋白的错配修复缺陷。

8. 低级别和高级别的子宫间质肉瘤可通过特征性的基因重排来区分。

9. 宫颈癌和外阴癌包括HPV相关肿瘤和多种HPV独立肿瘤。

（译者：薛淑媛）

第17章
遗传学在妇科肿瘤中的应用

Ashwin Kalra，Monika Sobocan，Dan Reisel，Ranjit Manchanda

管理方案。

17.1 引言

随着测试技术的进步、生物信息学的发展、检测成本的降低、临床适用性的增加和社会意识的提高，肿瘤易感基因（CSG）相关的基因测试快速增多。多年来，妇科肿瘤的基因检测迅速发展，对于某些类型肿瘤的遗传性展现出了前所未有的洞察力，也为诊断、治疗和预防提供了新的机会。如今，探悉妇科肿瘤中遗传学方面的关键内容及其对临床照护的适用性，已成为临床实践的一个重要组成部分。在本章中，我们将介绍从事女性健康和肿瘤学工作的临床医师们所需要了解的妇科肿瘤的遗传学知识，以便他们为患者提供适宜的照护。

全世界每年约有290万女性（英国约8.8万）被诊断为卵巢癌（OC）、乳腺癌（BC）、子宫内膜癌（EC）或大肠癌（CRC）。全世界每年约有105万女性（英国约2.5万）将死于这些癌症。这些癌症约占女性癌症的50%。GLOBOCAN预测在未来的20年里，这些癌症在英国女性中的病例将增加20%～36%，死亡人数将增加36%～47%。而全球女性的病例将增加27%～53%，死亡人数将增加49%～69%。这将导致疾病负担的显著增加。

在双胞胎中的研究表明，遗传因素在OC的发病风险中占22%，在BC中占27%，在CRC中占35%。在中至高度外显率的肿瘤易感基因中，可遗传的"致病和可能致病的变异"或"突变"，在此称为"致病性变异"（PV），占OC的15%～20%，占BC的4%，占EC的3%和占CRC的4%，其中大多数是潜在可预防的。表17.1列出了相关的基因、相关的癌症风险和相应的风险

17.2 癌症综合征

妇科临床实践中遇到的常见癌症综合征都与常染色体显性基因突变有关。这些疾病包括遗传性乳腺癌-卵巢癌综合征（HBOC）；遗传性卵巢癌（HOC）和林奇综合征（LS）。其他较罕见的情况仅占光谱的一小部分，包括多发性错构瘤综合征、波伊茨-耶格综合征和利-弗劳梅尼综合征。相关综合征及癌症见表17.2。

遗传性乳腺癌-卵巢癌综合征 包含了多种乳腺癌和卵巢癌的家族，涉及的重要基因包括高度外显率的*BRCA1*、*BRCA2*、*PALB2*和中度外显率的*RAD51C*、*RAD51D*等基因。

遗传性卵巢癌 仅包含多种卵巢癌的家族，涉及的重要基因包括高度外显率的*BRCA1*、*BRCA2*、*PALB2*和中度外显率的*RAD51C*、*RAD51D*、*BRIP1*等基因。

林奇综合征肿瘤谱系 包括多种癌症，其中结直肠癌、子宫内膜癌和卵巢癌是最常见的。此外，它还包括胃癌、小肠癌、肝胆癌、脑癌、输尿管癌和肾盂癌（上泌尿道）。林奇综合征是由*MMR*基因中的一个突变引起的。*MMR*基因包括*MLH1*、*MSH2*、*MSH6*和*PMS2*。历史上用Amsterdam标准-2（AC-2）来识别林奇综合征。这里遵循的是3∶2∶1的规则：①≥3个一级亲缘关系的亲属患有林奇综合征（如上所述）；②这些林奇综合征应影响≥2代；③其中≥1位亲属的林奇综合征在50岁前确诊。鉴于AC-2的敏感性较差，我们引入了Bethesda标准，并将其用于癌症诊断，以确定哪些肿瘤样本应通过微卫星不稳定性（MSI）或免疫组织化学进行分子分析，

表17.1 基因、相关癌症风险及管理方案

| 基因 | 癌症风险（%） | | | | 风险管理方案 | | | | |
---	BC	OC	CRC	EC	BC	OC	CRC	EC	其他
[a]BRCA1	~72	~44			RRM, CP（SERM），筛查（MRI, 乳房X线片）[b]	RRSO, RRESDO			生活方式，生殖，避孕，PND, PGD
BRCA2	69	17							
[a]PALB2	53	5							
[a]RAD51C	21~	11~			筛查（乳房X线片）[b]				
RAD51D	20	13							
[c]BRIP1		6							
[d]MLH1		11	48	37		Hyst和BSO	筛查（结肠镜检查），手术预防，CP（阿司匹林）	Hyst，每年超声筛查，宫腔镜检查和子宫内膜活检	
[d]MSH2		17	47	49					
[d]MSH6		11	20	41					
[d]PMS2[e]		3	10	13					

注：RRM.降低风险的乳房切除术；RRSO.降低风险的输卵管卵巢切除术；RRESDO.降低风险的早期输卵管切除术和延迟卵巢切除术；BSO.双侧输卵管卵巢切除术；Hyst.子宫切除术；SERM.选择性雌激素受体调节剂；PGD.胚胎植入前遗传学诊断；PND.产前诊断；CP.化学预防。

a 乳腺癌和卵巢癌基因。

b NHS高危乳腺癌筛查计划。

c 卵巢癌基因。

d MMR或林奇综合征基因。

e BSO不推荐用于PMS2，因为卵巢癌风险与人群水平风险相似。

表17.2 相关癌症综合征

	遗传性乳腺癌-卵巢癌综合征	遗传性卵巢癌	林奇综合征	多发性错构瘤综合征	波伊茨-耶格综合征
基因	BRCA1 BRCA2 RAD51C RAD51D PALB2	BRCA1 BRCA2 RAD51C RAD51D BRIP1	MMR（MLH1/MSH2/MSH6/PMS2）	PTEN	STK11/LKB1
妇科癌症	卵巢癌 乳腺癌	卵巢癌	卵巢癌 子宫内膜癌	乳腺癌 子宫内膜癌	乳腺癌 宫颈癌
其他癌症			结肠癌、胃癌、输尿管癌、小肠癌、肾盂和输尿管癌、胆管癌、胰腺癌、胶质母细胞瘤	结肠癌、甲状腺癌、良性错构瘤	肠癌、错构瘤、胃癌、胰腺癌

以识别MMR缺陷并为MMR基因检测进行后续分类。然而，AC-2和Bethesda标准都遗漏了许多MMR致病性变异的携带者。

多发性错构瘤综合征：是由PTEN基因的致病性变异引起的。这些致病性变异与10%～28%的子宫内膜癌风险有关，而卵巢癌的风险并没有增加。它还与50%的乳腺癌风险和3%～10%的甲状腺癌风险有关。

波伊茨-耶格综合征：由STK11/LKB1基因中的致病性变异引起，它的特征是全胃肠道的多发息肉和皮肤黏膜色素沉着。波伊茨-耶格综合征与恶性腺瘤（一种罕见的宫颈癌）的风险增加有关。此外，良性的卵巢性索间质肿瘤在波伊茨-耶格综合征中也有报道。一些报告中报道了子宫内膜癌和卵巢癌病例，但这些病例并不常见。波伊茨-耶格综合征还与乳腺癌和胃肠道癌症风险的增加有关。波伊茨-耶格综合征相关的宫颈癌很难筛查，预防性子宫切除术也没有必要。

利-弗劳梅尼综合征：由种系TP53突变引起，且具有很高的外显率，高达90%的携带者会在60岁之前患上癌症。它与早发型肉瘤、乳腺癌、结肠癌、肾上腺皮质癌、白血病、淋巴瘤和儿童肿瘤有关，但不会增加卵巢癌、子宫内膜癌或宫颈癌的风险。

17.3 变异的分级

变异可分为5级（表17.3）。致病和可能致病的变异是可以进行临床干预的（合称为PV）。少部分意义不明的变异（VUS）将来可能会被重新归类为PV，但目前还不能仅基于VUS进行任何临床干预。

17.4 基因检测的优势

有效的预防性治疗方案包括降低风险的手术、化学预防和筛查，可用于降低PV携带者的癌症风险（表17.1）。女性还可以通过生活干预、选择适当的避孕药具和生育方式等方法降低癌症风险，包括在产前或胚胎移植前进行遗传学诊断（PGD）以防止将PV遗传给下一代。

卵巢癌风险增加的女性可以选择降低风险的输卵管卵巢切除术（RRSO），这是在完成生育计划后降低卵巢癌风险的最有效选择。传统上，RRSO被用于BRCA1/BRCA2携带者，并被证明可以降低OC的发病率和死亡率。术后有很小的遗留风险发生原发性腹膜癌。此外，5%的女性可能在组织学上发现有输卵管浆液性上皮内癌（serous tubal intraepithelial carcinoma，STIC）或早期浸润性癌，需要进一步的检查和手术分期。在终身OC风险高于4%～5%的阈值下，RRSO具有成本效益。在这种程度的OC风险下，它可以为本来会患OC的女性提高10年的预期寿命。这也为中度外显基因的RRSO提供了临床应用价值。RRSO现被提供给具有中度外显率OC基因且处于中等OC风险（5%～10%）的女性。如果没有禁忌证，接受绝经前卵巢切除术的女性应接受激素替代疗法（HRT），直至达到自然绝经的平均年龄（51岁），以尽量减少提前绝

表17.3 变异的分级			
变异类型	变异等级	致病概率	临床推荐
致病	5	＞0.99	宜采取风险管理措施
可能致病	4	0.95～0.99	宜采取风险管理措施
VUS	3	0.05～0.949	本身无临床意义，需要追踪。未来可能会有一小部分被归类为4级或5级
可能良性或可能不致病	2	0.001～0.049	无临床意义
良性或不致病	1	＜0.001	无临床意义

经的不利后果。应向女性提供循证信息、HRT建议、专家咨询和长期支持，以应对绝经期提前对健康造成的后果。随着输卵管假说被广泛接受，降低风险的早期输卵管切除术和延迟卵巢切除术（RRESDO）成为绝经前女性OC的新预防策略。这在关心早期手术绝经副作用的绝经前女性中具有较高的可接受性。然而，由于缺乏长期结果数据，目前仅提倡在临床试验的背景下使用。在低风险人群中，卵巢癌的年度筛查并没有显示出降低死亡率的好处。研究显示，在高危女性中使用纵向数学算法进行每4个月一次的基于CA125的筛查后，出现了显著的分期前移，但这些研究并不评估生存率或死亡率。目前还没有针对高危女性的国家级OC筛查方案。针对患有卵巢癌的女性进行检测为首发（和复发）情况下进行个体化化疗提供了机会，这可以提高无进展生存率（见下文）。

BC风险增加的女性可以选择MRI或乳房X线检查及使用选择性雌激素受体调节剂（SERM）进行化学预防，以降低她们罹患BC的风险。以降低风险的乳房切除术（RRM）的形式进行的手术预防是降低BC风险最有效的选择。

LS/MMR携带者的选择包括预防性子宫切除术和双侧输卵管卵巢切除术，这是预防EC和OC最有效的干预措施。手术通常在携带者满40岁且完成生育计划后进行。携带*PMS2*突变或患有多发性错构瘤综合征的女性通常不建议进行卵巢切除术。此外，建议每1～2年进行一次结肠镜检查以筛查结直肠癌并每日服用阿司匹林，以降低CRC风险。尽管对高危女性进行EC筛查的证据基础有限，但系列病例表明它可以检测癌前病变（复杂的非典型增生）和早期癌症，即使可能发生间期癌。对于希望推迟预防性手术的女性，EC筛查或许能在林奇综合征或多发性错构瘤综合征群体中发挥作用，通常从35岁开始进行。EC筛查选项包括每年一次的阴道超声检查（TVS）和单独的子宫内膜活检，或者门诊宫腔镜检查加子宫内膜活检（OHES）。单独TVS而不进行OHES是无效的。

17.5 基因检测的缺点

基因检测的缺点包括一些女性在收到阳性检测结果后感到焦虑或痛苦；对遗传给子女或增加其风险感到内疚；对家庭关系的影响；婚姻能力（在某些群体）和污名化（在少数群体中报告）。此外，一些女性可能会收到不确定的结果，称为VUS。其他需要考虑的问题包括对保险或就业的潜在影响。美国《遗传信息非歧视法》（GINA）和英国的《基因检测和保险法》规定卫生部和英国保险公司协会之间暂停活动，以防止保险公司使用检测结果来设定保险费（https：//www.abi.org.uk/data-and-resources/tools-and-resources/genetics/code-on-genetic-testing-and-insurance/）。

17.6 基于传统家族史的基因检测方法

传统上用基于家族史（FH）的方法识别那些在肿瘤易感基因中，携带中至高度外显率PV的女性进行基因检测。该方法需要获得详细的三代家族史，包括家庭的母系和父系、种族、癌症类型、发病年龄、死亡年龄、组织学和采取过的任何基因检测。对肿瘤组织采取的任何分子检测结果和预防性手术史也应记录在案。各种FH模型和临床标准已被用于预测携带PV的可能性，并确定哪些人风险增加且应该接受基因检测。该方法依赖于家族史的内容和准确性。常用的模型包括Manchester评分系统（MSS），BOADICEA或CANRISK，Tyrer-Cuzick和BRCAPRO。在英国，*BRCA1/BRCA2*检测被用于那些*BRCA1＋BRCA2*的综合概率初步估计≥10%的人群。MSS是一个易于使用的表格，它根据同系亲属的BC、OC、前列腺癌和胰腺癌的家族史进行评分。总分15分对应10%的测试阈值，总分20分对应20%的测试阈值。但是，MSS不能用于德系犹太人家庭。鉴于该人群*BRCA*携带率较高，德系犹太人家族使用更宽泛的临床标准。

基因检测可以用于诊断或预测。诊断性基

因检测是指首次使用该检测来识别家庭中的 PV。这通常在患有癌症的个体中进行。预测性基因检测是指使用基因检测在另一个未经检测且通常未受影响的家庭成员中识别家族中已知的 PV。

17.7　传统家族史方法的局限性

　　家族史或基于临床标准的检测在识别携带 PV 的个体方面具有一定的有效性，但用于排除 PV 的存在时则效果欠佳。这种方法需要在遗传学家或遗传咨询师面对面的预检遗传咨询后，通过高风险癌症遗传学诊所对来自高危家庭受影响的个体进行检测。为了使该方法有效，个人和他们的医师需认识到家族史的重要性并采取行动，这是很重要的。然而，许多 PV 携带者没有留意他们的家族史或意识到其重要性，不会积极寻求建议，也可能缺乏足够强关联的家族史，或因为没有得到推荐而被排除在外。该途径通常很复杂，在各地区和国际上均不相同，并且与基因检测的接受度受限和使用不足有关。大伦敦地区的一项分析表明，尽管英国国家医疗服务体系（NHS）的检测进行了 25 年，但仍有超过 97% 的 BRCA 携带者未被发现。

　　约 50% 的 BC 或 OC 的 CSG 携带者因为不符合目前的临床标准，或达不到基于家族史的基因检测标准而被遗漏。未经选择的广大随机人群中遗漏的更多。Bethesda 和 Amsterdam-Ⅱ 临床标准对 MMR 携带者（林奇综合征）的漏检率分别为 12% ~ 30% 和 55% ~ 70%。检测技术和生物信息学的进步现在已经能够实现大规模高通量基因检测。家族史方法的局限性可以通过癌症诊断时非选择性的基因检测和群体性检查来补足。癌症诊断中的非选择性检测提高了女性携带者基因检测可及性和 PV 携带的识别率。它已经在 OC 和 CRC 中得到实施；目前 EC 中也在执行；且有学者呼吁考虑在 BC 中也执行。

17.8　卵巢癌诊断中的非选择性基因检测

　　11% ~ 18% 的 OC 患者携带有生殖系的 BRCA1/BRCA2 基因的 PV，另有 6% ~ 9% 的患者仅在肿瘤组织中检测到 BRCA1/BRCA2 基因非遗传性的体细胞 PV。因此，肿瘤组织中 2/3 的 PV 起源于生殖细胞，1/3 来自体细胞突变。BRCA1/BRCA2 基因编码的蛋白质是双链 DNA 断裂同源重组修复（HRR）通路中不可或缺的成分。PARP 是单链 DNA 修复的重要组成部分。抑制 PARP 会导致更多的双链断裂，从而阻止 HRR 缺陷（HRD）的肿瘤细胞在化疗引起的 DNA 损伤中存活。HRD 可能由 HRR 通路中大量的基因突变导致，包括 RAD51C、RAD51D、BRIP1 和 PALB2 等。无论 HRD 缺陷是遗传的还是散发的，HRD 缺陷的肿瘤对 "PARP 抑制剂"（PARPi）和铂类药物的全身治疗更为敏感。这种特征被称为 "BRCA 样状态"。约 50% 的高级别浆液性卵巢癌患者表现出 HRD，而 HRD 检测现已应用于临床实践。现已证明，无论生殖系来源还是体细胞突变的 BRCA 突变型卵巢癌患者都可从 PARPi 治疗中获益，一线和复发情况下的无进展生存期都有所改善。鉴于这一情况，有必要在所有高级别上皮性非黏液性卵巢癌患者中进行基因检测，以确定哪些女性可以从一线 PARPi 治疗中获益。仅基于家族史的测试会漏掉约 50% 的生殖系 PV。非遗传性癌症临床医师驱动的 "主流方法"，即由肿瘤内科医师、肿瘤外科医师或临床护理专家对所有 OC 患者提供咨询和进行基因检测，目前已经成为 NHS 标准临床实践的一部分。PV 携带者的识别让未受影响的亲属可以获得级联检测及原发性肿瘤的筛查和预防（表 17.1），同时也能给患者提供二级预防，以及获得新型药物（如 PARPi）或临床试验的机会，从而提高携带者的生存率。建议同时进行生殖系和体细胞检测，因为约 10% 的 PV 是大基因组重排（LGR）的生殖系 PV，这些 PV 会被体细胞检测漏掉。针对一组相关的 OC 基因进行生殖系检测还可以识别出另外 2% ~ 3% 的非 BRCA 基因的 PV，其家族成员可以从级联检测和随后的筛查和预防中受益。重要的是，只有具备明确 "临床实用性" 的基因才应进行测试。我们反对像大型商业面板那样不加区分地进行群体测试。当前，有效的卵巢癌测试面板可以包括 *BRCA1*、*BRCA2*、*RAD51C*、*RAD51D*、*BRIP1*、*PALB2* 和 *MMR* 基因。由于低风险女性仍缺乏有效的卵巢癌筛查策略，有必要识别高风险女性以进行精准预防。

17.9 子宫内膜癌诊断中的非选择性基因检测

鉴于基于临床标准的限制性访问会漏诊一定数量的林奇综合征病例，目前的建议是对所有的 EC 肿瘤进行 MMR 基因缺陷检测。该指南最近由英国国家卫生与临床优化研究所（NICE）于 2020 年引入 NHS 实践。通过免疫组织化学或 MSI 检测，可以发现肿瘤是否存在 MMR 基因缺陷。免疫组织化学和 MSI 均显示出相当的敏感度和高度一致性。然而，由于免疫组织化学被发现更具成本效益，并且易于供病理学家使用，因此目前已成为检测子宫内膜癌组织中 *MLH1*、*MSH2*、*MSH6* 和 *PMS2* 基因表达的一线检测方法。虽然发现 25% ～ 30 % 的 EC 具有 MMR 缺陷，但只有约 3% 存在林奇综合征。如果 EC 肿瘤

的免疫组织化学显示为体细胞 *MSH2* 或 *MSH6* 缺陷（*MSH2/MSH6* 阴性染色），则应进行林奇综合征基因的生殖系检测。如果免疫组织化学显示 *MLH1*（通常与 PMS2 结合）的缺陷，则需要首先进行 *MLH1* 启动子区域高甲基化测试，因为其中大多数是由于肿瘤细胞内 *MLH1* 启动子区域高甲基化导致的 *MLH1* 基因的零散沉默，而不是由于林奇综合征的存在。低甲基化（阴性测试）的结果表明需要进行生殖系基因检测，而高甲基化（阳性测试）的结果则表明可能是假阳性，无须进行生殖系 *MMR* 基因检测。图 17.1 展示了一个基于免疫组织化学技术的筛查流程图，用于对林奇综合征的 *MMR* 基因进行检测。图 17.2 说明了如果对 1000 个 EC 病例进行检测，将会鉴定出的林奇综合征患者数量及误诊为阳性结果的数量。所有参与 EC 患者诊断和治疗的妇科医师和妇科肿瘤学家都需要能够解读这些结果，为女性提供咨询并进行林奇综合征的基因检测。此前类似的主流方法已被用于 OC 病例的治疗路径中。鉴定出的 PV 携带者需要被转介到临床遗传学科，并向家庭成员提供预测性测试。EC 患者应该接受肠道筛查（每年结肠镜检查）和阿司匹林进行化

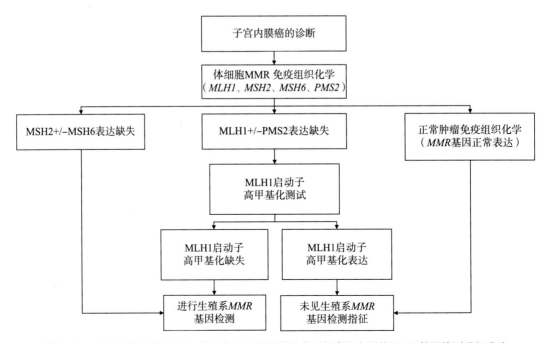

图 17.1 子宫内膜癌的诊断中，基于免疫组织化学技术对林奇综合征的 *MMR* 基因检测进行分流

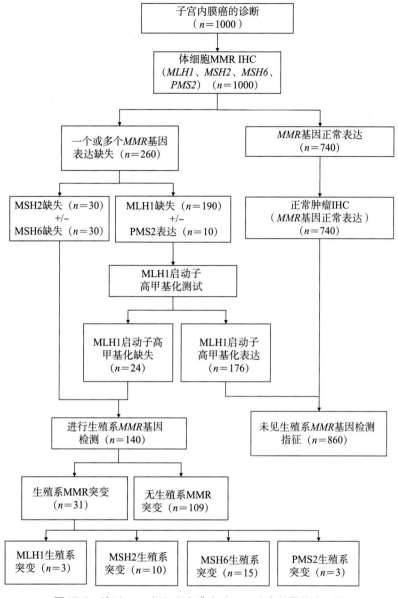

图17.2 检测1000例子宫内膜癌时，LS患者数量的流程图

学预防。未受影响的家庭成员可以使用表17.1中强调的筛查或预防选项。

17.10 人群检测

当我们考虑到高风险女性可用的有效风险管理或预防措施时，临床现有的基因检测方法所存在的不足与局限性凸显了在癌症预防方面错失机会的巨大规模。对未受影响的普通人群进行未

经选择的基因检测可以克服这些限制。来自犹太人的人群检测提供了最强有力的证据。在德系犹太人中进行基于人群的*BRCA*检测与基于家族史或临床标准的*BRCA*检测相比是可行的、可接受的、安全的，不会损害生活质量或心理健康，能减少长期焦虑，还可以鉴定150%的额外的*BRCA*携带者，可以在社区环境下进行，并且非常具有成本效益。这意味着可以将犹太人群的*BRCA*检测范式转向基于一般人群的测试，该方

法最近已在以色列实施，其他国家的跟进也很重要。在非犹太一般人群中进行未经选择的生殖系检测也已被证明具有成本效益，但这仍在进一步研究。

17.11　总结

在未来20年内，卵巢癌、乳腺癌、子宫内膜癌和结肠直肠癌的病例预计将会增加。20%的卵巢癌、4%的乳腺癌、3%的子宫内膜癌和4%的结肠直肠癌是由癌症易感基因的致病性变异引起的。癌症易感基因的识别为PV携带者提供了许多干预机会，包括早期筛查的增强、预防措施的选择（包括化学预防或降低风险的手术），以及胚胎移植前遗传学诊断以预防突变的遗传。传统的基因检测资格基于家族史和（或）临床标准，但未得到充分利用，即便在理想的使用情况下，也会遗漏50%的PV携带者。现在推荐对所有子宫内膜癌患者在经过免疫组化学分流后进行未经选择的基因检测。推荐对所有高级别上皮性卵巢癌患者进行未经选择的平行体细胞和生殖系面板基因检测。携带生殖系PV和HRR缺陷卵巢癌患者可以接受PARPi治疗。PV的识别可以使癌症患者进行二级癌症预防，对家庭成员进行级联检测，以鉴定未受影响的PV携带者，她们可以从精准预防中受益。现在推荐对德系犹太人进行基于人群的*BRCA*基因检测。

■ 要点

1.具有临床意义的中至高度外显率癌症易感基因的致病变异占OC的15%～20%、BC的4%、EC的3%和CRC的4%，其中大部分可能是可以预防的。

2.按照基于家族史的临床标准进行基因检测会遗漏50%以上的致病易感基因的变异体。

3.现在建议对所有高级别上皮性卵巢癌患者在癌症诊断时进行未经选择的基因检测。生殖系和体细胞基因检测应同时进行以最大限度地识别致病变异体。携带生殖系PV和HRR缺陷的肿瘤患者可以进行PARPi治疗。生殖系PV携带者的家族成员可以进行级联检测，以实现精准预防。

4.现在建议所有患子宫内膜癌的女性在诊断时进行未经选择的免疫组织化学检测，并随后分流进行*MMR*基因检测。

5.早期识别*BRCA1/BRCA2*、*PALB2*、*RAD51C*、*RAD51D*、*BRIP1*、*MLH1*、*MSH2*、*MSH6*和*PMS2*的癌症易感基因携带者，可以为女性提供重要的筛查、早期诊断和癌症预防机会。

6.对于卵巢癌风险增加的女性，RRSO是预防卵巢癌最有效的方法。对于林奇综合征的女性建议进行子宫切除和双侧输卵管卵巢切除术。当前，早期输卵管切除术和延迟卵巢切除术只应在临床试验的情况下提供。

7.现在推荐德系犹太人进行人群基因检测，并已在近期于以色列实施。

（译者：王俊利）

第18章
妇科肿瘤学的放射学检查和介入治疗

Lohith Ambadipudi

18.1 引言

妇科恶性肿瘤的放射学检查在筛查、肿瘤检测、分期、治疗计划和治疗后监测方面有重要作用。影像学在实施干预和评估并发症方面也很有用。超声（US）、磁共振（MRI）、计算机断层扫描（CT）和 ^{18}F - 氟 -2- 脱氧葡萄糖（^{18}F-FDG）正电子发射断层扫描（PET）/ 计算机断层扫描（CT）是妇科肿瘤的主要成像方法。

虽然国际妇产科联合会（FIGO）的妇科恶性肿瘤分期是根据临床（宫颈癌）或手术 / 病理（卵巢癌和子宫内膜癌）决定的，影像在预后和治疗计划方面提供了有用的信息。2018年FIGO对宫颈癌分期的最新修订版中纳入了以"r"为前缀的放射学内容。

本章概述了这些方法的基本技术和方案，它们在主要宫颈癌、子宫内膜癌和卵巢恶性肿瘤中的相关性和使用，推荐的影像学管理方法，以及影像指导干预的作用。简要讨论了较少见的妇科恶性肿瘤和最新的影像学进展。

18.2 超声

超声是一种使用广泛、快捷、成本低的检查方法，不使用射线或造影剂。然而，它依赖于操作者，并且对于体型过大或肠道气体过多的患者，可能难以获得最佳的盆腔图像。在膀胱充盈时进行经腹超声，可提供盆腔解剖概况；在膀胱空虚时进行经阴道超声，是盆腔评估的必要条件。除非另有说明，本章提到的超声是指经阴道超声检查（TVS）。可以同时进行彩色多普勒研究，以评估肿瘤的血管供应。经会阴和经直肠超声检查也可用于评估盆腔，但在常规实践中并不常见。

卵巢癌 超声通常是评估附件肿块的第一项检查，可使用各种评分 / 分类系统和风险预测模型，如恶性肿瘤风险指数（RMI）、国际卵巢肿瘤分析（IOTA）模型和卵巢-附件报告和数据系统（O-RADS）。表18.1简要讨论了这些问题。所有IOTA模型和RMI均经过大量研究证实。评估附件肿块的IOTA诊断模型相对容易使用，在没有专家意见的情况下，经验不足的超声操作人员可以使用该模型。然而，与RMI和IOTA诊断模型相比，由超声专业医师对附件肿瘤的主观评估具有最佳的诊断准确性，这明显强调了超声培训和经验的重要性。许多国家指南仍然提倡RMI，但文献中有足够的证据表明ADNEX模型性能更好。O-RADS是一个很有前景的综合系统，但相对较新，还需要进一步的外部验证。

超声提示恶性肿瘤的特征：厚而不规则的囊壁和（或）分隔、乳头状突起、实性区、长径>4cm、病灶内有新生血管、双侧性、腹水和腹膜沉积物。

子宫内膜癌 绝经后出血应经阴道超声检查，以评估矢状面测量的子宫内膜厚度，但超声对分期没有作用。文献中提出了绝经后阴道出血女性子宫内膜异常增厚的不同阈值，这需要进一步评估，建议的截断值为3～5mm。然而，在常规实践中，厚度>4mm可被视为异常，可通过组织取样确认是否存在恶性肿瘤。

对于没有阴道出血的绝经后女性，子宫内膜厚度的可接受范围不太确定，建议阈值为8～11mm。由于该队列的指南不太明确，合理的是经阴道超声随访或妇科转诊。无论是否有症状，HRT或他莫昔芬治疗的女性临界值建议略

	表18.1	基于超声的附件肿块诊断模型		
RMI	**IOTA** [a]			**O-RADS** [b]
	简单规则	**LR2**	**ADNEX**	
使用CA125水平、绝经状态（M）和超声评分（U）的乘积计算 RMI＝CA125×M×U 绝经前和绝经后状态的M评分分别为1分和3分 基于经阴道超声确定的恶性肿瘤特征数量，U评分分别为0分、1分和3分。恶性肿瘤特征包括多房囊肿、实性成分、双侧病变、转移和腹水 0分＝无特征 1分＝1个特征 3分＝2个或2个以上特征 将RMI＞200作为一个分界点，以确定具有高恶性风险的病变（敏感度和特异度分别为85%和97%），需要进行CT分期和妇科转诊[c]	简单规则（SR）：通过使用一组10个US特征将卵巢肿瘤分为良性和恶性 5个良性特征（B）和5个恶性特征（M） 良性肿瘤只有B特征，而恶性肿瘤只有M特征 如果没有这些特征或两种特征都不适用，则肿瘤被归类为不确定（约占病变的25%）。在这些情况下，需要超声专家进行主观评估。此外，MRI可以作为解决问题的工具SR模型不能预测恶性风险。为了解决这个问题，随后引入了一个简单规则风险计算器，该计算器基于SR和进行超声的中心类型（肿瘤中心或非癌症中心），使用逻辑回归分析提供癌症的估计可能性	IOTA小组开发了风险预测的Logistic回归模型LR1和LR2 这些模型估计附件肿瘤是恶性的可能性 LR1基于12个变量，4个临床变量和8个US变量 LR2是更简单、更常见的版本，基于6个预测因子，1个临床预测因子，5个超声预测因子	该模型不仅可以估计附件肿块是良性还是恶性，还可以将病变分为良性、交界性、Ⅰ期癌症、Ⅱ~Ⅳ期癌症或继发转移性癌症 使用了9种预测因子，3种临床预测因子，6种超声预测因子 ADNEX是首选的诊断模型，表现出比早期模型更好的性能	由美国放射学会赞助、国际多学科委员会开发、基于2018年发布的词典，应用标准化报告工具，建立基于超声的风险分层和管理系统 6组O-RADS（0~5），用于从正常到高恶性风险的风险分层，并为每个类别提出了管理指南 结合基于模式的方法中与早期的模型不同，O-RADS是唯一一个包含所有风险类别及其建议的管理路径的词典和分类系统

注：RMI.恶性肿瘤风险指数；IOTA.国际卵巢肿瘤分析；LR2.Logistic回归模型2；ADNEX.附件不同肿瘤的评估；O-RADS.卵巢-附件报告和数据系统。

发布年份：RMI——1990年；简单规则——2008年；SR风险计算器——2016年；LR1和LR2——2005年、ADNEX——2014年；O-RADS——2019年。

a所有IOTA模型中使用的超声参数均基于IOTA小组2000年发布的术语、定义和测量。IOTA模型可在其官方网站上获得，也可作为电子格式的应用程序安装在Android和iPhone上。一些超声仪器具有使用这些型号的内置功能。

b除O-RADS外，所有其他模型都是基于接受手术的女性而开发的，排除了那些选择期待治疗的女性。

c一些学者认为RMI值为25~200，具有不确定性，需要通过MRI进一步检测以表征不确定的附件肿块。

大，上限为5mm。

绝经前女性的子宫内膜厚度随月经周期的不同而有显著性差异，超声外观也有变化。月经期子宫内膜最薄，2～4mm，增殖期早期增加到5～7mm，增殖期晚期或排卵前增加到7mm。它在分泌期最厚，可达16mm（7～16mm）。这些数值只是一个指导，因为个体之间可能存在相当大的差异，超声检查结果应在适当的临床背景下进行标记。当在腔内超声液体上评估子宫内膜厚度时，应将超声液体厚度排除在测量范围之外。

宫颈癌　超声在评估宫颈癌方面并没有实际应用。然而，通过超声可以很容易地诊断如子宫积液/子宫血肿和肾积水等的并发症。

18.3　CT

在妇科癌症的局部分期方面，CT不如MRI。然而，它有助于确定腹膜疾病、远处转移和复发的程度。电离辐射、对比反应、体型过大导致的图像质量下降及金属髋关节植入物遮挡盆腔结构形成的伪影都是与此方法相关的缺点。

接触电离辐射与癌症的发生有关，虽然对单例患者的风险可能性很小，但每例患者和整个人群中CT扫描次数的增加可能导致许多与辐射暴露直接有关的癌症病例。例如，一名成年患者将从腹部和盆腔的单期相CT中获得约7.7 mSv的有效辐射剂量，这相当于2.6年的自然背景辐射暴露，或者大约是胸部X线剂量的100倍。因此，只有在必要的情况下，才要求进行CT扫描，并且在大多数情况下，为了避免不必要的扫描，从转诊者那里收到的影像学检查请求，在进行检查之前，放射科团队会对其进行审查并制订方案。在放射科申请单上提供的信息应包括临床病史和检查结果、相关实验室检查、育龄期女性的妊娠状况、更年期状况和疑似病因。

碘化水溶性造影剂可用于CT的静脉注射（IV）和口服给药。静脉造影剂由肾排出，而口服造影剂大部分未被吸收，1%～2%被肠道吸收。既往对碘化水溶性造影剂的严重反应为绝对禁忌证，肾功能不全、既往轻度造影剂反应和高

过敏风险为相对禁忌证。建议制订预防造影剂肾病（CIN）的局部方案，根据估计肾小球滤过率（eGFR）对患者进行风险分层有助于确定适当的处理方法。CT前后充分补液是预防CIN最重要的步骤。当eGFR＜30ml /min时，应避免静脉造影，并且只有在与放射科医师讨论后确保适宜的围术期补液后，如果益处大于CIN风险，才能对此类患者进行增强CT。如果可能，也可以考虑使用等渗造影剂及减少造影剂的用量。

用于妇科肿瘤患者的口服造影剂可以是用水稀释的碘造影剂（"阳性"造影剂在图像上显示明亮/高密度）或白开水（中性造影剂），这类造影剂可以扩张肠腔，并有助于分离肠管，更容易识别浆膜表面沉积物。不同机构的口服造影剂方案不同，但在择期手术中通常使用口服造影剂，开始口服造影剂和实际CT扫描之间的持续时间取决于病灶的部分肠道，通常约为2小时。在特殊情况下，直肠和膀胱造影剂也可用于显示瘘管沟通。

没有静脉造影的CT不能提供足够的诊断信息，如果对碘造影剂有严重过敏史，可应用其他方式如MRI代替。在本章中，凡是提到CT的地方，都指的是对比增强CT（CECT）检查。

分期CT扫描包括门静脉期静脉注射和口服造影剂后的胸部、腹部和盆腔扫描。在大多数情况下，这种单期相CT足以评估妇科恶性肿瘤。然而，当发现偶发性病变时，如肝、胰腺或肾上腺肿块，其在单期相CT上无法充分表征，则需要进行针对器官/病变的其他CT检查，可以是具有不同图像采集时间的双/三期相或双重造影剂推注扫描。

高分辨率CT（HRCT）主要用于评估间质性肺疾病，不需要进行高分辨率的胸部CT来寻找转移。常规的胸部、腹部和盆腔增强CT扫描足以对妇科恶性肿瘤进行分期，这可以在所有现代CT扫描仪上进行。随着CT扫描技术的进步，空间分辨率的提高，可以检测到1mm范围内越来越小的不确定肺结节。这些非常小的结节具有特异性，被认为具有非常低的癌症风险，但是，如果存在原发性恶性肿瘤，则被认为具有不

确定性，需要随访。在原发性恶性肿瘤中，新发结节或生长性结节被认为具有转移性。根据当地或国家的指南制订偶发肺结节选择管理路径是理想的。

妇科的大多数CT检查都是选择性进行的，急腹症患者有时需要进行急诊CT检查，以寻找肠穿孔、腹腔内感染和可排出的相关积液，并区分麻痹性肠梗阻和机械性肠梗阻，也可能发现其他与恶性肿瘤无关的急腹症原因。

卵巢癌　CT是目前评估卵巢癌的首选检查方法（图18.1）。术前可以根据影像学表现进行分期评估，以确定原发肿瘤的细节、腹膜植入物的位置和大小及转移性淋巴结病。这将有助于确定初始肿瘤细胞减灭术的可行性，并且在存在无反应性疾病的情况下（表18.2），患者将从新辅助化疗中受益。CT的缺点是看不见或很难鉴别

可能无法手术的弥漫性小体积腹膜疾病。腹部和盆腔CT可以联合胸部CT，以寻找横膈膜上方的扩散，这可能是卵巢癌Ⅳ期。

表18.2　影响卵巢癌可切除性的疾病位置[a]

| 沿肝穹窿的膈下病变 |
| 肝包膜下沉积物 |
| 肝圆韧带裂和静脉韧带裂 |
| 肝门和小网膜 |
| 小网膜囊 |
| 胃脾韧带 |
| 肠系膜根 |
| 小肠浆膜病 |
| 肾门以上淋巴结 |

注：a根据具备的外科专业知识，各机构的可切除性标准可能有所不同，治疗计划应始终在多学科专家会议上制订。

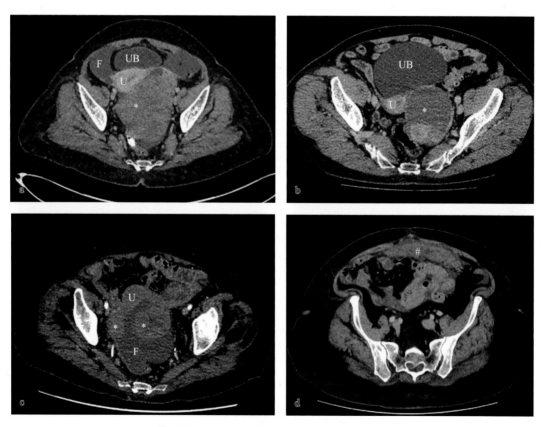

图18.1　不同患者卵巢癌症的轴向增强CT图像

a. 左侧卵巢实性肿块使子宫移位；b. 左侧卵巢囊性肿块含实性成分；c. 双侧卵巢实性肿块标记为"*"；d. 在腹前壁正下方可见厚网膜饼（#）适用于超声引导活检；U. 子宫；F. 腹水；UB. 膀胱

子宫内膜癌　MRI是局部分期的首选检查方法，而CT在发现淋巴结肿大、远处扩散和评估复发方面很有用。

宫颈癌　虽然MRI在原发性肿瘤的评估中有用，但CT也可用于晚期宫颈癌病例，以寻找扩散性疾病，PET/CT是首选的检查方法。

18.4　MRI

由于MRI具有良好的对比分辨率，因此，MRI是子宫内膜和宫颈恶性肿瘤局部分期的首选影像学检查方法。它是一个解决问题的工具，以评估不确定的附件肿块。MRI不使用电离辐射，但扫描时间要长得多；常规MRI盆腔检查可能需要30～45分钟，而CT检查只需几分钟。MRI和CT只能在某些情况下用于代替其他，这些在本章的不同章节中已经描述过。幽闭恐惧症患者禁用MRI，有心脏起搏器及金属植入物、耳蜗植入物、眼内异物及一些血管夹的患者进行MRI不安全。

目前使用的MRI扫描仪是1.5或3特斯拉机器，单位特斯拉（T）是指扫描仪的磁场强度。3T扫描仪的图像质量优于1.5T扫描仪。这些1.5T和3T扫描仪是封闭式扫描仪，具有"甜甜圈"形状，患者放置在磁体围绕的中心"孔"中。开放式MRI扫描仪是2面或3面开放的，这对幽闭恐惧症患者和可能难以进入孔内的体型较大的患者很有益，但这些磁体只能产生0.3～0.7T的磁场强度，这会显著降低所获得图像的诊断质量，因此不建议用于局部分期。在某些情况下，使用大口径MRI扫描仪和镇静可以缓解这些问题。

在MRI扫描过程中，患者躺在主磁场内，同时射频信号脉冲被传输到身体，发射的信号被一个射频接收器（线圈）检测到。然后，这些信号被连接到扫描仪的计算机转换成图像。这些射频脉冲的数量、频率和方向与梯度（次级）磁场之间的复杂相互作用产生了不同的图像集，每一组图像都有特定的外观，称为序列。

T_2加权像（T_2WI）是盆腔MRI最重要的序列，并辅以T_1加权像（T_1WI）、弥散加权像（DWI）和动态对比成像（DCE）序列。区分T_1和T_2加权序列的一个简单方法是液体在T_2加权序列上表现为亮/高强度，在T_1加权序列上表现为暗/低强度。对比增强序列是T_1加权序列。大多数机构也进行少量腹部MRI检查，以及盆腔MRI检查，以寻找增大的腹主动脉旁淋巴结。

盆腔MRI可在1.5或3T扫描仪上使用多通道相控阵线圈进行。扫描前禁食3～6小时将减少肠蠕动，从而减少运动伪影，部分充满的膀胱将小肠袢从盆腔移位。除非有禁忌证，否则在手术前常规静脉或肌内注射抗蠕动剂（丁溴东莨菪碱或胰高血糖素）。

MRI在T_2WI上清晰显示了子宫的带状解剖结构，子宫内膜呈高信号，被低信号的内肌层/交界区包围，而外肌层为中等信号。类似地，宫颈内膜、纤维间质和外部疏松间质分别呈现亮、暗和中等信号（图18.2）。液体的信号比子宫内膜或宫颈内膜更亮。T_1WI有助于评估脂肪、出血和骨髓。虽然T_1和T_2序列提供了形态学数据，但DWI和DCE等功能成像序列对标准T_2WI具有补充作用，因为它们有助于提高肿瘤范围的诊断可信度，并识别小病变。DWI是大多数盆腔MRI方案的一部分，但并不常规进行DCE。

T_2加权成像有助于从周围正常组织中描绘子宫内膜和宫颈肿瘤。与子宫内膜的高信号相比，子宫内膜癌是一种中等信号，相对于子宫肌层，它表现为高信号（图18.3）。与基质的暗信号相比，宫颈癌在T_2WI上呈中等到高信号（图18.4）。重要的是要获得高分辨率小视野（FOV）T_2斜轴序列，其成像平面垂直于子宫或宫颈的真轴（取决于癌症的位置），这将提供对子宫旁壁和盆腔侧壁延伸的准确评估。在某些方案中，也常规进行平行于子宫/宫颈长轴的高分辨率小FOV T_2斜冠状序列。盆腔MRI方案包括以下序列：大FOV T_1和T_2轴向、T_2矢状位、高分辨率T_2斜轴向、轴向和（或）斜轴向DWI±DCE。

卵巢癌　与超声和CT相比，卵巢MRI能更好地表征附件病变，其在卵巢恶性肿瘤识别、分期和治疗反应方面的作用已被证实，尽管MRI

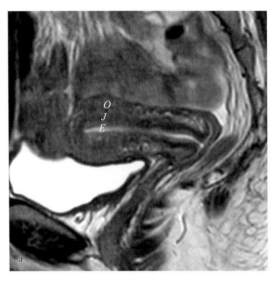
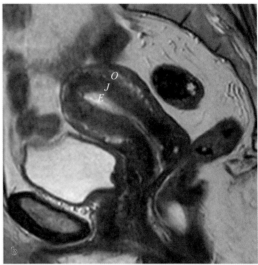

图18.2　25岁年轻女性（a）和45岁老年女性（b）绝经前子宫的正常MRI解剖图。矢状位T$_2$加权序列显示子宫前倾、前屈，子宫内膜（E）、交界区（J）和子宫外肌层（O），有明确的分区解剖，并一直延伸到子宫颈。图a中，宫颈管内的液体/黏液呈高信号，如膀胱中的尿液

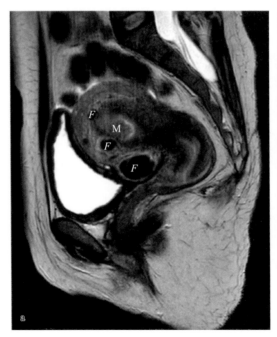
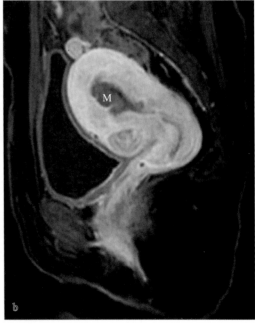

图18.3　子宫内膜癌

MRI T$_2$加权矢状序列（a）显示靠近子宫底呈中间信号的子宫内膜肿块（M）侵犯前交界区。增强扫描强化程度低于正常子宫肌层，使其在T$_1$加权后对比序列上更明显（b）。子宫肌层浸润深度小于50%，FIGO Ⅰa期。影像图可见肌壁间肌瘤（F）

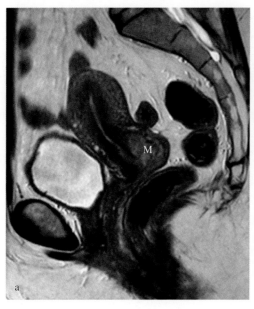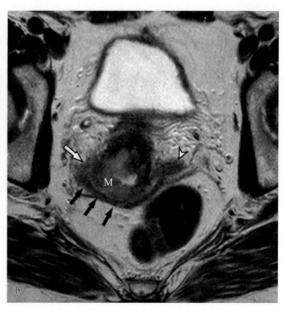

图18.4 宫颈癌

MRI T$_2$加权矢状序列（a）显示宫颈后方肿块（M）呈中间信号，取代正常纤维间质暗信号。T$_2$加权高分辨率斜轴向序列（b）显示右侧阴道侧壁受累和早期宫旁扩散（白箭）。阴道后壁（黑箭）和左侧穹窿（白色箭头）正常

主要用于评价超声诊断的不确定附件肿块，尤其是CA125正常或轻微升高的年轻女性，在某些为了明确分期的情况下，MRI可作为解决问题的工具。MRI和CT在识别大于1cm的卵巢癌腹膜植入物时表现同样良好，但MRI在鉴别较小的沉积物方面更准确。有研究比较了多参数MRI和当前CT标准对卵巢癌分期和管理的影响，如英国的MROC试验。在未来，MRI有可能取代CT成为卵巢癌管理的首选检查方法。尽管MRI更胜一筹，但治疗后随访采用CA125监测和CECT。

MRI提示恶性肿瘤的主要特征是病灶大于4 cm，有坏死区域的实性肿块，实性成分明显强化的囊肿，壁厚＞3mm，隔膜厚＞3mm，存在强化结节/乳头。次要特征包括盆腔侧壁和（或）邻近盆腔器官受累、淋巴结病变、腹水和腹膜沉积。恶性肿瘤可能发生在子宫内膜异位囊肿或畸胎瘤内，通常被视为增强壁结节。预对比图像与后对比图像的数字相减将抑制背景信号，并使增强结节更明显。O-RADS MRI系统，如O-RADS US，以及已发表的词典（MRI卵巢附件报告词典），都需要大规模的外部验证研究。

子宫内膜癌 子宫内膜恶性肿瘤的检测不用MRI，需要经阴道超声和子宫内膜取样。MRI是影像学分期的首选检查方法，因为它可以准确地确定子宫肌层浸润深度，根据其与肿瘤分级、宫颈浸润和淋巴结转移的相关性，子宫肌层浸润被认为是疾病扩散最重要的预后指标。MRI通过区分需要淋巴结切除术和淋巴结取样的患者来指导治疗计划，并且可能有助于指导非常晚期疾病的术前放疗。在T$_2$WI上可以很好地识别子宫肌层浸润，因为癌症的信号比子宫肌层高。添加DCE序列比单独使用T$_2$序列能更好地显示小肿瘤和子宫肌层浸润（图18.3）。

宫颈癌 指南中，MRI（如果可用）被用作FIGO分期的一部分。这是局部分期的首选检查方法，如果进行质量最佳的MRI检查，则无须进行膀胱镜和直肠镜检查等侵入性手术。由于肿瘤周围水肿的存在，MRI应推迟至锥切术后7～10天，以避免过高估计肿瘤大小。

通过提供精确的测量数据，MRI有助于鉴别子宫内膜浸润和盆腔淋巴结转移，制订放疗计划，帮助患者选择是否接受根治性宫颈切除术。在T$_2$WI呈中高信号，DCE虽然不是常规检查，

但有助于更好地显示小肿瘤。通过MRI评估放化疗后的治疗反应。1/3的患者在初次治疗后复发，通常是中心性复发，包括手术后的阴道穹和放化疗后的宫颈。

18.5 FDG PET/CT

PET是一种功能成像检查，使用放射性核素结合示踪剂，靶向观察体内代谢过程。^{18}F-FDG是当今成像中最常用的放射性示踪剂，被糖酵解增加的区域吸收。PET可以与CT融合（一种混合成像技术），提供更好的解剖定位。在禁食4～6小时并静脉注射放射示踪剂后进行该检查。解痉药可减少正常肠道吸收。研究前排空膀胱有助于盆腔疾病的评估。

与传统的断层成像技术（如CT和MRI）相比，^{18}F-FDG PET/CT（在本章中将称为FDG PET/CT）具有结合解剖和代谢信息的优点。消化道、甲状腺、心肌、骨骼肌、骨髓和尿道中的FDG摄取正常，因为FDG由肾排出。排卵期和月经期也可观察到生理性子宫内膜摄取，而绝经后子宫和卵巢的FDG活性被认为存在异常。FDG PET/CT可以识别扩散性癌症，常用于妇科恶性肿瘤。

PET和CT组分都有电离辐射的缺点。呼吸运动伪影限制了沿横膈膜下表面的疾病评估。亚厘米级的腹膜沉积物和肺结节也可能漏诊。肠蠕动可能导致PET和CT图像不匹配。在感染和炎症中摄取FDG可导致假阳性结果。充满排出的FDG的膨胀膀胱可能使盆腔疾病模糊不清。良性病变有时可显示FDG摄取增加，而黏液癌和坏死淋巴结等肿瘤可显示FDG摄取非常低或不摄取。来自金属植入物和设备的衰减校正伪影也可能造成解释困难。

卵巢癌 FDG PET/CT能可靠诊断盆腔恶性肿块，具有较高的敏感度和特异度，可用于CA125水平升高、影像学不清的绝经后女性术前卵巢癌的鉴别。然而，它并不是卵巢癌初级分期的常规方法。转移性淋巴结很容易识别，但小体积腹膜疾病很难诊断，因为空间分辨率低、解剖

定位差及肠道的生理学吸收。虽然FDG PET/CT可以评估治疗反应，但由于可用性有限和成本高而未被应用。它可用于鉴别CA125滴度升高且横断面成像可疑的患者的复发。与单独使用CT相比，FDG PET/CT可以更早地发现复发，但早期开始局部放疗或二次肿瘤细胞减灭术形式的挽救性治疗并不能提高总生存率。

子宫内膜癌 FDG PET/CT对初级分期没有作用，当横断面成像不确定时，可用于检测复发。它也适用于考虑进行盆腔切除术的患者，以排除盆腔外疾病。

宫颈癌 FDG PET/CT通常用于宫颈癌的初级分期和再分期。它适用于考虑进行挽救性治疗的患者，用于评估局部晚期宫颈癌放化疗后的治疗反应，以及有症状疑似复发且横断面成像不确定的病例。

18.6 淋巴结评估

传统的横断面成像方式以短轴直径≥10mm为标准判定该淋巴结为病理性淋巴结，特异度高（93%～95%），但敏感度差（40%～60%），正常大小淋巴结的转移可能被忽略。其他影像学特征，如坏死、边缘不规则、圆形外观伴脂肪门缺失、信号强度与原发性肿瘤匹配，可用于鉴别小转移淋巴结。DWI序列也很有用，因为受累性淋巴结的扩散受限，但可能会出现假阳性，而且可能难以确定转移灶。

18.7 影像指导下的介入治疗

介入放射学在获得诊断和治疗并发症方面具有重要作用。胸膜液抽吸细胞学检查可在超声引导下进行。根据可行性、拥有的专业知识和资源，可以使用超声或CT对网膜饼或腹膜沉积物，甚至是原发性盆腔肿块进行活检。超声可对腹股沟或浅表髂外淋巴结进行活检，CT引导下可对腹膜后深层腹主动脉旁淋巴结进行活检。很少进行肝活检，可以根据病变的位置在超声或CT引导下进行活检。如果肺结节足够大，可以在CT

引导下进行活检。必要时可考虑图像引导下引流积液，主要见于术后病例。事先与将要实施手术的放射科医师讨论图像引导干预的介入可行性是很有用的。

当保守治疗失败，在严重危及生命的出血的情况下（通常在晚期宫颈癌和子宫癌中发生），应考虑急诊盆腔动脉栓塞，这是一种安全有效的治疗选择。肺栓塞（PE）是妇科恶性肿瘤妇女死亡的主要原因之一，因为她们是静脉血栓栓塞的高危人群，当传统的抗凝剂、间歇性充气加压治疗和逐级加压弹力袜预防PE的方法已被证明无效时，可以通过放置下腔静脉（IVC）滤器来预防PE。L.Ambadipudi的研究表明，IVC滤器可安全有效地预防PE，即使对于那些已经发展为下肢深静脉血栓（DVT）的患者。放置IVC过滤器的常见适应证包括围术期有出血的抗凝禁忌和抗凝失败。这些滤器通常计划作为永久装置，但也有其他可选择的滤器，可以在未来取出。大多数接受IVC滤器的患者都是卵巢癌患者。

18.8　建议的影像学方法

卵巢癌　经阴道超声检查是卵巢癌的一线检查。胸部、腹部和盆腔CT可用于分期，以确定腹膜沉积、淋巴结转移和膈膜上疾病。MRI主要用作解决问题的工具。对于不能切除的疾病，在化疗前可以进行影像学引导活检以获得组织学诊断。CT是治疗后随访和评估复发的首选横断面影像学检查。在多个小规模研究中，MRI被证明在分期和治疗后监测方面比CT更好，并可能成为未来的主要检查手段。FDG PET/CT在肿瘤标志物升高和横断面成像不确定的疑似复发病例中非常有用。

子宫内膜癌　经阴道超声是用于诊断子宫内膜癌的主要成像方法，在由于宫腔镜检查失败或活检结果不确定而无法进行子宫内膜采样的情况下，可以使用MRI。MRI是研究局部区域分期的首选检查方法，它也为预测和计划治疗提供了宝贵的信息。同时少数患者进行腹部MRI序列检查，以寻找腹膜后肿大的淋巴结。胸部、腹

部和盆腔CT有助于评估远处扩散，尤其是在Ⅱ型组织学病例中，因为这些病例更容易发生转移。MRI是评估盆腔复发的最佳方式，而CT则用于确定远处转移。FDG PET/CT对横断面成像不确定但疑似复发的患者及计划进行挽救性手术的患者有用。

宫颈癌　超声在评估宫颈恶性肿瘤方面没有任何作用。MRI是研究局部分期的首选检查方法，提供精确的肿瘤测量，有助于区分早期手术治疗和晚期放化疗治疗的疾病。FDG PET/CT是评估淋巴结和远处扩散的首选方法，如果没有PET/CT，可以使用胸部、腹部和盆腔CT。FDG PET/CT也用于评估放化疗后的治疗反应，适合CT、MRI不确定的疑似复发病例及挽救性手术前的病例。

18.9　其他恶性肿瘤

罕见卵巢上皮性恶性肿瘤（透明细胞腺癌、癌肉瘤）、非上皮性生殖细胞和性索间质肿瘤及其他罕见肿瘤的成像原理和方法与常见浆液性和黏液性上皮性恶性肿瘤的成像原理和方法相同。

子宫肉瘤，如平滑肌肉瘤、子宫内膜间质肉瘤和腺肉瘤，表现为侵袭性、预后差，不同类型FIGO分期不同。MRI对这些肿瘤的评估有作用，CT可以帮助识别远处的扩散。由于影像学特征有相当大的重叠，平滑肌肉瘤与不典型或退化的平滑肌瘤通常很难区分，但快速生长、肿瘤浸润性强、结节边界不规则、广泛坏死、DWI MRI扩散受限，增强扫描后持续强化有助于识别平滑肌肉瘤。

原发性外阴和阴道恶性肿瘤罕见，见于老年妇女，主要是鳞状细胞癌。宫颈癌和子宫癌继发累及阴道远比原发性恶性肿瘤常见。这些部位采用适用于所有其他妇科恶性肿瘤的FIGO分期，而外阴/阴道黑色素瘤则采用AJCC（美国癌症联合委员会）皮肤黑色素瘤分期。MRI是首选检查，因为它清楚地描绘了肿瘤的范围，并确定了盆底、尿道、肛管、膀胱和直肠的受累情况，这

增加了麻醉检查的结果，并有助于制订手术切除计划。影像学检查可以发现腹股沟和盆腔淋巴结肿大。T_2加权脂肪饱和序列是MRI方案的一个有用的辅助手段。腹股沟淋巴结活检可在超声引导下进行。MRI在治疗后的局部评估中也很有用。CT可用于晚期癌症的分期，FDG PET/CT是一种替代方法。

18.10　影像学进展

尽管在妇科肿瘤的应用有限，目前所有的CT扫描仪都可以获得体积扫描，这使得放射科医师可以在多个平面上查看图像，并在需要时生成三维重建。现代超声设备中的一项新技术是US-CT融合，可以将患者的CT图像转移并与超声扫描融合，以定位和关联异常结果，从而有助于图像引导干预。

MRI淋巴造影术是一项新技术，使用葡聚糖包被的超小超顺磁氧化铁颗粒作为淋巴结特异性造影剂，以识别淋巴结转移，目前主要用于研究领域。FDG PET MRI是一种类似于FDG PET/CT的混合成像技术，它可以作为一步成像评估，提供局部肿瘤分期及淋巴结和远处转移的信息。

放射组学是一个相对较新的研究领域，利用软件算法评估人类视觉无法识别的定量成像特征，这可能在改善诊断、预后和预测治疗反应方面具有潜力。放射基因组学研究这些定量成像生物标志物与各种遗传或分子特征之间的关系。最近的一项研究表明，在卵巢肿瘤的治疗监测中使用放射基因组标记具有潜力。人工智能技术正被用于放射组学，使这一过程自动化。这些领域目前正在进行广泛的研究，无疑具有令人兴奋的前景。

18.11　结论

妇科恶性肿瘤的诊断、分期、治疗计划和治疗后监测中使用了多种成像方法。超声、CT、MRI和FDG PET/CT相互补充，因此必须了解这些检查方法的基本技术、适应证和局限性，以制订最佳的标准化成像管理方案。未来放射学的进步将使我们能够提供量身定制的个性化治疗方案，并进一步改善整体护理。

■ 要点

1. 经阴道US和MRI是评估女性盆腔的主要成像方式。T_2WI是最重要的MRI序列。CT用于评估盆腔以外扩散的疾病。

2. US是对疑似卵巢恶性肿瘤进行的首选检查，如果基于其中一种诊断模型，恶性肿瘤的风险较高，则进行胸部、腹部和盆腔CT检查，以评估疾病的程度。治疗反应和复发也可以通过CT进行评估。MRI主要用于表征不确定性附件肿块。

3. 通过阴道超声对疑似子宫内膜癌患者进行初步评估，通过MRI进行局部分期。对于 I B期或更高分期和（或）肿瘤具有侵袭性组织学（ II 型）的患者，进行CT以评估远处扩散。MRI用于评估局部复发，而CT用于评估远处疾病。FDG PET/CT用于复发的可疑病例和计划进行挽救性治疗的患者。

4. 对于宫颈癌，MRI是局部分期的首选检查方法。FDG PET/CT是检测淋巴结和远处扩散的首选检查方法。MRI用于监测治疗反应。

（译者：成　曦）

第19章
妇科肿瘤术后护理

Christine Ang

19.1 引言

仔细评估、早期识别高危因素、治疗前优化、个性化的治疗方案，以及良好的术后护理是确保患者预后良好的关键措施。近年来，由于人口老龄化、肥胖和越来越多的合并症，手术日渐复杂和精细，患者及其亲属的期望和教育水平不断提高，干预和治疗方法不断增加，但医疗缺乏经验，护理人员及劳动力短缺等阻碍了这些措施的实施。癌症的进展通常伴随着生理功能紊乱、大量体液丢失和营养不良，这使得术后护理充满挑战和困难。本章将重点讨论妇科肿瘤患者的术后护理，包括手术后的即时护理和患者住院期间的护理。

19.2 识别有风险的患者

大多数妇科恶性肿瘤患者是高风险人群。当她们在术后出现病情恶化时，通常是手术对原有疾病的影响并因并发症而加剧，共同导致氧气、液体和营养的需求、供应和利用失衡。如今，许多中心采用心肺运动试验（CPEX）作为心血管和肺储备的客观评价指标，评估患者是否适合手术。这使得关于并发症发病率和死亡率风险的咨询更加详细和周密，有助于确定术中所需监测水平，就手术后是否需要进行重症监护做出决策。决定是否入住重症监护病房的因素包括合并症、术前评估结果（CPEX、NSQIP1评分）、手术方式（开放式手术与微创手术）和手术范围。

早期预警评分，如英国早期预警评分（NEWS），有助于评估患者身体不适时所需的医疗和护理干预程度。它结合了一系列临床观察结果，并基于评分系统中严重程度选择相应对策（图19.1）。

19.3 心血管系统并发症

本节讨论了术后血流动力学支持的需求和类型，这在广泛而长时间的肿瘤手术后并不少见。当患有基础心血管疾病的患者因手术应激或新的损伤而加重原有疾病时，会出现心血管功能障碍。术后心脏功能紊乱并不罕见，可以分为三大类：

- 心前性障碍——最常见的原因是出血或体液丢失导致的低血容量。
- 心脏性障碍——心脏本身的问题，如缺血、梗死和心律失常。
- 心后性障碍——由于感染等导致后负荷增加或减少。

心血管功能受损的初始症状和体征可能不易察觉，因此，敏锐地观察、早期识别和及时适当地干预至关重要。同样重要的是要记住，年轻和健康状况较好的患者会更容易代偿，当临床体征和症状被注意到时，可能已经发生了严重的损伤。

19.3.1 动脉和中心静脉压测量

使用自动血压计可以非侵入性地间歇测量血压，并有助于显示血压的变化趋势。这种方式在大多数病情稳定的患者中是可靠的，并且在病房环境中易于使用，但如果袖带尺寸或袖带位置不正确，则可能出现误差，对于病情不稳定的患者或因合并症和（或）接受大面积外科手术的高风险患者，可以通过插入动脉导管来实现对血压

生理参数	分值						
	3	2	1	0	1	2	3
呼吸频率（次/分）	≤8		9~11	12~20		21~24	≥25
量表1血氧饱和度（%）	≤91	92~93	94~95	≥96			
量表2血氧饱和度（%）	≤83	84~85	86~87	88~92 ≥93不吸氧	93~94 吸氧	95~96 吸氧	≥97 吸氧
是否吸氧		吸氧		不吸氧			
收缩压（mmHg）	≤90	91~100	101~110	111~219			≥220
脉搏（次/分）	≤40		41~50	51~90	91~110	111~130	≥131
意识状态				A			CVPU
体温（℃）	≤35.0		35.1~36.0	36.1~38.0	38.1~39.0	≥39.1	

注：新评分≥5分需立即复查相关指标。
新评分≥7分或以上需立即复查相关指标，并启动紧急抢救预案。

图19.1 国家早期预警评分（NEWS）

更准确地连续监测。动脉导管还可以进行多次的采血并密切监测pH、PaO_2、血红蛋白和乳酸。

中心静脉压（CVP）是指上、下腔静脉进入右心房时的压力，反映了右心接受和输送循环血容量的能力。CVP测量用于需要准确测量液体平衡的情况（合并症患者、大面积手术患者）及液体平衡难以评估的患者（急性肾损伤、大量液体转移）。CVP受多种因素影响，包括静脉回流、右心顺应性、胸膜腔内压和患者体位。CVP测量的正常范围在0~8mmHg或0~10cmH₂O，虽然CVP的绝对测量值有用，但重要的还是患者对输液或治疗策略的反应。

19.3.2 影响血流动力学稳定的因素

患者术后需要血流动力学支持的最常见原因是出血引起的低血容量。血液损失通常被低估，而在手术后，我们通常发现临床指标过度异常时，才可能察觉到明显的血液丢失。同样重要的是要注意，术后立即出血的原因大多是由于对组织中的动脉或静脉止血不彻底，在大多数情况下，患者需要在术后12小时内重新回到手术室。在术后的24~72小时，血红蛋白缓慢持续下降的情况更可能是由于组织表面的出血进入腹膜后间隙所致，通常可以通过保守治疗和使用止血药（如氨甲环酸）及输血来解决。在这之后的出血，很可能是由于感染引起的，应进行相应处理。

当手术时间过长且范围过大时，体液丢失最常见，这是由于液体补充不足、暴露组织的液体损失、液体位于第三间隙及未发现或低估失血量造成的。接受术前肠道准备的患者可能会因胃肠道液体丢失而出现脱水和电解质紊乱，而术前禁食会加剧这种液体失衡。

其他需要密切监测液体平衡和进行补液的因素包括呕吐、腹泻、瘘管、高输出造口（尤其是回肠造口）或肠梗阻引起的肠水肿所致的胃肠道液体损失。发热、感染和脓毒症也会导致隐性失水增加、局部液体滞留和组织水肿，尽管难以测量，但必须进行补液。

患有晚期卵巢癌的女性通常营养不良，毛细血管通透性增加，伴有低白蛋白血症，加重了局部液体滞留问题，可能表现为四肢和骶部水肿、腹部水肿和腹水。这些患者通常血管内液体丢失较多，因此更可能需要术中正性肌力药物支持和术后立即进行输液治疗。

19.3.3　胶体液和晶体液

最常用的晶体液包括生理盐水和乳酸钠林格注射液。乳酸钠林格注射液通常是首选，因为它可以缓冲代谢性酸中毒，避免大量生理盐水输注引起的高氯性酸中毒。然而，当在急性肾损伤或慢性肾病患者中使用乳酸钠林格注射液时，存在高钾血症的风险。

理论上，胶体溶液比晶体溶液更多地滞留在血管内。在脓毒症患者中使用胶体溶液输注会对患者健康产生损害，从而引起了对这类患者安全性的关注。胶体溶液还存在过敏、凝血功能障碍和急性肾损伤的发生风险。

最关键的是，要对低血容量状态进行敏锐的早期识别和快速干预治疗，在大出血时迅速使用血液和血液制品，预防可能的潜在结果并及时干预治疗。

19.3.4　正性肌力药物

心输出量是每分钟每侧心室泵出的血液量，由前负荷、后负荷、心率、节律、收缩力和氧气的供需平衡决定（心输出量＝心率×每搏输出量）。如果通过液体负荷纠正任何低容量状态后心输出量仍然较低，则需使用正性肌力药物或其他血管活性药物增强心肌收缩力，通过平衡心肌氧供应和需求，增加每搏输出量。

最常用的正性肌力药物是肾上腺素（adrenaline）和多巴酚丁胺（dobutamine）。去甲肾上腺素（noradrenaline）是一种升压药，用于增加和维持正常范围内的全身血管阻力（SVR），并使之维持在正常范围内（平均动脉压＝心输出量×外周血管阻力）。

只有在提供完整心脏监测的条件下，正性肌力药物和扩血管药物才能安全使用。这些患者通常在重症监护病房接受治疗，而不是普通的外科病房。

表19.1显示了用于血流动力支持的最常用药物，根据休克的可能原因选择适当的药物。

19.4　呼吸并发症

当肺部气体交换不足，血液中的氧气和二氧化碳不能维持在正常水平时就会发生呼吸衰竭。

术后患者呼吸衰竭的常见原因可以大致分为以下3类：

- 功能残气量（FRC）降低但肺血管功能正常——最常见于肺不张、痰液滞留、肺炎或阿片类药物等引起的呼吸抑制。
- 功能残气量降低且伴有肺血管功能障碍——包括左心室衰竭、液体过量、肺动脉高压、肺栓塞和成人呼吸窘迫综合征（ARDS）。
- 气流阻塞性疾病——哮喘和慢性阻塞性肺疾病（COPD）。

术后出现呼吸问题的危险因素包括年龄、肥胖、原有呼吸系统疾病（如哮喘、COPD、阻塞性睡眠呼吸暂停综合征）、影响深呼吸能力的肌肉骨骼问题（如脊柱后凸和脊柱侧凸，尤其是在中线腹腔切口后）、吸烟和上腹部手术（尤其是膈肌剥离术）。

使用一次性呼吸面罩、用湿化的高流量氧气（10～15L/min）治疗缺氧。干燥、寒冷的气体可能导致气道分泌物变稠，并促使痰液潴留导致痰液不易咳出。

本章不涉及每种呼吸支持方法的详细内容，但对妇科肿瘤专家来说，重要的是要了解随着呼吸功能恶化可能需要的逐步升级呼吸治疗的方案。

（1）通过传统鼻导管和面罩供氧。
（2）通过非重复呼吸面罩高流量供氧。
（3）持续气道正压通气（CPAP）。
（4）无创通气（NIV）。
（5）气管插管和通气。

充分的镇痛和早期肺部理疗对于预防术后

表19.1 用于血流动力支持的最常用药物

药物	受体	作用	临床使用
去甲肾上腺素	α 和 β 肾上腺素能受体激动剂，主要为 α 肾上腺素能受体激动剂	收缩外周血管	急性低血压 败血症和脓毒性休克
去氧肾上腺素	α 肾上腺素能受体激动剂	收缩外周血管	由于周围血管扩张引起的低血压
肾上腺素	α 和 β 肾上腺素能受体激动剂，低剂量时主要为 β 肾上腺素能受体激动剂	正性肌力和节律作用，高剂量时促进血管收缩	低血压 脓毒性休克 过敏反应 心搏骤停
多巴胺	α 和 β 肾上腺素能受体多巴胺（DA）1和DA 2受体	低剂量：扩张内脏血管，增加肾和肝血流（DA1） 高剂量：收缩血管	低血压 脓毒性休克
多巴酚丁胺	DA1、DA2和 β 肾上腺素能受体激动剂	增加内脏血流	心源性休克
多巴丁胺	β 肾上腺素能受体激动剂	增加心输出量和血管扩张	心源性休克

呼吸功能受损非常重要。

19.4.1 了解动脉血气分析和酸碱平衡

动脉血气分析（ABG）在评估和管理病情严重的患者中非常有用，可以提供酸碱状态（pH）、通气（PaO_2和$PaCO_2$）及组织灌注（乳酸和碱剩余的指导）情况。动脉血气异常可在患者明显不适之前出现，并通过提供有用的信息如血红蛋白、钠、钙和葡萄糖水平，为临床医师提供早期干预的机会。动脉血氧分压（PaO_2）反映了血液中溶解的氧气量。正常水平并不一定能确保组织有效利用氧气，但它确实反映了呼吸和心血管系统的供氧充足。然而，需要注意的是，在高流量氧气下，患者的正常PaO_2可能会给人误导，实际上可能反映一个肺部严重受损的患者。

19.4.2 常见的外科呼吸问题

肺不张 这是肺部全部或部分区域缺乏气体的现象，常见于腹部手术后，尤其是中线剖腹术，并在老年人、吸烟者、超重者和患有基础肺病的人群中加重。由于疼痛和痉挛导致肺扩张减少，进而导致分泌物潴留和远端气道塌陷。症状和体征包括咳嗽、胸痛、呼吸困难、血氧饱和度低、胸腔积液、发绀和心动过速，可通过胸部X线（CXR）诊断。积极的治疗，如术前深呼吸练习、早期活动、充分的镇痛和胸部理疗有助于降低风险。

肺炎 通常是细菌性或由于误吸导致的化学性肺炎。肺炎的症状包括咳痰、胸痛、发热和呼吸困难。通过白细胞计数和C反应蛋白（CRP）升高、CXR和痰培养来确诊。治疗方法是使用适当的抗生素和胸部理疗。

肺栓塞 是右心室外的血管分支阻塞，通常与深静脉血栓形成有关。在妇科肿瘤术后患者中较为常见，危险因素包括年龄、女性、腹部大手术和血小板增多症。常见症状包括呼吸困难、胸膜炎性疼痛、咳嗽、咯血、呼吸急促、心动过速和缺氧。尽管在术前CT中也可能偶然发现肺栓塞，但最常见的诊断方法是通过CT肺动脉造影（CTPA），较少见的是通过通气-灌注（VQ）扫描。治疗方法是抗凝治疗，最初通常使用低分子量肝素（LMWH）。根据辅助治疗的需要，接受化疗或放疗的患者通常使用低分子量肝素，直至肿瘤治疗结束。这是为了降低与口服抗凝药物治疗有关的药物相互作用的风险。然后可以转换为华法林等口服抗凝剂或其他新型口服抗凝剂（NOAC），治疗通常继续进行3~6个月。发生在足以导致血流动力学和呼吸不稳定的严重肺栓塞的女性，应考虑进行溶栓治疗或栓子切除，但这需要与术后出血风险之间寻找平衡。

如果术前诊断出肺栓塞，且手术要在抗凝治疗开始后4周内进行，应考虑置入下腔静脉过滤器。然而，下腔静脉过滤器本身具有血栓形成作用，因此必须权衡风险和获益。在特殊情况下，如极端体重、有大血栓和肾功能不全的患者，可能需要监测抗Ⅹa水平。

19.5　肾衰竭的预防和处理

术后患者急性肾损伤（AKI）并不罕见，且通常是可以预防的。治疗方法包括在围术期保持液体平衡和早期干预，以防止肾功能恶化和需要肾替代治疗。尽管在短期内是可逆的，但反复和持续的损伤可能导致肾小管坏死和不可逆的肾损伤。妇科恶性肿瘤患者肾功能异常的原因概括在表19.2中。

急性肾损伤的常见原因：

- 肾前性：低血容量、败血症、低心输出量。

- 肾性：急性肾小管坏死、缺血性损伤（缺氧、低灌注）、肾毒性损伤（药物、造影剂）、腹腔间隔综合征。

- 肾后性：膀胱出口梗阻、双侧输尿管梗阻。

在外科患者发生急性肾损伤时应考虑的关键点：

- 正常的肾功能需要充足的肾灌注，而肾灌注取决于充足的血压。

- 尿量较少的手术患者通常需要更多的液体。但是，在给予液体时，尤其是对老年人、有严重合并症的患者及低白蛋白血症和液体潴留的患者要谨慎。

- 绝对无尿通常是由尿路梗阻所致。

- 尿量少的手术患者最初没有使用利尿剂进行治疗。

已确诊的急性肾损伤患者需要进行肾替代治疗（血液透析、血液滤过），本章不涉及此范畴。

表19.2　妇科恶性肿瘤患者肾功能异常的原因
年龄
基础合并症，如高血压和糖尿病
由于血管晶体渗透性增加和循环血容量减少而导致的血液浓缩
术后出入量不平衡
失血量评估不足
疾病进展——由于肿瘤压迫肾导致的肾积水和输尿管积水
术前肠道准备和长时间禁食
未被发现的术中泌尿系统损伤
术后泌尿系统并发症（输尿管瘘、输尿管再植入/膀胱重建）
使用肾毒性药物——尤其是慢性使用，如ACE抑制剂、利尿剂、非甾体抗炎药

19.5.1　危及生命的并发症的处理

高钾血症：急性高钾血症（K^+高于6.5mmol/L）或迅速升高需要立即治疗，以防止危及生命的心律失常和心室颤动/心搏骤停。

处理包括识别和纠正潜在病因，如输血、使用减少肾钾排泄的药物（如保钾利尿药和ACE抑制剂）、含有钾的静脉输液和钾补充剂。常用于治疗高钾血症的药物见表19.3。

肺水肿表现为呼吸短促、心动过速和气促。听诊时可听到啰音和哮鸣音，胸部X线检查可确定诊断。治疗包括让患者端坐、停止所有静脉输液，并给予高流量氧气（10~15L/min），目标氧饱和度大于94%。利尿剂治疗是减轻肺部液体负荷的关键，最常用的是呋塞米（250mg，50ml生理盐水中，1小时）。在出现少尿/无尿、持续呼吸急促（>30次/分）、疲劳迹象、呼吸衰竭（$PaO_2 < 8kPa$，$PaCO_2 > 7kPa$）和酸中毒（pH<7.2）时，应考虑将患者转移到重症监护室。

表19.3　常用于治疗危及生命的高钾血症的药物

药物	给药途径	剂量	作用机制	优缺点
葡萄糖酸钙	静脉注射	浓度为10%，10～30ml	膜稳定剂	快速起效，但作用短暂
胰岛素/葡萄糖	静脉注射	静脉输注，10～20U速效胰岛素与20%葡萄糖100ml混合，30分钟内输完	促进钾离子转运入细胞	快速起效，中等作用，可能导致低血糖
碳酸氢钠	静脉注射	50mmol，5～10分钟输完，然后用1.36%或1.4%溶液以每小时100ml的速度输液	促进细胞膜上氢离子与钾离子互换，将钾离子转移至细胞内	快速起效，中等作用，最适用于代谢性酸中毒；要警惕钠过量
沙丁胺醇	静脉输液或雾化吸入	5～10μg/min	将钾离子转移到细胞内	起效快速，作用时间短；可能引起心动过速、血管舒张作用，频繁使用可能导致血清乳酸升高

19.6　脓毒症和多器官功能衰竭

　　脓毒症和医院获得性感染是术后患者最常见的并发症。未能充分治疗感染可能导致脓毒症、器官功能障碍，最终导致多器官功能衰竭和死亡。接受妇科癌症治疗的患者尤其面临该病风险，相关因素包括年龄、导尿管和引流管（胸部和盆腔）、中心静脉导管和硬膜外麻醉、疾病、化疗或类固醇引起的免疫抑制，以及腹部中线切口等因素，都会增加肺不张引起肺部感染的风险。

　　疑似脓毒症的处理包括及时发现、识别感染和准确治疗。应进行血液学和生化指标检测，特别关注白细胞计数、C反应蛋白和乳酸。细菌培养应从血液、尿液、引流液、伤口和导管中获取。治疗应针对性紧急使用抗生素。对低血压患者或乳酸水平达到4mmol/L的患者应给予30ml/kg晶体液，并重新评估容量反应和组织灌注。用每小时尿量测量来平衡液体。

　　在患者持续低血压（MAP ≤ 65mmHg）或乳酸水平升高的情况下，应考虑将其转至重症监护病房进行正性肌力药物支持。表19.4显示了英国疑似脓毒症时所使用的抗生素治疗方案。表19.5展示了接受妇科癌症手术患者中脓毒症的常见原因。

　　在这个部分中，应警惕中性粒细胞减少性败血症（尽管它并不严格属于术后并发症），因为妇科肿瘤医师面对中性粒细胞减少性败血症患者的情况并不少见。这种病症通常在接受卡铂和紫杉醇化疗后的7～10天出现，多出现败血症及中性粒细胞计数低于1×10^9/L。出现这种情况，必须立即积极处理且有针对性地治疗，以防止死亡。败血症的处理如上所述，除此之外，患者必须进行单间隔离，给予粒细胞集落刺激因子，刺激骨髓产生粒细胞。

表19.4　疑似脓毒症时所使用的抗生素治疗方案

疑似脓毒症	抗菌药物方案	抗菌药物方案－青霉素过敏	
		年龄＜70岁	年龄＞70岁
感染源不明确，血流动力学不稳定	吡哌酸－他唑巴坦4.5g，静脉注射，3次/日	[b]环丙沙星400mg，静脉注射，2次/日，加替考普兰400mg，静脉注射2次/日，共3剂，然后替考普兰400mg，静脉注射，1次/日，再加甲硝唑500mg，静脉注射，3次/日	替加环素100mg静脉滴注，然后静脉滴注BD 50mg，加庆大霉素3mg/kg（理想体重）静脉注射，等待培养结果加甲硝唑500mg静脉注射，3次/日
医院获得性肺炎（非严重）	多西环素200mg口服负荷剂量，然后100mg，口服，1次/日，或复方甲磺酸钠960mg，口服，2次/日		
医院获得性肺炎（严重）	初始治疗方案：替考拉宁400mg静脉注射，12小时/次，共3剂，然后每400mg，1次/日，加庆大霉素[a]3mg/kg，静脉注射，根据培养结果调整；或者阿莫西林1g，静脉注射，3次/日，加替莫西林2g，静脉注射，2次/日；或者哌拉西林－他唑巴坦4.5g，静脉注射，3次/日，如果诊断吸入性肺炎，添加甲硝唑500mg，静脉注射，3次/日	替考拉宁400mg，静脉注射，12小时1次，共3剂，然后400mg静脉注射，1次/日，加[b]环丙沙星500mg，口服，2次/日	替考拉宁400mg，静脉注射，12小时1次，共3剂，然后400mg静脉注射，1次/日；或利奈唑胺600mg，静脉注射，2次/日
轻度手术伤口蜂窝织炎	复方阿莫西拉625mg，口服，3次/日	[b]环丙沙星500mg，2次/日，口服加用甲硝唑400mg，口服，3次/日	复方新诺明960mg，2次/日，加上甲硝唑400mg，口服，3次/日
严重/深部切口蜂窝织炎（包括盆腔蜂窝织炎）	哌拉西林他唑巴坦4.5g，静脉注射，3次/日	[a]庆大霉素3mg/kg，静脉注射，根据培养结果加用替加环素100mg，等待培养结果加量至50mg，静脉注射，2次/日	
复杂（上）尿路感染	复方阿莫昔拉夫1.2g，静脉注射，3次/日；或头孢呋辛1.5g，静脉注射，3次/日	[b]环丙沙星500mg，口服，2次/日 [a]庆大霉素5mg/kg，静脉注射	[a]初始剂量：庆大霉素3mg/kg，静脉注射，根据培养结果加甲氧苄氨嘧啶200mg，口服，2次/日
导管相关性尿路感染	[a]庆大霉素5mg/kg，静脉注射，3次/日		

注：a在老年人、肾功能受损者及使用其他肾毒性药物（如利尿剂、ACE抑制剂、NSAID）者中慎用庆大霉素。如果对庆大霉素过敏、有重症肌无力症或肌酐清除率＜30ml/min，不使用庆大霉素，在这种情况下可向临床微生物学专家咨询。如果庆大霉素需要继续使用，用药后23小时测量血药浓度，并参考成人庆大霉素使用指南以确定后续剂量。

b不要在有艰难梭状芽孢杆菌感染病史的患者中使用，对于有艰难梭状芽孢杆菌感染风险因素的患者（如虚弱、老年人）使用时要谨慎。请与医学微生物学专家讨论替代药物。

表19.5　妇科肿瘤脓毒症的常见原因

手术相关	非手术相关
吻合口瘘	呼吸系统
手术部位感染	泌尿系统：肾造瘘及导管留置
梗阻、继发性尿路感染	中心静脉导管尤其是CVP
积液/脓肿	软组织感染如蜂窝织炎
坏死组织/肿瘤	

19.7　手术伤口处理

预测问题的能力是一项重要的技能，可以让我们更早地进行有针对性的干预，降低恶化的概率。在发生器官衰竭的患者中，手术死亡率可能高达50%（表19.6）。

通过清晰的手术记录、详细的术中困难和明确的术后指导来降低并发症的风险，特别是关

表19.6　与肿瘤部位相关的术后问题

肿瘤部位	手术类型	潜在的术后并发症
卵巢	根治性手术涉及上腹部（膈肌剥离术、脾切除术、胰尾切除术）和胃肠道手术	出血，肠梗阻，伤口破裂，脓肿形成，吻合口瘘，造口并发症（脱垂、疝、回缩、出血、坏死），感染（胸部、泌尿系统、伤口），胸腔积液，胰腺渗漏，血栓栓塞，疼痛
子宫内膜	子宫切除术、盆腔和腹主动脉旁淋巴结切除术	尿瘘，血管损伤，淋巴囊肿，脓肿形成，感染（胸部、泌尿系统、伤口），血栓栓塞，疼痛
宫颈	根治性子宫切除术、盆腔和腹主动脉旁淋巴结切除术	尿瘘，血管损伤，淋巴囊肿，吻合口瘘，脓肿形成，感染（胸部、泌尿系统、伤口），血栓栓塞，疼痛
外阴	外阴切开术和腹股沟淋巴结清扫术	伤口破裂，感染（切口、泌尿系统），复发性蜂窝织炎，淋巴水肿，淋巴囊肿，神经痛，尿潴留

于抗生素管理、抗凝、引流、营养和活动。

重大病理警示信息：

● 中性粒细胞减少（中性粒细胞计数 < 1×10^9/L）——可能是全身性败血症或显著免疫抑制的表现。

● 白细胞计数显著升高 [> （20 ~ 25）× 10^9/L]——感染、梗死、积液、脾切除术后的迹象。

● 代谢性酸中毒和乳酸升高——由缺血或败血症引起的组织低灌注。

在进行明确的检查、决策或实施正确和适当的治疗方面出现任何延误都可能导致更差的结果。

19.7.1　特定手术部位的并发症

腹腔间隔室综合征　腹腔内压力升高，导致局部血流中断，最终导致器官衰竭，应早期识别。对于有腹腔出血、大量腹水和急性肾损伤女性，以及那些有败血症和积极液体复苏的患者应考虑这一点。治疗方法是腹部减压。接受腹部手术的患者，如果肠道和组织水肿严重，无法进行初次闭合，或被认为是间隔室综合征的高风险，可将腹部打开，并使用各种临时腹部闭合装置和肠袋。同样重要的是要注意，打开腹部会导致肠道损伤和瘘管形成。

腹部伤口裂开　可发生在皮肤表面，也可发生在腹直肌，不在完整的深层。危险因素包括肥胖、糖尿病、营养状况不良（低白蛋白血症）、长期使用类固醇类药物、伤口感染和手术技术不佳。浅表伤口裂开是可见的，因此容易诊断，但在伤口排出血清样液体时，无论是否伴有肠梗阻症状，都应考虑鞘裂开。表皮伤口裂开的处理包括保持伤口清洁干燥，预防感染，进行二次治疗使伤口愈合。鞘裂的即时处理应该是使用无菌生理盐水浸泡的纱布保持暴露的器官温暖和湿润，尽量减少体液流失并保持体温。患者应禁食，并为返回手术室做准备。应使用预防性广谱抗生素以降低感染风险。

腹股沟伤口裂开　外阴癌腹股沟淋巴结切除术后腹股沟伤口裂开比腹部伤口裂开更常见。

这是因为伤口位于腹股沟处，张力大，保持伤口清洁、干燥和固定困难。这种情况会因手术伴随的淋巴液引流而加剧。感染风险高，可以通过定期换药和使用海藻酸盐和水凝胶敷料进行伤口填塞来处理这种并发症。在这种情况下，伤口如二次愈合，恢复通常较为缓慢。任何感染迹象都应立即使用针对性抗生素治疗。

术后出血 尽管可以预见出血问题，但术后出血可能是隐匿性的，唯一的迹象是进行性的血流动力学改变。原发性出血发生在手术期间。如果难以控制，特别是来自肝、骨盆或其他难以触及的部位，应考虑对受影响区域进行填塞，并考虑在48小时后将患者送回手术室，取出填塞物并重新检查手术部位。反应性出血发生在术后不久。这需要及时发现并返回手术室。检查腹部是否有腹胀和腹膜炎的征象，以及是否有引流液可提示腹腔内出血。评估引流液中的血细胞比容有助于确定患者是否出血，特别是引流液看起来像是大量血液时。在手术结束时评估止血是否充分是必要的，但要在患者血压正常情况下进行，这样就不用担心对低血压患者的止血效果，因为低血压患者重返手术室进行二次止血的可能性更大。

吻合口瘘症状 全身不稳定、伴腹痛和（或）腹膜炎、心动过速和发热。然而，也可能有更隐匿性的表现，如低热、长时间肠梗阻或康复不良。应认识到，去功能性造口并不能排除吻合口瘘的可能性。瘘的风险因素包括引起血管功能障碍和影响伤口愈合的疾病，如糖尿病、高血压、免疫抑制、年龄和营养不良；术中因素，如手术技巧（血供不良的解剖部位、未识别的肠系膜血管损伤、吻合技术不佳）、出血和过多失血、组织质量差、感染/污染及使用肌力药物；术后并发症，如腹水和感染、梗阻、便秘和缺血。

坏死性筋膜炎 大多数妇科肿瘤专家在职业生涯中可能只见过两三例坏死性筋膜炎病例，但在有流感型症状和局部疼痛或不适的患者中，尤其是在肿胀疼痛和紫色皮疹的情况下，应始终怀疑坏死性筋膜炎。病变处的皮肤会出现黑色水疱，患者会因败血症而全身崩溃。病死率高，可达75%。治疗方法是迅速、积极的手术清创，广泛切除所有组织直至健康的组织边缘，使用广谱抗生素并转入重症监护病房。

造口并发症 造口可能是环状的或末端的、功能丧失的或永久性的，并累及小肠或大肠。它们可能是粪便或泌尿造口，如回肠导管。小肠造口术是最常见的回肠造口术，重要的是要注意，回肠造口的内容物对皮肤有刺激性，因此，在创建回肠造口时，会形成一个喷嘴或"玫瑰花蕾"。在形成回肠造口环时，有时会使用桥接。

尿道损伤/瘘管 对于主诉阴道水样分泌物或引流液中有大量尿液性液体的女性要考虑这种可能。如果损伤发生在手术时，损伤症状可能是很快出现，并且很可能在患者仍在医院时就会被发现。输尿管和尿瘘更常出现在患者出院后的第10～14天，可能是由于血管断流或热损伤引起的。建议通过CT静脉尿路造影（CT IVU）明确诊断，但重要的是要注意，CT IVU阴性并不能排除瘘管，如果仍高度怀疑，应重复检查。其他侵入性较低的检查包括检测液体中的尿素和肌酐，并将其与血清和尿液水平进行比较。然而与血清水平相符并不能排除尿道损伤，如果怀疑指数较高，仍应进行CT IVU。

蜂窝织炎 术后常见的并发症，通常由金黄色葡萄球菌引起，及时使用抗生素是治疗的主要方法。用造口标记笔标记蜂窝组织区域有助于评估对治疗的反应效果。

胰腺渗漏/胰腺瘘管 最常见于行上腹部卵巢癌肿瘤细胞减灭术的患者，是在脾切除术期间无意中损伤胰腺尾部或者是由于切除侵犯胰腺尾部的肿瘤引起的。应置入一个非真空硅胶引流管，并在术后第3天和第5天测量血液和引流液中的淀粉酶水平。关于渗漏或瘘管的任何疑虑都应与肝胰胆（HPB）或上消化道外科医师讨论。大多数胰腺渗漏或瘘管可采用保守治疗，尽管在严重病例中可能需要内镜干预。

胸腔积液 术后胸腔积液可能是由于充血性心力衰竭、肺炎和肺栓塞引起的。但在膈肌剥离术后也可能发生胸腔积液。少量积液可保守处理，并治疗基础病因。大量积液可能需要引流，并进行细胞学检查。因为阳性结果将影响疾病的分期，甚至影响辅助治疗类型的选择。

淋巴囊肿和淋巴水肿 在腹股沟淋巴结清扫术后常见。随着前哨淋巴结检测的应用和避免全腹股沟淋巴结切除术，淋巴囊肿和淋巴水肿的发病率降低。虽然大多数淋巴囊肿是自限性的，但应积极治疗严重的淋巴水肿，在蜂窝织炎存在时，及时使用抗生素治疗，定期按摩和湿敷将有助于减少这种并发症的发生。

19.8 围术期肠内和肠外营养

营养不良是指营养物质供应给身体的不足或失衡，导致对身体成分和功能产生不良影响。英国国家卫生与临床优化研究所（NICE）使用以下标准定义营养不良：

（1）体重指数（BMI）＜18kg/m²。

（2）在过去的3～6个月，非故意的体重减轻＞10%。

（3）BMI＜20kg/m²，且在过去的3～6个月非故意的体重减轻＞10%。

患者在以下情况下应被认为处于风险中：

（1）经口摄入不足超过5天，和（或）可能在5天或更长时间内持续摄入不足。

（2）吸收能力差和（或）营养损失高，和（或）因分解代谢原因导致的营养需求增加。

大多数手术患者会出现营养不足，癌症患者、手术应激反应及败血症患者都会出现代谢变化。癌症本身是一种分解代谢状态，再加上厌食、早饱、恶心和呕吐的症状，使得维持充足营养变得困难，加剧了营养不良问题。

一些营养状况良好的住院患者可能会在住院期间出现营养不良，这种情况最常见于接受广泛手术后，出现术后并发症的女性，如肺炎、高输出量造口、鹅口疮、恶心和呕吐，这些并发症使她们无法充分进食。

对于已经确诊为营养不良的患者，考虑营养支持至关重要，同时要识别和治疗高风险患者。如果不予治疗，营养不良可能导致术后并发症增加、感染、住院时间延长及更高的死亡率。潜在的或已确诊的营养不良很容易被忽视，因此，已经开发了许多筛查工具来帮助识别"高风险"的个体。所有住院患者在入院时应接受营养筛查，并在住院期间至少每周进行一次。在英国最常用且经过验证的营养筛查工具是营养不良通用筛查工具（MUST），其使用的指标与NICE描述类似（图19.2）。在诊所进行的其他评估方式包括询问患者的家人/陪同就诊的朋友，他们是否注意到患者（尤其是在脸部和手臂周围）体重减轻。这种评估方式是主观的，可能在体重大幅减轻之前不明显。在评估营养状况时，还应考虑使用食物图表和血清白蛋白的情况。其他工具可能包括测量皮肤褶皱厚度。在危重病情下，典型的日常营养需求发生显著改变，应激和损伤的反应导致基础代谢率（BMR）显著上升，从而导致营养需求增加。

19.8.1 营养支持的治疗和方法

可用的营养支持类型包括肠内或肠外途径。

19.8.1.1 肠内营养

在可能的情况下，应维持肠内途径喂养。长时间无法通过这种途径喂养可能导致肠道萎缩。在妇科肿瘤治疗中，肠内或肠外营养的使用应该有一个明确的点。这可以是在术后恢复期，或者是治疗前优化期。在后一种情况下，通常一周的时间足以评估患者对治疗的反应。在这组患者中，目的是挽救和优化，使他们足够健康以接受治疗，在开始营养前必须与患者及其家人进行交流，确保达成明确的理解，如果患者在积极的医学干预下继续恶化，则可以停止营养。这是患者在继续恶化并需要姑息治疗时不得不停止营养支持的原因。

接受营养支持的女性还应给予5天的Pabrinex治疗，该药物含有水溶性维生素B₁（硫胺素）、维生素B₂（核黄素）、维生素B₃（烟酰胺）和维生素B₆（吡哆醇）及维生素C（抗坏血酸），建议通过静脉而非肌内注射途径给药。

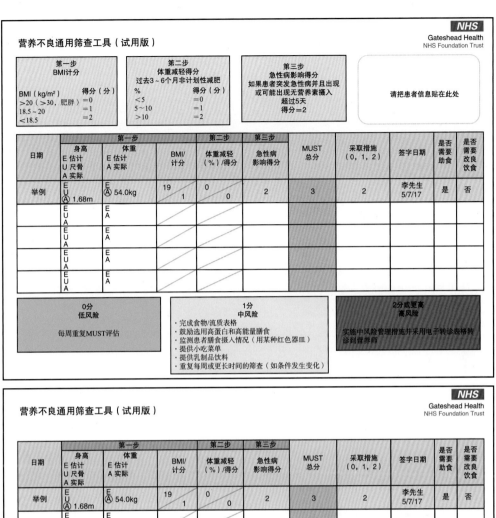

图19.2 营养不良通用筛查工具

肠内营养的类型：

（1）口服补充剂：这些可以是蛋白质或碳水化合物补充剂，应与口服饮食一起使用，而不是作为替代品。还要注意，癌症患者通常会出现味觉改变，因此应进行相应调整以适应这种情况。

（2）鼻胃管（NG）喂养：当经口摄入被认为不足或不安全时，如吞咽困难或意识障碍的患者，通常会使用鼻胃管喂养。在妇科肿瘤患者中，这种方法最常用于需要在手术或新辅助化疗之前进行优化的晚期卵巢癌患者，或在广泛的上腹部和肠道手术后。这些患者在入院前通常营养不良，术后可能不能立即耐受口服饮食。通过这种途径成功喂养需要一个功能正常的胃肠道。鼻胃管喂养的禁忌证包括肠梗阻、肠缺血、大量胃肠道出血、严重腹泻/呕吐、小肠瘘和患者拒绝。当肠梗阻导致无法吸收鼻胃管营养时，让患者开始每小时10ml的低容量元素喂养，可以在保持一定程度的营养的同时降低肠道萎缩的风险，直至肠梗阻消除。鼻胃管喂养可以作为一次性给药或连续给药16～24小时。使用促动力药物有助于增加肠道中的管腔运输和肠道平滑肌收缩，常用的药物包括甲氧氯普胺10mg，静脉注射，3次/日；红霉素250mg，静脉注射，2次/日；多潘立酮10mg，静脉注射，3次/日。

（3）鼻空肠或鼻十二指肠营养：对于需要肠内营养且胃抽吸量较高的患者，应考虑使用鼻胃管/鼻十二指肠导管。这允许通过鼻空肠导管给予营养，同时通过鼻胃管抽吸胃液。

（4）管道造口术：对于需要长期营养支持（＞4周）或无法通过口腔/鼻腔途径给药的患者，应考虑进行管道造口术（胃造口术、空肠造口术或十二指肠造口术）。在妇科肿瘤患者中，管道造口术营养的使用并不常见。

肠内营养的并发症：

（1）导管移位：这是一种常见的并发症，可能导致严重后果。在插入导管后及每次喂养前，都必须检查导管的位置。

（2）压力性坏死/瘘管形成：当导管长时间留置时，可能导致鼻腔压力性坏死并形成瘘管。

（3）导管堵塞：营养管比用于引流的鼻胃管更细，因此更容易堵塞。大多数堵塞可以通过用无菌水冲洗导管解决。

（4）肺吸入：对于抽吸次数高、呕吐、意识水平降低或可能是导管放错位导致的患者误吸风险增加。大量吸入导致肺炎与高死亡率相关。

（5）腹泻：原因通常是多因素的，最常见的原因是抗生素的使用和肠道萎缩。

19.8.1.2 肠外营养

肠外营养应用于无法耐受肠内营养的营养不良患者，如胃肠道功能障碍患者（如肠梗阻、小肠瘘）或无意识的患者（如应用呼吸机通气的患者），应考虑进行静脉营养。全静脉营养（TPN）必须通过中心静脉给药，因为其渗透压较高，否则可能引起血栓性静脉炎。在获得中心通路之前，可以作为临时替代方案给予外周静脉营养（PPN）。重要的是要注意，PPN并不能像TPN那样提供等效的营养替代。对于长期接受TPN治疗的患者，需要插入长导管。

肠外营养的并发症：

（1）感染：大部分感染源于中心静脉导管，可以通过确保导管使用不超过7天、在置管和使用过程中采用严格的无菌技术及为TPN分配专用管腔来降低风险。在怀疑导管感染的情况下，应拔除导管，将导管尖端送检培养及药物敏感试验，并开始适当的抗生素治疗。

（2）导管堵塞：可能是由于导管腔内堵塞、导管受压或导管位置不当造成的。

（3）中心静脉血栓：长期使用中心静脉导管的患者、反复发生导管感染的患者及需要多次更换导管的患者血栓风险增加。治疗方法是抗凝治疗，治疗时间取决于血栓的范围及是否仍需要中心静脉导管。

（4）液体和生化异常：接受TPN的患者可能出现液体超负荷、高血糖、高甘油三酯和电解质紊乱，因此必须定期监测并根据需要调整TPN。

（5）再喂养综合征：在营养不良患者迅速重新摄入碳水化合物（肠内或肠外）后发生再喂

养综合征，如果未识别可能是致命的。它的特点是明显的低磷血症，尚无针对再喂养综合征的诊断性检查，应根据提示性病史或临床表现开始治疗。

19.9　术后镇痛

手术后疼痛是不可避免的，疼痛控制对于尽可能快速地恢复非常重要。未控制的疼痛会降低咳嗽反射、削弱并降低清除分泌物的能力，增加肺不张的风险，限制活动并增加VTE性疾病的风险。

19.9.1　急性疼痛管理原则

手术疼痛控制最重要的原则是预防。采取简单措施，如定期使用镇痛药，避免手术伤口牵拉，防止引流管或其他管路拉扯组织或缝线，这点非常重要。目的是让患者无痛，鼓励患者在术后立即定期服用镇痛药（即使她没有疼痛）。

镇痛药的选择取决于许多不同的因素，包括手术部位、性质和类型、疼痛强度、合并症及患者的持续临床状况。

管理方案：

（1）口服制剂，如对乙酰氨基酚、非甾体抗炎药和阿片类药物。

（2）区域麻醉技术，包括硬膜外麻醉和脊髓麻醉、直肌鞘麻醉。

（3）患者自控镇痛系统（PCAS）。

（4）伤口处局部浸润麻醉。

对许多患者来说，在术后立即使用药物和区域麻醉技术的组合是理想的。

19.10　总结与结论

总之，手术是一种重大的生理损伤，当患者由于肿瘤的直接影响（如肿瘤坏死或急性肾损伤）或因为全身影响（厌食、体重减轻、生化和血液学异常）而明显不适时会加剧损伤。为了获得最佳的治疗效果，需要确保仔细评估、早期风险识别和治疗前优化、个性化治疗方案及良好的术后护理。常见的并发症包括心血管、呼吸、手术部位感染和并发症、急性肾损伤、败血症和多器官功能衰竭。应采取措施尽早识别并有效处理并确保正确的术后营养和疼痛管理。

■ 要点

1.识别有风险的患者及他们可能面临的并发症类型。

2.在进行任何形式的治疗之前，尽可能优化患者的状况。

3.对临床恶化的患者，应有针对性地及时采取行动。

4.寻求帮助并及时提高护理级别。

5.良好的术后护理对于确保患者良好的预后至关重要。

（译者：王宏佳　刘耀芃　李星明）

附录

妇科癌症的分期

FIGO 分期	描述	TNM 分期
Ⅰ 期	宫颈癌局限在宫颈（扩展到宫体将被忽略）	T1N0M0
Ⅰ A 期	镜下浸润癌，浸润深度 ≤ 5mm[a]	T1aN0M0
Ⅰ A1 期	间质浸润深度 ≤ 3mm	T1a1N0M0
Ⅰ A2 期	3mm < 间质浸润深度 ≤ 5mm	T1a2N0M0
Ⅰ B 期	浸润癌，最大浸润深度 > 5mm（大于 Ⅰ A 期）；病变局限于宫颈，以最大肿瘤直径测量大小[b]	T1bN0M0
Ⅰ B1 期	浸润深度 > 5mm，最长径线 ≤ 2cm	T1b1N0M0
Ⅰ B2 期	2cm < 浸润癌最长径线 ≤ 4cm	T1b2N0M0
Ⅰ B3 期	浸润癌最长径线 > 4cm	T1b3N0M0
Ⅱ 期	宫颈癌向子宫外浸润，但尚未延伸至阴道下1/3或骨盆壁	T2N0M0
Ⅱ A 期	侵犯阴道上2/3，无宫旁浸润	T2aN0M0
Ⅱ A1 期	浸润癌最大径线 ≤ 4cm	T2a1N0M0
Ⅱ A2 期	浸润癌最大径线 > 4cm	T2a2N0M0
Ⅱ B 期	有宫旁浸润，但未达骨盆壁	T2bN0M0
Ⅲ 期	肿瘤累及阴道下1/3、延伸至盆腔壁、引起肾积水或肾功能不全、累及盆腔和（或）主动脉旁淋巴结	T3N0/N1M0
Ⅲ A 期	肿瘤累及阴道下1/3，未延伸至盆腔壁	T3aN0M0
Ⅲ B 期	延伸至骨盆壁和（或）引起肾盂积水或肾功能不全（除非已知是由于其他原因）	T3bN0M0
Ⅲ C 期	累及盆腔和（或）主动脉旁淋巴结（包括微转移）[c]，不论肿瘤大小和范围（用r和p表示）[d]	T3cN1M0
Ⅲ C1 期	盆腔淋巴结转移	T3c1N1M0
Ⅲ C2 期	主动脉旁淋巴结转移	T3c2N1M0
Ⅳ 期	肿瘤超出真骨盆或累及膀胱或直肠黏膜（活检证实），泡状水肿不分为Ⅳ期	任何T，任何N，M1
Ⅳ A 期	肿瘤扩散到邻近的器官	
Ⅳ B 期	肿瘤扩散到远处器官	

注：a在所有分期中，影像学和病理学可用于补充有关肿瘤大小和范围的临床发现。病理表现优于影像学和临床表现。

b血管/淋巴间隙的受累不应改变分期，病变的横向范围不再考虑。

c分离的肿瘤细胞不改变分期，但它们的存在应被记录下来。

d添加符号r（影像学）和p（病理），以注明用于将病例归到Ⅲ C期的发现。例如，如果影像学提示盆腔淋巴结转移，则分期为Ⅲ C1r期；如果病理证实，则为Ⅲ C1p期。所使用的成像方式或病理技术类型应始终记录在案。当有疑问时，应该归入较低的分期。

附表2 卵巢癌分期（FIGO，2014）

FIGO分期	描述	TNM 分期[a]
I 期	肿瘤局限于卵巢或输卵管	T1-N0-M0
I A期	肿瘤局限于一侧卵巢（包膜完整）或输卵管；卵巢、输卵管表面无肿瘤；腹水或腹腔冲洗液未找到癌细胞	T1a-N0-M0
I B期	肿瘤局限于双侧卵巢（包膜完整）或输卵管；卵巢、输卵管表面无肿瘤；腹水或腹腔冲洗液内未找到癌细胞	T1b-N0-M0
I C期	局限于单侧或双侧卵巢或输卵管，并伴有以下任一症状：	T1c-N0-M0
I C1期	手术导致肿瘤破裂	T1c1-N0-M0
I C2期	手术前包膜已破裂或卵巢、输卵管表明有肿瘤	T1c2-N0-M0
I C3期	腹水或腹腔冲洗液发现癌细胞	T1c3-N0-M0
II 期	肿瘤累及单侧或双侧卵巢、输卵管伴盆腔内扩散（在骨盆入口平面以下）或原发性腹膜癌	T2-N0-M0
II A期	肿瘤蔓延或种植到子宫、输卵管和（或）卵巢	T2a-N0-M0
II B期	肿瘤蔓延至其他盆腔内组织	T2b-N0-M0
III 期	肿瘤累及单侧或双侧卵巢、输卵管或原发性腹膜癌，伴有细胞学或组织学证实的盆腔外腹膜转移或证实存在腹膜后淋巴结转移	
III A期		
III A1期	仅有腹膜后淋巴结阳性（细胞学或组织学证实）	T1/T2-N1-M0
III A1（i）期	淋巴结转移最大直径10mm	
III A1（ii）期	淋巴结转移最大直径＞10mm	
III A2期	显微镜下盆腔外（骨盆入口平面以上）腹膜受累，伴或不伴腹膜后淋巴结阳性	T3a2-N0/N1-M0
III B期	肉眼盆腔外腹膜转移，病灶最大直径≤2cm，伴或不伴腹膜后淋巴结转移	T3b-N0/N1-M0
III C期	肉眼盆腔外腹膜转移，病灶最大直径＞2cm，伴或不伴腹膜后淋巴结转移（包括肿瘤蔓延至肝包膜和脾包膜，但未转移至器官实质）	T3c-N0/N1-M0
IV 期	超出腹腔外的远处转移	任何T任何N M1
IV A期	胸膜积液伴细胞学阳性	
IV B期	腹膜外器官实质转移（包括腹股沟淋巴结及腹腔外淋巴结）	

注：a T.肿瘤；N.淋巴结；M.转移。

附表3　子宫体恶性肿瘤分期［FIGO，2009，美国癌症联合委员会（AJCC）］

FIGO分期	描述[c]	TNM分期[a]
Ⅰ期	肿瘤局限于子宫体	T1 N0 M0
Ⅰ A期	肿瘤浸润深度＜1/2肌层	T1a N0 M0
Ⅰ B期	肿瘤浸润深度≥1/2肌层	T1b N0 M0
Ⅱ期	肿瘤侵犯宫颈间质，但无宫体外蔓延[b, d]	T2 N0 M0
Ⅲ期	肿瘤局部和（或）区域扩散	T3 N0－N1 M0
Ⅲ A期	肿瘤累及子宫浆膜和（或）附件[b]	T3a N0 M0
Ⅲ B期	肿瘤累及阴道和（或）宫旁组织[b]	T3b N0 M0
Ⅲ C期	盆腔淋巴结和（或）腹主动脉旁淋巴结转移[b]	T1～3 N1 M0
Ⅲ C1	盆腔淋巴结阳性	
Ⅲ C2	腹主动脉旁淋巴结阳性，伴或不伴盆腔淋巴结阳性	
Ⅳ期	肿瘤侵及膀胱和（或）直肠黏膜和（或）远处转移	
Ⅳ A期	肿瘤侵及膀胱和（或）直肠黏膜	T4任何N M0
Ⅳ B期	远处转移，包括腹腔内转移和（或）腹股沟淋巴结转移	任何T任何N M1

注：a T.肿瘤；N.淋巴结；M.转移。

b细胞学阳性必须单独报告，不改变分期。

c对于除Ⅳ B期之外的所有肿瘤，分级（G）表示非鳞状或非桑葚实性生长模式的肿瘤百分比：

G1：≤5%

G2：6%～50%

G3：＞50%

恶性肿瘤的核非典型性过高可使G1或G2肿瘤的分级提高1级。浆液性腺癌、透明细胞癌和鳞状细胞癌优先考虑核分级，有鳞状分化的腺癌是根据腺成分的核分级来分级。

癌肉瘤分期同子宫体恶性肿瘤。

d宫颈内腺体受累只应视为Ⅰ期，而不再是Ⅱ期。

附表4 外阴癌分期（FIGO，2021）

FIGO分期	描述
Ⅰ期	肿瘤局限于外阴
ⅠA期	肿瘤大小≤2cm，间质浸润≤1mm[a]
ⅠB期	肿瘤大小>2cm或间质浸润>1mm[a]
Ⅱ期	任何大小的肿瘤，向下蔓延至尿道的下1/3、阴道下1/3、肛门下1/3处，且淋巴结阴性
Ⅲ期	任何大小的肿瘤蔓延至邻近会阴结构的上部，或存在任何数目的不固定、无溃疡形成的淋巴结转移
ⅢA期	任何大小的肿瘤蔓延至上2/3尿道、上2/3阴道、膀胱黏膜、直肠黏膜或区域淋巴结转移≤5mm
ⅢB期	区域[b]淋巴结转移>5mm
ⅢC期	区域[b]淋巴结转移且扩散至淋巴结包膜外
Ⅳ期	任何大小的肿瘤，固定在骨质上，或固定的、溃疡性淋巴结转移，或远处转移
ⅣA期	病灶固定于骨盆，或固定的、溃疡形成的区域[b]淋巴结转移
ⅣB期	远处转移

注：a浸润深度的测量是从邻近最表浅真皮乳头的皮肤——间质结合处至浸润的最深点。
b区域淋巴结是指腹股沟和股淋巴结。

附表5 阴道癌分期（FIGO，2009）

分期	描述
Ⅰ期	肿瘤局限于阴道壁
Ⅱ期	肿瘤累及阴道下组织，但未蔓延至盆壁
Ⅲ期	肿瘤向一侧盆壁扩散，累及闭孔内肌、肛提肌或梨状肌、髂外或髂内血管或骨结构
ⅣA期	肿瘤侵袭邻近器官，累及膀胱、直肠或尿道的黏膜层，或蔓延至真骨盆以外。膀胱大疱性水肿不分为Ⅳ期
ⅣB期	远处转移，包括肺或肝的病灶

附表6 阴道癌TNM分期和相应的FIGO分期（2009）

分期	TNM
0[a]	Tis N0 M0
Ⅰ期	T1N0 M0
Ⅱ期	T2N0M0
Ⅲ期	T1～3N1M0 T3N0M0
ⅣA期	T4任何N M0
ⅣB期	任何T任何N M1

注：a FIGO不再包括0期（Tis）。

附表7　子宫平滑肌肉瘤和子宫内膜间质肉瘤分期（FIGO，2009）

分期	定义
Ⅰ期	肿瘤局限于子宫体
ⅠA期	肿瘤≤5cm
ⅠB期	肿瘤＞5cm
Ⅱ期	肿瘤蔓延至子宫外，但在盆腔内
ⅡA期	附件受累
ⅡB期	侵及其他盆腔内组织
Ⅲ期	肿瘤侵及腹腔组织
ⅢA期	一个病灶
ⅢB期	一个以上病灶
ⅢC期	盆腔和（或）腹主动脉旁淋巴结转移
Ⅳ期	
ⅣA期	肿瘤侵及膀胱和（或）直肠
ⅣB期	远处转移

附表8　腺肉瘤分期（FIGO，2009）

分期	定义
Ⅰ期	肿瘤局限于子宫体
ⅠA期	肿瘤局限于子宫内膜/宫颈内膜，未侵犯子宫肌层
ⅠB期	肌层浸润≤1/2
ⅠC期	肌层浸润＞1/2
Ⅱ期	肿瘤蔓延至子宫外，但在盆腔内
ⅡA期	附件受累
ⅡB期	侵及其他盆腔内组织
Ⅲ期	肿瘤侵及腹腔组织
ⅢA期	一个病灶
ⅢB期	一个以上病灶
ⅢC期	盆腔和（或）腹主动脉旁淋巴结转移
Ⅳ期	
ⅣA期	肿瘤侵及膀胱和（或）直肠
ⅣB期	远处转移